【中医珍本文库影印点校】珍藏版

察病指南
丹溪脉诀指掌
三指禅

合集

《察病指南》三卷。卷上总论脉法，卷中叙述二十四脉脉象与主病，卷下记述伤寒、杂病二十一类病证生死脉法及妇人病脉、胎脉和小儿诸病脉法。《丹溪脉诀指掌》论述了脉理、诊脉方法及男女各种病脉的分析辨异，其内容包括三部九候、五运六气、七表八里九道脉，并附以图表说明之。《三指禅》二卷，卷上介绍了脉理、诊脉方法、二十七种脉象及以对比法分析辨别各种脉象。卷下阐叙了病证中的有关脉象问题。

（宋）施发等 撰

山西出版传媒集团 山西科学技术出版社

总目录

察病指南

三指禅

察病指南

（宋）施 发 撰

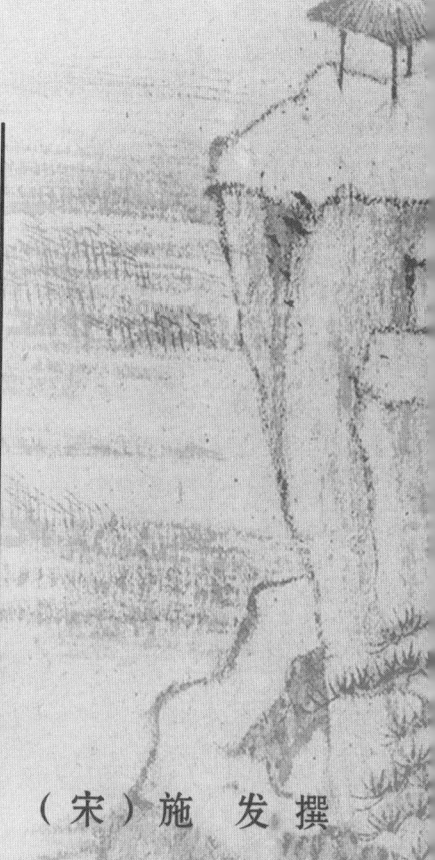

察病指南序

医之为学，自神圣工巧之外，无余说。今人往往遗其三而主其一，一者何切而知之，谓之巧也。然亦曷尝真见其所谓巧者，特窃是名以欺世耳，间有以活人自任者，又弊于医书之委，压惑于议论之纷纭，无所折衷，每得其粗而不得其精。余自弱冠有志于此，常即此与举业，并攻迨。夫年将知命，谢绝场屋，尽屏科目之累，专心医道，取《灵枢》、《素问》、《太素》、《甲乙》、《难经》及诸家方书、脉书参考互观，求其言之明白易晓。余尝用之而验者，分门纂类，裒为一集，名曰《察病指南》。其间如定四季、六脏平脉，与夫七表八里之主病，分见于两手三部者，亦本于圣贤之遗论，特推而广之，触类而补之，其他言之未甚昭著者，则附以已意发明之。盖将以贻诸子孙，非敢求人之知也。年来疫疠盛行，病者不幸而招医，多见以阳病，服桂附者，悉殒于非命。岂惟不知脉并于证，而不知吁，何惨哉！或者不察

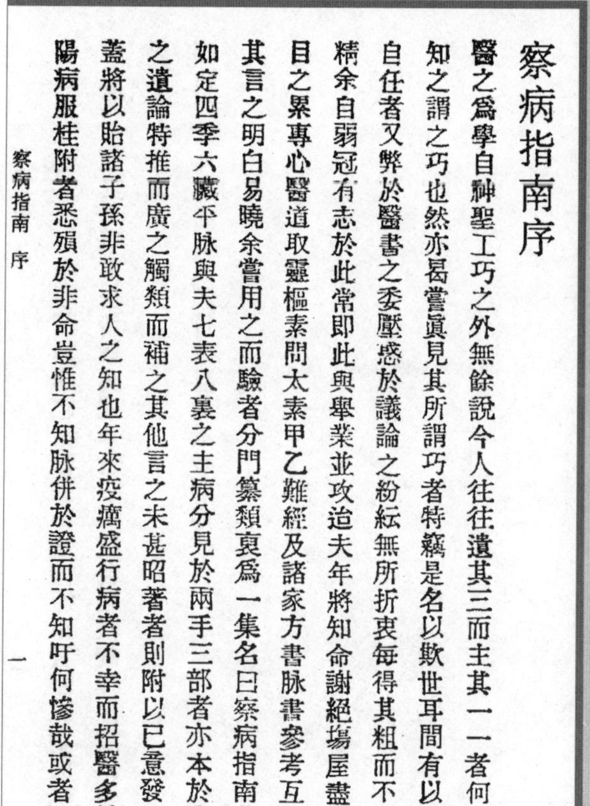
察病指南序

醫之爲學自神聖工巧之外無餘説今人往往遺其三而主其一一者何切而知之謂之巧也然亦曷嘗眞見其所謂巧者特竊是名以欺世耳間有以活人自任者又弊於醫書之委壓惑於議論之紛紜無所折衷每得其粗而不得其精余自弱冠有志於此常即此與舉業並攻迨夫年將知命謝絶場屋盡屏科目之累專心醫道取靈樞素問太素甲乙難經及諸家方書脉書參考互觀求其言之明白易曉余嘗用之而驗者分門纂類裒爲一集名曰察病指南其間如定四季六臟平脉與夫七表八裏之主病分見於兩手三部者亦本於聖賢之遺論特推而廣之觸類而補之其他言之未甚昭著者則附以巳意發明之蓋將以貽諸子孫非敢求人之知也年來疫癘盛行病者不幸而招醫多見以陽病服桂附者悉殞於非命豈惟不知脉併於證而不知吁何慘哉或者不察

察病指南　序　一

乃曰吾取醫之運耳奚暇問其學之精否殊不知恃運以言醫雖幸而或中而所喪亦多求其萬舉萬全者難矣此余所以不敢自私欲鋟梓以廣其傳庶幾與同志者共云

淳祐改元九月立冬後四日永嘉施發政卿序

乃曰吾取医之运耳，奚暇问其学之精否？殊不知恃运以言医，虽幸而或中而所丧亦多，求其万举万全者难矣。此余所以不敢自私，欲锓梓以广其传，庶几与同志者共云。

淳祐改元九月立冬后四日永嘉施发政卿序

序

七月既望禱雨獲應翌日皂史遞詩筒來晩而視之乃峴山施君爲喜雨作也語意偉健有宰官尋痛聲之句其知予憂民之憂者歟越數日又以裒類醫書出示議論可觀非儒而醫不能也予未嘗學醫未嘗無活人之心爲邑於斯每訪民間疾苦思有以起其危日夜懔懔用藥不同而用心同其相與勉之

淳祐乙己良月冀邸趙與謜書

序

七月既望，祷雨获应，翌日皂史递诗筒来，晩而视之，乃岘山施君为喜雨作也。语意伟健，有宰官寻痛声之句，其知予忧民之忧者欤。越数日，又以裒类医书出示议论，可观非儒而医不能也，予未尝学医，未尝无活人之心，为邑于斯每访民间疾苦，思有以起其危，日夜懔懔用药不同而用心同，其相与勉之。

淳祐乙己良月冀邸赵与謜书

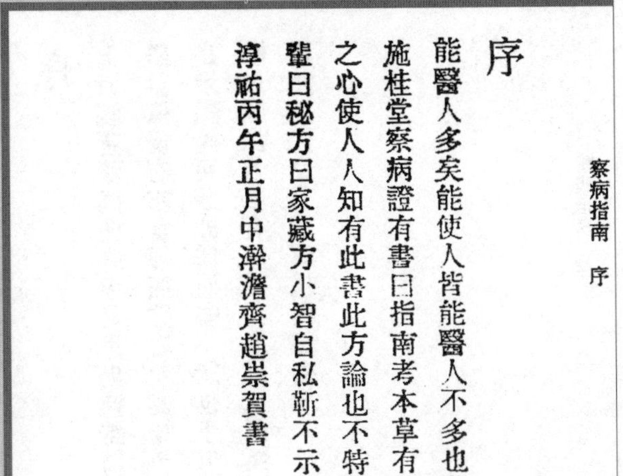

序

能醫人多矣能使人皆能醫人不多也蓋以醫醫人有限以醫教人無窮

施桂堂察病證有書曰指南考本草有書曰辨異而續易簡又有方有論桂堂之心使人人知有此書此方論也不特自能醫人且欲人莫不能醫人眎彔彔輩曰秘方曰家藏方小智自私靳不示人心之廣狹蓋可見

淳祐丙午正月中澣澹齊趙崇賀書

序

能医人多矣，能使人皆能医人不多也。盖以医医人有限，以医教人无穷。

施桂堂察病证有书曰：指南考本草；有书曰：辨异而续易简，又有方有论，桂堂之心使人人知有此书、此方论也。不特自能医人，且欲人莫不能医人，视录录辈曰秘方，曰家藏方，小智自私，靳不示人，心之广狭盖可见。

淳祐丙午正月中浣澹齐赵崇贺书

察病指南目録

卷上

察病指南目录

卷上

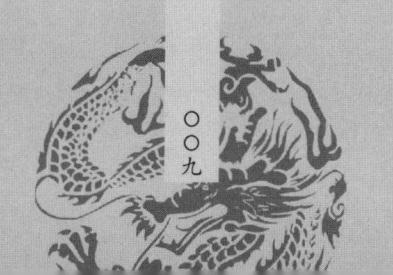

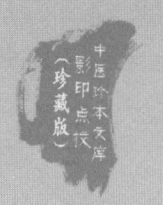

察病指南目録終

察病指南目录终

察病指南卷上

岘山施桂堂著
绍兴裘吉生刊行

十二经总括

左手寸口手少阴，心藏部为帝王（一云君主之官），属朱雀。南方丙丁君火，主血脉及暑，外候在舌。其神，神其志，喜其声笑（一云言），其色赤，其臭焦，其味苦，其液汗，其音徵，其卦离，其数七（此成数也，其生数二），其变动为忧，其府手太阳小肠，其积伏梁，如臂连脐。

左手关上足厥阴，肝脏部为尚书（一云将军之官），属青龙。东方甲乙木，主藏血及筋爪风，外候在目。其神魂，其志怒，其声呼，其色青，其臭臊，其味酸，其液泣，其音角，其卦震，其数八（此成数也，其生数三），其变动为握，其府足少阳

察病指南卷上

峴山施桂堂著　紹興裘吉生刊行

十二經總括

左手寸口手少陰心藏部爲帝王(一云君主之官)屬朱雀南方丙丁君火主血脈及暑外候在舌其神神其志喜其聲笑(一云言)其色赤其臭焦其味苦其液汗其音徵其卦離其數七(此成數也其生數二)其變動爲憂其府手太陽小腸其積伏梁如臂連臍

左手關上足厥陰肝臟部爲尚書(一云將軍之官)屬青龍東方甲乙木主藏血及筋爪風外候在目其神魂其志怒其聲呼其色青其臭臊其味酸其液泣其音角其卦震其數八(此成數也其生數三)其變動爲握其府足少陽

胆，其积肥气，若杯覆左胁边。

左手尺内足少阴肾藏部为列女（一云作强之官），属玄武。北方壬癸水主，藏精及骨髓，齿水湿寒，外侯（候）[1]在耳。其神志，其志恐，其声呻，其色黑，其臭腐，其味咸，其液唾，其音羽，其卦坎，其数六（此成数也，其生数一），其变动为慄，其府足太阳膀胱，其支脉曰巨阳，其积贲豚在脐下。

右手寸口手太阴肺藏部为将军（一云相传之官），属白虎。西方庚辛金，主藏气及皮毛燥（一云寒），外候在鼻。其神魄，其志忧，其声哭，其色白，其臭腥，其味辛，其液涕，其音商，其卦兑，其数九（此成数也，其生数四），其变动为咳，其府手阳明大肠，其积息贲左右胁边。

右手关上足太阴脾藏部为大夫（一云仓廪之官），属勾陈，中央戊己土，主藏智、肌肉、劳倦湿，外候在唇口。其神意，其志思，其声歌，其色黄，其臭香，其味甘，

① 编者加，下同。

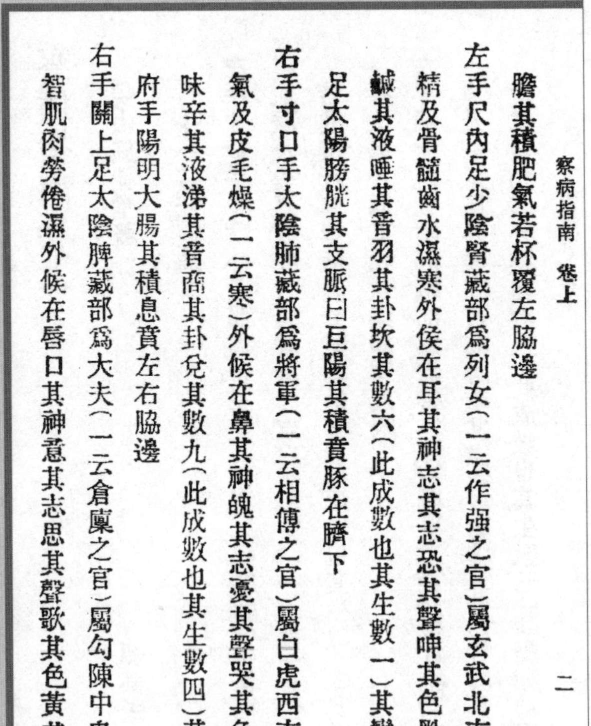

膽其積肥氣若杯覆左脇邊
左手尺內足少陰腎藏部爲列女(一云作强之官)屬玄武北方壬癸水主藏精及骨髓齒水濕寒外侯在耳其神志其志恐其聲呻其色黑其臭腐其味鹹其液唾其音羽其卦坎其數六(此成數也其生數一)其變動爲慄其府足太陽膀胱其支脈曰巨陽其積賁豚在臍下
右手寸口手太陰肺藏部爲將軍(一云相傅之官)屬白虎西方庚辛金主藏氣及皮毛燥(一云寒)外候在鼻其神魄其志憂其聲哭其色白其臭腥其味辛其液涕其音商其卦兌其數九(此成數也其生數四)其變動爲咳其府手陽明大腸其積息賁左右脇邊
右手關上足太陰脾藏部爲大夫(一云倉廩之官)屬勾陳中央戊己土主藏智肌肉勞倦濕外候在唇口其神意其志思其聲歌其色黃其臭香其味甘

其液涎其音宮其卦坤其數五(此生數也)其變動爲噦其府足陽明胃其積痞氣在胃管覆大如盤

右手尺內手厥陰命門部屬相火一名神門一名手心主一名心包絡主藏心與腎同氣男子以藏精女子以繫胞其府手少陽三焦上焦其卦乾中焦其卦艮下焦其卦巽

診三部脈法

寸部法天主上焦診自頭以下至心病也

關部法人主中焦診自心以下至臍病也

尺部法地主下焦診自臍以下至足病也

三部九候

三部者上中下即寸關尺也每部三候各自分天人地

其液涎，其音宫，其卦坤，其数五（此生数也），其变动为哕，其府足阳明胃，其积痞气在胃管，覆大如盘。

右手尺内手厥阴命门部属相火，一名神门，一名手心主，一名心包络，主藏心，与肾同气。男子以藏精，女子以系胞，其府手少阳三焦。上焦，其卦乾；中焦，其卦艮；下焦，其卦巽。

诊三部脉法

寸部法天，主上焦，诊自头以下至心病也。

关部法人，主中焦，诊自心以下至脐病也。

尺法法地，主下焦，诊自脐以下至足病也。

三部九候

三部者上、中、下，即寸、关、尺也，每部三候，各自分天、人、地。

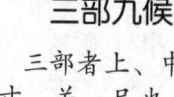

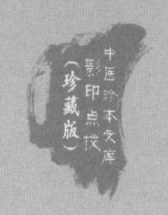

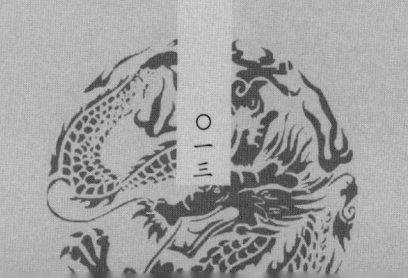

上部天以候頭角上部人以候耳目上部地以候口齒
中部天以候肺中部人以候心中部地以候胸中
下部天以候肝下部人以候脾胃下部地以候腎（九候雖有數說不如此說易曉今亦難用姑存之）

王子亭云一位有三候浮取之屬陽沈取之屬陰中得之爲胃氣故無胃氣則死

左右三部六候

左寸外以候心內以候膻中（其穴在兩乳間）
左關外以候肝內以候膈中
左尺外以候腎內以候腹中（腹屬下焦右手尺中亦可候也）
右寸外以候肺內以候胸中（三焦之所主也）

上部天以候头角，上部人以候耳目，上部地以候口齿。

中部天以候肺，中部人以候心，中部地以候胸中。

下部天以候肝，下部人以候脾胃，下部地以候肾（九候虽有数说，不如此说，易晓今亦难用，姑存之）。

王子亭云：一位有三候，浮取之属阳，沈取之属阴，中得之为胃气，故无胃气则死。

左右三部六候

左寸外以候心，内以候膻中（其穴在两乳间）。

左关外以候肝，内以候膈中。

左尺外以候肾，内以候腹中（腹属下焦，右手尺中亦可候也）。

右寸外以候肺，内以候胸中（三焦之所主也）。

右关外以候脾，内以候胃脘。

右尺外以候心，主内以候腰。

四季脉名

春弦（谓端直如弓弦也），夏洪（一云钩，谓脉如钩芒，来疾去迟）。

秋浮（一云毛，谓如鸿毛之轻举也），冬沈（一云营，一云石，谓其沈也）。

诊五藏四季常脉

春肝脉微弦而长（一云弦细而长，一云弦长而软，一云濡弱而长）。

夏心脉洪大而散（一云浮大而散，一云浮洪而駃，一云洪而微实，一云浮大而洪长，一云洪大而长），吕广云：非是，乃小肠脉也。

四季脾脉娜娜而缓（一云软大而缓，一云沈而濡长，三月、六月、九月、十二月各王一十八日）。

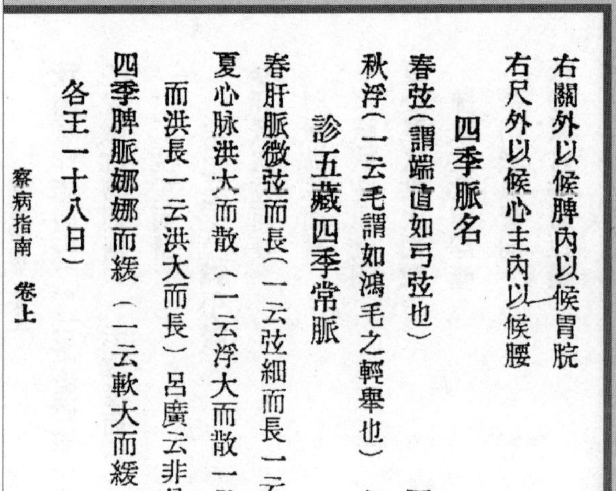
右關外以候脾內以候胃脘
右尺外以候心主內以候腰
四季脈名
春弦(謂端直如弓弦也) 夏洪(一云鉤謂脈如鉤芒來疾去遲)
秋浮(一云毛謂如鴻毛之輕舉也) 冬沈(一云營一云石謂其沈也)
診五藏四季常脈
春肝脈微弦而長(一云弦細而長一云弦長而軟一云濡弱而長)
夏心脉洪大而散(一云浮大而散一云浮洪而駃一云洪而微實一云浮大而洪長一云洪大而長)呂廣云非是乃小腸脉也
四季脾脈娜娜而緩(一云軟大而緩一云沈而濡長三月六月九月十二月各王一十八日)
察病指南 卷上 五

秋肺脈浮濇而短（一云微澁而短一云輕虛以浮）

冬腎脈沈滯而滑（一云沈濡而短一云沈而緊實一云沈細一云沈實而滑一云沈濡而滑）

定四季六臟平脈

春肝脈欲弦而長　心脉欲弦而洪浮

脾脈欲弦而緩　肺脈欲弦而微浮

腎脈欲弦而沈濡　命門脉欲弦而滑

夏心脈欲洪大而散　脾脈欲洪而遲緩

肺脉欲洪而浮濇　腎脈欲洪而沈滑

命門脈與腎同　肝脈欲洪而弦長

秋肺脈欲浮而短濇　腎脉欲微而伏

秋肺脉浮涩而短（一云微涩而短，一云虚以浮）。

冬肾脉沈滞而滑（一云沈濡而短，一云沈而紧实，一云沈细，一云沈实而滑，一云沈濡而滑）。

定四季六藏平脉

春肝脉欲弦而长，心脉欲弦而洪浮。

脾脉欲弦而缓，肺脉欲弦而微浮。

肾脉欲弦而沈濡，命门脉欲弦而滑。

夏心脉欲洪大而散，脾脉欲洪而迟缓。

肺脉欲洪而浮涩，肾脉欲洪而沈滑。

命门脉与肾同，肝脉欲洪而弦长。

秋肺脉欲浮而短涩，肾脉欲微而长。

命门脉欲微而滑，肝脉欲浮而弦细。

心脉欲浮而洪，脾脉欲浮而微缓。

冬肾脉欲沈而滑，命门脉与肾同。

肝脉欲沈而弦，心脉欲沈而洪。

脾脉欲沈而缓，肺脉欲沈而涩。

定四季相克脉

春得秋脉者，死于庚辛日（谓金之克木也）。

夏得冬脉者，死于壬癸日（谓水之克火也）。

四季得春脉者，死于甲乙日（谓木之克土也）。

秋得夏脉者，死于丙丁日（谓火之克金也）。

冬得四季脉者，死于戊己日（谓土之克水也）。

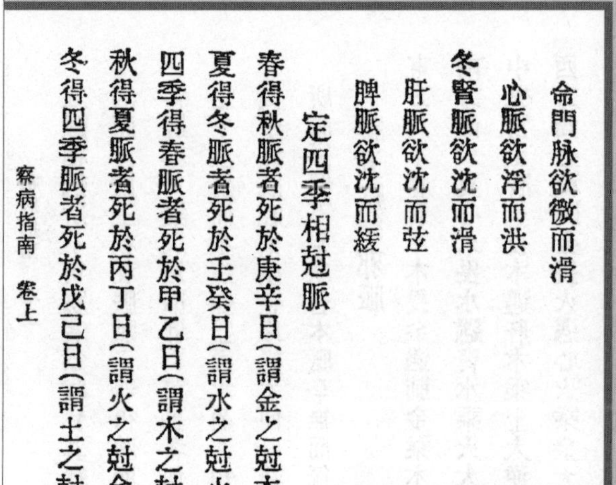
命門脉欲微而滑　肝脈欲浮而弦細
心脈欲浮而洪　脾脈欲浮而微緩
冬腎脈欲沈而滑　命門脈與腎同
肝脈欲沈而弦　心脉欲沈而洪
脾脈欲沈而緩　肺脈欲沈而濇

定四季相尅脈

春得秋脈者死於庚辛日（謂金之尅木也）
夏得冬脈者死於壬癸日（謂水之尅火也）
四季得春脈者死於甲乙日（謂木之尅土也）
秋得夏脈者死於丙丁日（謂火之尅金也）
冬得四季脈者死於戊己日（謂土之尅水也）

察病指南　卷上　七

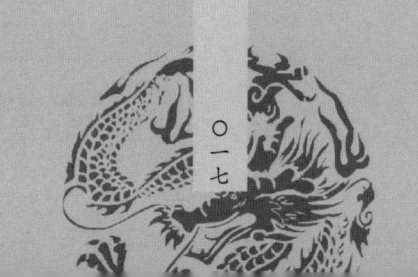

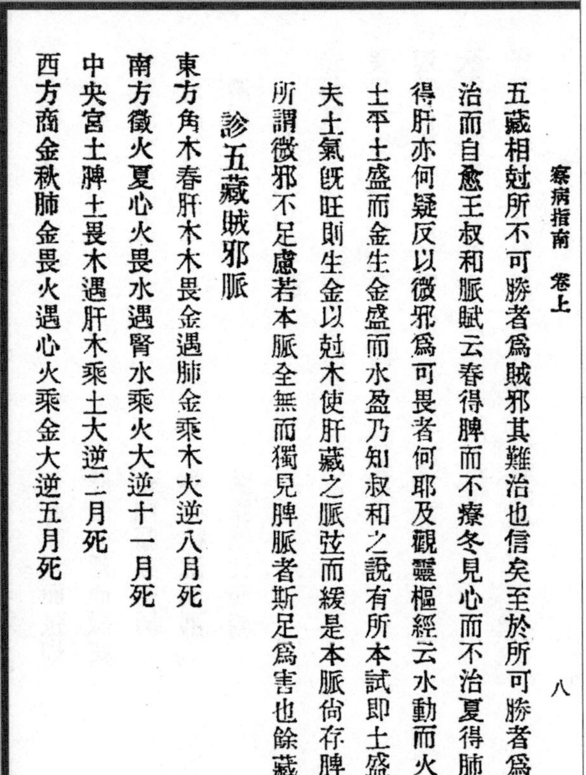
察病指南　卷上　八

五藏相尅所不可勝者爲賊邪其難治也信矣至於所可勝者爲微邪雖不治而自愈王叔和脈賦云春得脾而不療冬見心而不治夏得肺而難救秋得肝亦何疑反以微邪爲可畏者何耶及觀靈樞經云水動而火明火炎而土平土盛而金生金盛而水盈乃知叔和之説有所本試即土盛金生言之夫土氣既旺則生金以尅木使肝藏之脈弦而緩是本脈尙存脾或侵之此所謂微邪不足慮若本脈全無而獨見脾脈者斯足爲害也餘藏可以類推

診五藏賊邪脈

東方角木春肝木木畏金遇肺金乘木大逆八月死

南方徵火夏心火畏水遇腎水乘火大逆十一月死

中央宮土脾土畏木遇肝木乘土大逆二月死

西方商金秋肺金畏火遇心火乘金大逆五月死

五藏相克所不可胜者，为贼邪，其难治也，信矣。至于所可胜者，为微邪，虽不治而自愈。王叔和《脉赋》云：春得脾而不疗，冬见心而不治，夏得肺而难救，秋得肝亦何疑，反以微邪为可畏者何耶？及观《灵枢经》云：水动而火明，火炎而土平，土盛而金生，金盛而水盈。乃知叔和之说有所本。试即土盛金生言之，夫土气既旺，则生金以克木，使肝藏之脉弦而缓，是本脉尚存脾或侵之此，所谓微邪不足虑。若本脉全无而独见脾脉者，斯足为害也，余藏可以类推。

诊五藏贼邪脉

东方角木，春肝木，木畏金，遇肺金乘木，大逆，八月死。

南方徵火，夏心火畏水，遇肾水乘火，大逆，十一月死。

中央宫土，脾土畏木，遇肝木乘土，大逆，二月死。

西方商金，秋金畏火，遇心火乘金，大逆，五月死。

北方羽水冬腎水畏土遇脾土乘水大逆六月死（此即前四季相尅脈也前言其所死之日此言其所死之月故兩存之）

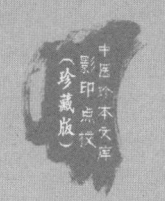

診四時虛實脈歌

春得冬脈只是虛（謂春脈弦反得冬石脈是腎水爲木之母從後來乘肝木之子爲虛邪）兼令補腎病自除（母虛則補之）若得夏脈緣心實（得夏洪脉是心火爲木之子從前來乘肝木之母爲實邪）還應瀉子自無虞（子實則瀉之）夏秋冬脉皆如是在前爲實後爲虛春中若得四季脉不治多應病自除（四季緩脈是脾土爲木之妻不勝於夫爲微邪雖不治而病自愈）

下指輕重法

凡診候安神靖氣男先診左手女先診右手將中指揣得關位卻以第一指著

北方羽水，冬肾水畏土，遇脾土乘水，大逆，六月死（此即前四季相克脉也，前言其所死之日，此言其所死之月，故两存之）。

诊四时虚实脉歌

春得冬脉只是虚（谓春脉弦，反得冬石脉，是肾水为木之母，从后来乘肝木之子，为虚邪），兼令补肾病自除（母虚则补之）。若得夏脉缘心实（得夏洪脉，是心火为木之子，从前来乘肝木之母，为实邪），还应泻子自无虞（子实则泻之），夏秋冬脉皆如是，在前为实，后为虚。春中若得四季脉，不治，多应病自除（四季缓脉，是脾土为木之妻，不胜于夫，为微邪，虽不治而病自愈）。

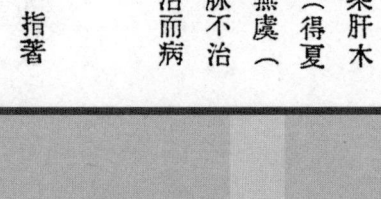

下指轻重法

凡诊候，安神靖气，男先诊左手，女先诊右手，将中指揣得关位，却以第一指著

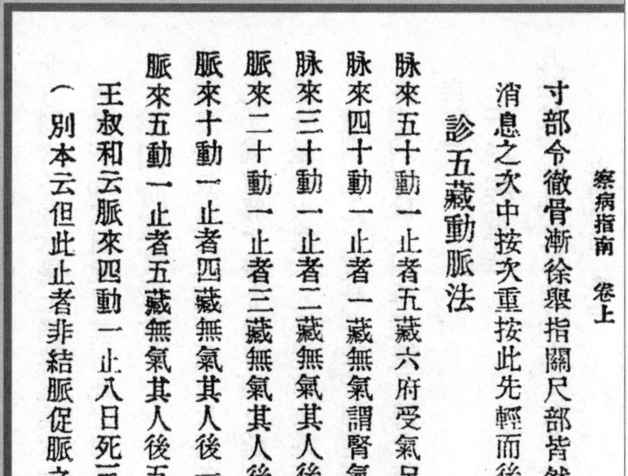
察病指南　卷上　一〇

寸部令徹骨漸徐舉指關尺部皆然（此先重而後輕也活人書云先浮按消息之次中按次重按此先輕而後重也亦得）

診五藏動脈法

脉來五十動一止者五藏六府受氣足其人無病

脉來四十動一止者一藏無氣謂腎氣先盡也其人後四年春草生時死

脉來三十動一止者二藏無氣其人後三年穀雨至時死

脈來二十動一止者三藏無氣其人後二年桑椹赤時死

脈來十動一止者四藏無氣其人後一年草枯時死

脈來五動一止者五藏無氣其人後五日死

王叔和云脈來四動一止八日死三動一止六七日死兩動一止三四日死

（別本云但此止者非結脈促脈之止也此是代脈之止也至于代脈非達

寸部令彻骨，渐徐举指关尺部皆然（此先重而后轻也。《活人书》云：先浮按消息之，次中按，次重按，此先轻而后重也，亦得）。

诊五藏动脉法

脉来五十动一止者，五藏六府受气足，其人无病。

脉来四十动一止者，一藏无气谓肾气先尽也，其人后四年春草生时死。

脉来三十动一止者，二藏无气，其人后三年谷雨至时死。

脉来二十动一止者，三藏无气，其人后二年桑椹赤时死。

脉来十动一止者，四藏无气，其人后一年草枯时死。

脉来五动一止者，五藏无气，其人后五日死。

王叔和云：脉来四动一止，八日死；三动一止，六七日死；两动一止，三四日死（别本云：但此止者，非结脉、促脉之止也，此是代脉之止也，至于代脉，非达

人者難窺者乎）

診六府平脈法

左手寸口手太陽小腸脈洪大而緊（一云洪大而長）爲受盛之官名受盛之府

左手關上足少陽膽脈弦大而浮（一云大而浮一云乍數乍踈乍短乍長一云乍大乍小乍短乍長其與祟脈無異何以區別然兩手三部皆然方爲祟脈今獨左手關部如此則謂之膽脉可也）爲中正之官名清淨之府（一云中精之府）相火膽與風木肝合脈急則爲驚

左手尺內足太陽膀胱脈洪滑而長爲州都之官名津液之府寒水膀胱與君火腎合脈急則爲瘕

心脈居午謂之君火宜也今腎脈居子亦謂之君火何義命門脈爲心主居

人者，难窥者乎）。

诊六腑平脉法

左手寸口手太阳小肠脉，洪大而紧（一云洪大而长）为受盛之官，名受盛之府。

左手关上足少阳胆脉，弦大而浮（一云大而浮；一云乍数乍疏、乍短乍长；一云乍大乍小、乍短乍长。其与祟脉无异，何以区别。然两手三部皆然，方为祟脉，今独左手关部如此，则谓之胆脉可也），为中正之官，名清净之府（一云中精之府），相火胆与风木肝合脉，急则为惊。

左手尺内足太阳膀胱脉，洪滑而长，为州都之官，名津液之府，寒水膀胱与君火肾合脉，急则为瘕。

心脉居午，谓之君火宜也。今肾脉居子，亦谓之君火何义，命门脉为心，主居

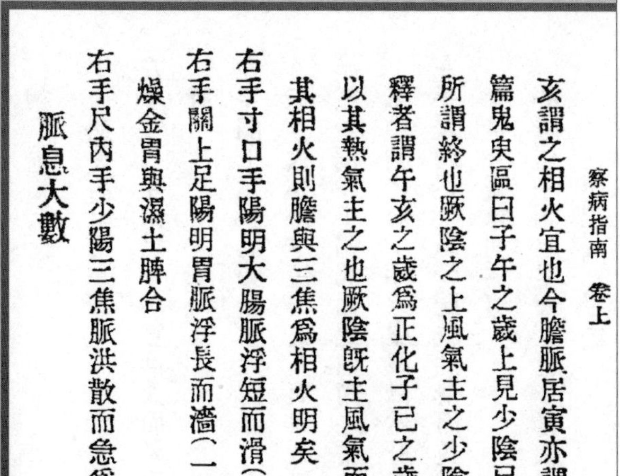
察病指南　卷上　一二

亥謂之相火宜也今膽脈居寅亦謂之相火又何耶及觀內經天元紀大論篇鬼臾區曰子午之歲上見少陰巳亥之歲上見厥陰少陰所謂標也厥陰所謂終也厥陰之上風氣主之少陰之上熱氣主之少陽之上相火主之而釋者謂午亥之歲爲正化子巳之歲爲對化由此言之則心腎皆可言君火以其熱氣主之也厥陰既主風氣而手厥陰命門不當以相火言少陽既主其相火則膽與三焦爲相火明矣

右手寸口手陽明大腸脈浮短而滑（一云短而濇）爲傳道之官名傳道之府

右手關上足陽明胃脈浮長而濇（一云浮大而短）爲倉廩之官名水穀之府

燥金胃與濕土脾合

右手尺內手少陽三焦脈洪散而急爲決瀆之官名外府

脈息大數

亥，谓之相火宜也。今胆脉居寅，亦谓之相火，又何耶？及观《内经·天元纪大论篇》，鬼臾区曰：子午之岁上见少阴，巳亥之岁上见厥阴、少阴，所谓标也，厥阴所谓终也，厥阴之上风气主之。少阴之上，热气主之。少阳之上，相火主之，而释者谓午亥之岁为正化，子巳之岁，为对化，由此言之，则心肾皆可言君火，以其热气主之也。厥阴既主风气，而手厥阴命门，不当以相火言，少阳既主其相火，则胆与三焦为相火明矣。

右手寸口手阳明大肠脉，浮短而滑（一云短而涩），为传道之官，名传道之府。

右手关上足阳明胃脉，浮长而涩（一云浮大而短），为仓廪之官，名水谷之府，燥金胃与湿土脾合。

右手尺内手少阳三焦脉，洪散而急，为决渎之官，名外府。

脉息大数

人一呼一吸脈各行三寸此一息也一日一夜一萬三千五百息榮衛行陽二十五度行陰二十五度爲一周也復會於手太陰

診五藏脈訣

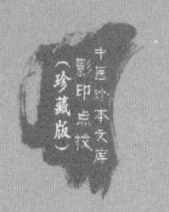

輕手於皮膚得之者肺也至肌得之者心也至肉得之者脾也至筋得之者肝也至骨得之者腎也

男女反脈

男子陽脈常盛陰脈常弱女子陽脈常弱陰脈常盛男得女脈爲不足病在內（當作虛醫）女得男脈爲有餘病在外（謂在四肢左得之病在左右得之病在右當作實醫）男子生於寅寅爲木女子生於申申爲金故男脈在關上女脈在關下三陽從地生故男子尺脈沈也三陰從天生故女子尺脈浮也

人一呼一吸，脉各行三寸，此一息也。一日一夜一万三千五百息，荣卫行阳二十五度，行阴二十五度，为一周也，复会于手太阴。

诊五藏脉诀

轻手于皮肤得之者，肺也；至肌得之者，心也；至肉得之者，脾也；至筋得之者，肝也；至骨得之者，肾也。

男女反脉

男子阳脉常盛，阴脉常弱；女子阳脉常弱，阴脉常盛。男得女脉为不足，病在内（当作虚医）；女得男脉为有余，病在外（谓在四肢，左得之，病在左，右得之，病在右，当作实医）。男子生于寅，寅为木；女子生于申，申为金。故男脉在关上，女脉在关下。三阳从地生，故男子尺脉沈也；三阴从天生，故女子尺脉浮也。

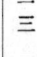

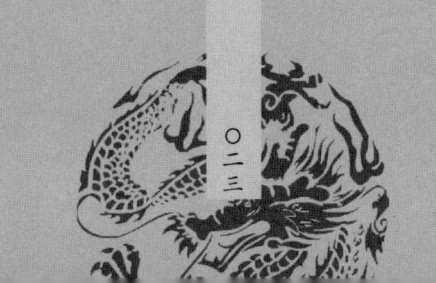

觀人形性脈法

人長則脈長人短則脈短人肥則脉沈(一云脉厚一云脉細而實)人瘦則脈浮(一云脈急一云脈大而長)人壯脈欲大人弱脈欲小反者爲逆形盛脈細少氣不足以息者死形瘦脈大胸中多氣者死老人脈微微陽羸陰者平(一云脈濡而緩)婦人脈當軟弱於丈夫小兒四五歲脈實自駃呼吸八至(一云幼人脈數而壯)性急脈急性緩脈緩

察平人損至脈法

凡一呼一吸爲一息一呼脈再至一吸脈再至是一息之間脈四至并五至不大不小不短不長是爲平人之脈也

一呼一吸脈不及四至者曰緩(一云氣虛)其人少氣三至者曰遲(一云損)其人可治二至者曰敗(一云寒)其人難治延時而死一至者曰息其人雖

观人形性脉法

人长则脉长，人短则脉短，人肥则脉沈（一云脉厚，一云脉细而实）。人瘦则脉浮（一云脉急，一云脉大而长），人壮脉欲大，人弱脉欲小，反者为逆。形盛脉细，少气不足以息者死。形瘦脉大，胸中多气者死。老人脉微，微阳羸阴者平（一云脉濡而缓），妇人脉当软弱于丈夫，小儿四五岁，脉实自驶，呼吸八至（一云幼人脉数而壮），性急脉急，性缓脉缓。

察平人损至脉法

凡一呼一吸为一息，一呼脉再至，一吸脉再至，是一息之间脉，四至并五至，不大不小，不短不长，是为平人之脉也。

一呼一吸，脉不及四至者，曰缓（一云气虚），其人少气；三至者曰迟（一云损），其人可治；二至者曰败（一云寒），其人难治，延时而死；一至者，曰息，其人虽

行方當著牀待時而死此爲陰病之損脈也故曰陰病脈遲

一呼一吸脈六至者曰數（一云離絕）爲始得病七至者曰極（一云無魂）八至者曰脫（一云奪精一云無魄）九至者曰死十至者曰墓（一云因）沈細者困在夜浮大者困在晝十一十二至者曰死（一云絕魄一云命傾）沈細夜死浮大晝死此爲陽病之至脈也故曰陽病脈數

診暴病脈法

脈來急大洪直者死細微者無害

診祟脈法

脈來乍大乍小乍短乍長爲禍祟（別本云右尺洪大爲祟脉）寸尺有脈關中無脈爲鬼病

診病內外法

行，方当著床，待时而死。此为阴病之损脉也，故曰阴病脉迟。

一呼一吸，脉六至者曰数（一云离绝），为始得病；七至者曰极（一云无魂）；八至者曰脱（一云夺精，一云无魄）；九至者曰死；十至者曰墓（一云因），沈细者困，在夜浮大者困；在昼十一、十二至者，曰死（一云绝魄，一云命倾），沈细夜死，浮大昼死，为阳病之至脉也。故曰阳病脉数。

诊暴病脉法

脉来急大洪直者死，细微者无害。

诊祟脉法

脉来乍大乍小，乍短乍长为祸祟（别本云：右尺洪大为祟脉），寸尺有脉，关中无脉，为鬼病。

诊病内外法

脈浮大者病在外沈細者病在內

診癥病脈法

左手脈橫癥在右右手脈橫癥在左脈頭大者臍上脈頭小者臍下

診候約法

浮爲風爲虛沈爲濕爲實遲爲寒爲冷數爲熱爲燥洪爲驚爲癇（一云數爲虛爲熱滑爲實爲下）

又云風則脈浮寒則脈緊中暑則脈虛而滑中濕則脈細而濇（活人書云脈沈緩爲中濕脈細者非也）傷於陰則脉沈傷於陽則脈浮

辨雜病脈吐汗溫利可否法

弦緊者可下弦遲者宜溫緊數者宜汗脈微者不可吐虛細者不可下沈微者不可汗

脉浮大者，病在外，沈细者病在内。

诊癥病脉法

左手脉横，癥在右，右手脉横，癥在左，脉头大者脐上，脉头小者脐下。

诊候约法

浮为风，为虚沈，为湿，为实迟，为寒，为冷数，为热，为燥洪，为惊，为痫（一云数，为虚，为热滑，为实，为下）。

又云：风则脉浮，寒则脉紧，中暑则脉虚而滑，中湿则脉细而涩（《活人书》云：脉沈缓为中湿，脉细者非也），伤于阴则脉沈，伤于阳则脉浮。

辨杂病脉吐汗温利可否法

弦紧者可下，弦迟者宜温，紧数者宜汗，脉微者不可吐，虚细者不可下，沈微者不可汗。

人迎氣口脈

人迎脈在左手關前一分（其穴在結喉兩旁同身寸之一寸五分脉動應手者是也）診之以候六淫浮則爲風緊盛則傷於寒

氣口脈在右手關前一分診之以候七情浮則爲虛爲氣緊盛則傷於食

辨三因

寒暑燥濕風熱謂之六淫屬外因

喜怒憂思悲恐驚謂之七情屬內因

疲極筋力盡神度量飲食飢飽叫呼走氣房室勞逸金瘡踒折虎狼毒蟲鬼疰客忤畏壓溺等爲不內外因

陳無擇云凡診須識人迎氣口以辨內外因其不與人迎氣口相應爲不內外因所謂關前一分人命之主也

人迎气口脉

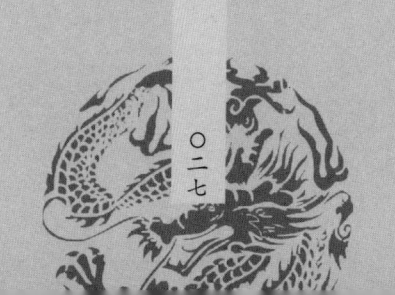

人迎脉在左手关前一分（其穴在结喉两旁，同身寸一寸五分，脉动应手者是也），诊之以候六淫，浮则为风，紧盛则伤于寒。

气口脉在右手关前一分，诊之以候七情，浮则为虚，为气紧，盛则伤于食。

辨三因

寒、暑、燥、湿、风、热，谓之六淫，属外因。

喜、怒、忧、思、悲、恐、惊，谓之七情，属内因。

疲极筋力尽，神度量饮食饥饱，叫呼走气，房室劳逸，金疮踒折，虎狼毒虫，鬼疰客忤，畏压溺等，为不内外因。

陈无择云：凡诊须识人迎、气口，以辨内外因，其不与人迎、气口相应，为不内外因，所谓关前一分，人命之主也。

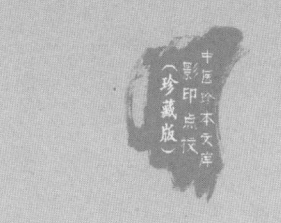

定生死訣

陽病得陰脈者死陰病得陽脉者生脈病人不病者死(名曰行屍)人病脈不病者生(爲內虛屍厥)既有人病而脉不病者直是息數脉與相應者可治也難經云然人形病脈不病非有不病者也謂息數不應脈數也脈經云病人得健脉名曰臥屍脉訣云病人脈健不用治夫人病脈不病者安有是理當如難經之說謂息數不應脈數者是也人之初病脈非數則遲必此等脈可生若健脈則急大洪直與形證相反者斷不可治)

下指疎密法

凡診視其臂長則疎下指臂短則密下指古人身長其臂亦長故寸部占九分關尺部各占一寸三部共二寸九分今人身短其臂亦短有三部共不及二寸者若依古法診之則頭指診在關部次指診在尺部第三指診在閑處如

定生死诀

阳病得阴脉者死，阴病得阳脉者生，脉病人不病者死（名曰行尸），人病脉不病者生（为内虚尸厥）。既有人病而脉不病者，直是息数脉与相应者，可治也。《难经》云：然人形病脉不病，非有不病者也，谓息数不应脉数也。《脉经》云：病人得健脉，名曰卧尸。《脉诀》云：病人脉健，不用治。夫人病脉不病者，安有是理，当如《难经》之说，谓息数不应脉数者是也。人之初病，脉非数则迟，必此等脉可生。若健脉则急、大、洪、直，与形证相反者，断不可治。

下指疏密法

凡诊视其臂长，则疏下指，臂短则密下指，古人身长，其臂亦长，故寸部占九分，关尺部各占一寸，三部共二寸九分。今人身短，其臂亦短，有三部共不及二寸者，若依古法诊之，则头指诊在关部，次指诊在尺部，第三指诊在闲处，如

何知病之所在今但以高骨爲準逐一指診指其部位不必拘九分一寸之說庶幾可也

察病指南卷之上終

何知病之所在？今但以高骨为准，逐一指诊，指其部位不必拘九分一寸之说，庶几可也。

察病指南卷之上终

察病指南卷中

峴山施桂堂著　裘吉生刊

辨七表八裏九道七死脈

七表脈屬陽浮芤滑實弦緊洪也（秘寶以洪大浮數緊動滑實爲陽傷寒論以大浮數動滑爲陽）

一浮脉指下尋之不足舉之有餘似水上浮物以手按之虛散舉之有力故名曰浮也（浮爲在表主風虛乏短氣）

左手寸口脉浮主傷風發熱頭痛目眩及風痰

左手關上脈浮主胃虛腹脹小便難（肝脉本微弦而長今見浮脉周氏云主胃虛腹脹乃是胃經受病何也黃帝云主小便難乃是膀胱經受病又何也

察病指南卷中

岘山施桂堂著
裘吉生刊

辨七表八里九道七死脉

七表脉属阳，浮、芤、滑、实、弦、紧、洪也（秘实以洪、大、浮、数、紧、动、滑，实为阳。《伤寒论》以大、浮、数、动、滑为阳）。

一、浮脉指下寻之不足，举之有余，似水上浮物，以手按之，虚散举之有力，故曰浮也（浮为在表，主风，虚乏短气）。

左手寸口脉浮，主伤风，发热，头痛，目眩及风痰。

左关关上脉浮，主胃虚，腹胀，小便难（肝脉本微弦而长，今见浮脉。周氏云：主胃虚腹胀，乃是胃经受病，何也？黄帝云：主小便难，乃是膀胱经受病，又何也？

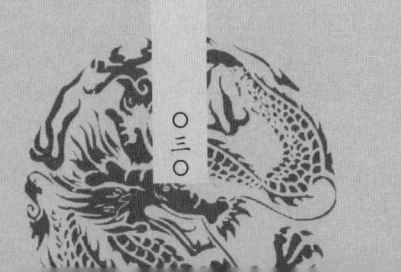

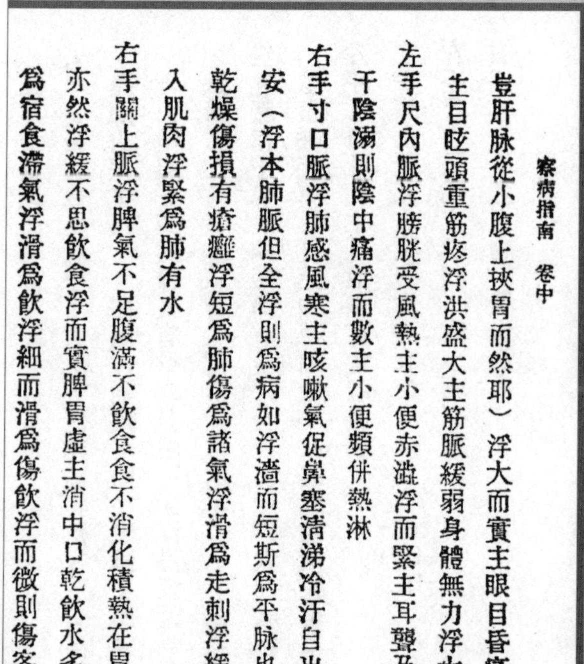

豈肝脈從小腹上挾胃而然耶）浮大而實主眼目昏痛溢關與寸口相應主目眩頭重筋疼浮洪盛大主筋脈緩弱身體無力浮大而長主風眩癲疾

左手尺內脈浮膀胱受風熱主小便赤澁浮而緊主耳聾及淋閉浮而大爲陽干陰溺則陰中痛浮而數主小便頻併熱淋

右手寸口脈浮肺感風寒主咳嗽氣促鼻塞清涕冷汗自出背膊勞强夜卧不安（浮本肺脈但全浮則爲病如浮澁而短斯爲平脈也）浮而實主咽門乾燥傷損有瘡癧浮短爲肺傷爲諸氣浮滑爲走刺浮緩爲皮膚不仁風寒入肌肉浮緊爲肺有水

右手關上脈浮脾氣不足腹滿不飲食食不消化積熱在胃中浮滑而疾速者亦然浮緩不思飲食浮而實脾胃虛主消中口乾飲水多食亦飢浮大而澁爲宿食滯氣浮滑爲飲浮細而滑爲傷飲浮而微則傷客熱邪風主病寒熱

岂肝脉从小腹上挟胃而然耶）。浮大而实，主眼目昏痛。溢关，与寸口相应，主目眩，头重，筋疼。浮、洪、盛、大，主筋脉缓弱，身体无力，浮大而长，主风眩癫疾。

左手尺内脉浮，膀胱受风，热主小便赤涩；浮而紧，主耳聋及淋闭；浮而大为阳，干阴溺，则阴中痛，浮而数，主小便频，并热淋。

右手寸口脉浮，肺感风寒，主咳嗽气促，鼻塞清涕，冷汗自出，背膊劳强，夜卧不安（浮本肺脉，但全浮则为病，如浮涩而短，斯为平脉也）。浮而实，主咽门干燥伤损，有疮痈；浮短为肺伤，为诸气；浮滑为走刺；浮缓为皮肤不仁，风寒入肌肉；浮紧为肺有水。

右手关上脉浮，脾气不足，腹满不饮食，食不消化，积热在胃中。浮滑而疾速者，亦然浮缓，不思饮食。浮而实脾，胃虚，主消中，口干饮水，多食亦饥。浮大而涩，为宿食滞气。浮滑为饮。浮细而滑，为伤饮。浮而微，则伤客热，邪风主病，寒热

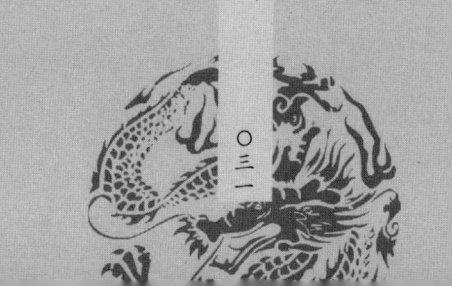

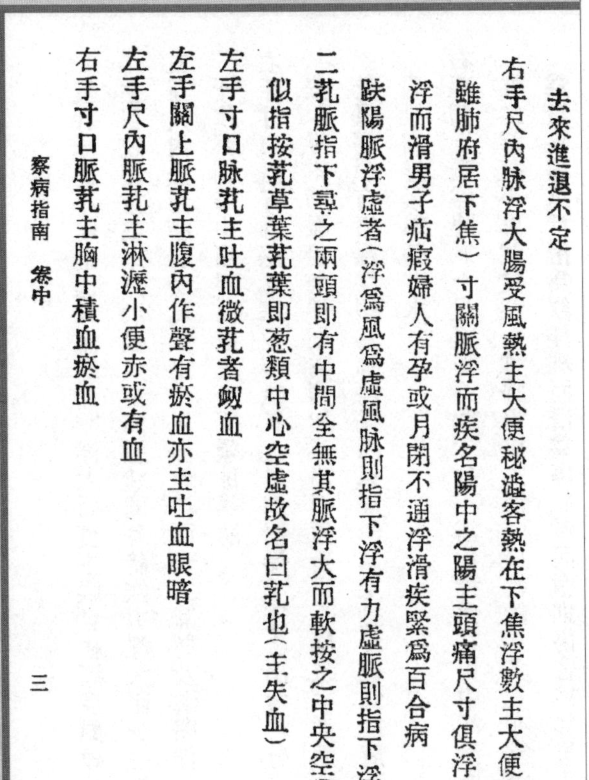
去來進退不定
右手尺內脉浮大腸受風熱主大便秘澁客熱在下焦浮數主大便堅（大腸雖肺府居下焦）寸關脈浮而疾名陽中之陽主頭痛尺寸俱浮主患氣俱浮而滑男子疝瘕婦人有孕或月閉不通浮滑疾緊爲百合病
趺陽脈浮虛者（浮爲風爲虛風脉則指下浮有力虛脈則指下浮而無力）
二芤脈指下尋之兩頭即有中間全無其脈浮大而軟按之中央空兩邊實喩似指按芤草葉芤葉即葱類中心空虛故名曰芤也（主失血）
左手寸口脉芤主吐血微芤者衂血
左手關上脈芤主腹內作聲有瘀血亦主吐血眼暗
左手尺內脈芤主淋瀝小便赤或有血
右手寸口脈芤主胸中積血瘀血
察病指南　卷中　三

去来进退不定。

右手尺内脉浮，大肠受风热，主大便秘涩，客热在下焦。浮数主大便坚（大肠虽肺府，居下焦），寸关脉浮而疾，名阳中之阳，主头痛。尺寸俱浮，主患气。俱浮而滑，男子疝瘕，妇人有孕，或月闭不通。浮、滑、疾、紧，为百合病。

趺阳脉浮虚者（浮为风，为虚风脉，则指下浮有力，虚脉则指下浮而无力）。

二、芤脉指下寻之，两头即有，中间全无，其脉浮大而软，按之中央空，两边实，喻似指按芤草叶，芤叶即葱类，中心空虚，故名曰芤也（主失血）。

左手寸口脉芤，主吐血，微芤者，衄血。

左手关上脉芤，主腹内作声，有瘀血，亦主吐血，眼暗。

左手尺内脉芤，主淋沥，小便赤，或有血。

右手寸口脉芤，主胸中积血、瘀血。

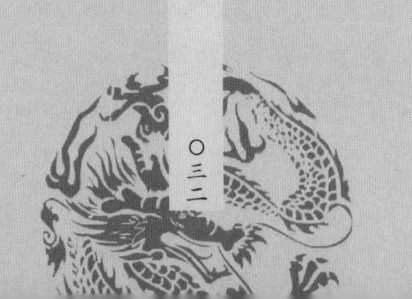

右手关上脉芤，主腹内暴痛，肠胃内有痈积瘀血（《活人书》云：主大便血）。

右手尺内脉芤，主大肠血痢，或下血。

三、滑脉指下寻之，三关如珠动，按之即伏，不进不退，或云往来流利，按如动珠子，而有力，替替然，与数相似，故名曰滑也（主吐逆）。

左手寸口脉滑，心藏热，滑而实大，心惊舌强。

左手关上脉滑，肝藏热，上连头目为患，滑数为痈，缓滑而浮散者有风。

左手尺内脉滑，肾与膀胱俱热，主小便结涩淋沥，茎中痛，尿色赤。又滑为风，多血少气，少气则四肢困疲，酸疼多血，则疼痛，小便赤。滑而弦，主腰脚痛。滑而弱，主阴中痛（《脉赋解义》云：男子尺部见滑，主膀胱冷气缠聚，小腹急胀，便漩利数，两胁胀满，直以滑脉主冷，亦未可当，如弦脉说）。

右手寸口脉滑，阳气盛，实主呕逆，滑而实，肺藏大热，主毛发干焦，胸膈壅滞，聚

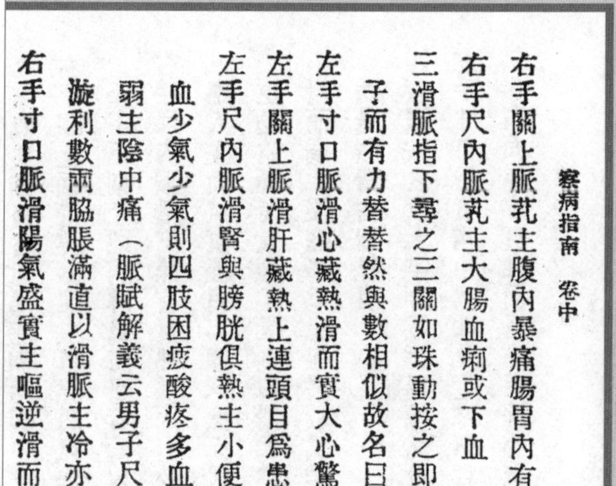
察病指南　卷中　四

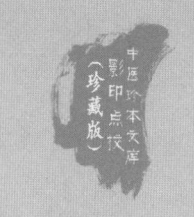

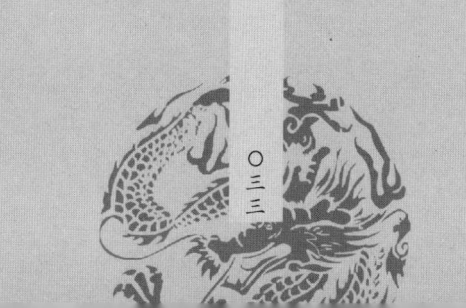

右手關上脈芤主腹內暴痛腸胃內有癰積瘀血（活人書云主大便血）
右手尺內脈芤主大腸血痢或下血
三滑脈指下尋之三關如珠動按之即伏不進不退或云往來流利按如動珠子而有力替替然與數相似故名曰滑也（主吐逆）
左手寸口脈滑心藏熱滑而實大心驚舌强
左手關上脈滑肝藏熱上連頭目爲患滑散爲癱緩滑而浮散者有風
左手尺內脈滑腎與膀胱俱熱主小便結澁淋瀝莖中痛尿色赤又滑爲風多血少氣少氣則四肢困疲酸疼多血則疼痛小便赤滑而弦主腰脚痛滑而弱主陰中痛（脈賦解義云男子尺部見滑主膀胱冷氣纏聚小腹急脹便漩利數兩脇脹滿直以滑脈主冷亦未可當如弦脈說）
右手寸口脈滑陽氣盛實主嘔逆滑而實肺藏大熱主毛髮乾焦胸膈壅滯聚

氣爲痰頭目昏重涕唾稠粘咽中乾燥疼痛或時咳嗽
右手關上脈滑脾藏熱主口臭惡氣喘息麁大胃脘先受寒氣變爲熱實飲食
不下下則吐逆病脾風疝滑實爲胃熱滑而大小不勻必吐爲病進爲泄利
右手尺內脈滑下焦有實熱渴而引飲飲冷過度臍似冰冷腹鳴時痛或下痢
婦人主血氣實經月不通（然而尺脈滑者亦本形也脈賦解義云尺脈滑
主胞絡極冷女經不調則以滑爲陰脈也）和緩爲姙娠滑而浮大小腹痛
滑而弱大便痛滑爲鬼疰滑數爲結熱滑爲痰逆
趺陽脈滑者胃氣實
四實脈按之洪大牢强隱指愊愊然故名曰實也（主病在內）
左手寸口脈實胸中熱甚及生寒熱實而大主頭面熱風所攻心中躁悶身上
疼痛面色赤實大而滑主舌强心驚語話艱難

气为痰，头目昏重，涕唾稠粘，咽中干燥疼痛，或时咳嗽。

右手关上脉滑，脾藏热，主口臭恶气，喘息粗大，胃脘先受寒气，变为热实，饮食不下，下则吐逆，病脾风疝，滑实为胃热。滑而大小不匀，必吐，为病进，为泄利。

右手尺内脉滑，下焦有实热，渴而引饮，饮冷过度，脐似冰冷，腹鸣时痛，或下痢。妇人主血气实，经月不通（然而尺脉滑者，亦本形也。《脉赋解义》云：尺脉滑，主胞络极冷，女经不调，则以滑为阴脉也），和缓为妊娠，滑而浮大，小腹痛，滑而弱，大便痛，滑为鬼疰。滑数为结热，滑为痰逆。

趺阳脉滑者，胃气实。

四、实脉按之洪、大、牢、强，隐指愊愊然，故名曰实也（主病在内）。

左手寸口脉实，胸中热甚，及生寒热。实而大，主头面热风所攻，心中躁闷，身上疼痛，面色赤。实大而滑，主舌强，心惊，语话艰难。

左手關上脈實主腹中切痛實而浮大肝氣盛主眼目赤痛昏暗

左手尺内脉實主小腹滿痛小便澁實而滑主淋瀝莖中痛尿色赤實而大膀胱熱主小便艱難不通實而緊主腰痛（或本云實緊胃中有寒若不能食時時利者難治）

右手寸口脈實主上焦熱實而浮是熱乘肺藏咽門乾燥傷損有瘡癰及主氣寒喘咳

右手關上脈實脾藏虚弱飲食減少（熱氣蒸脾虚也）反胃氣壅滞實而浮脾家熱主消中唇口乾燥饒飲水漿食多不飽四體勞倦（陳無擇謂實而緊爲胃寒熱二脉雖屬陽實脈則主熱痛緊脈則主寒痛今二脉俱見謂之主胃寒恐非也）

右手尺内脈實主忽下痢（此則熱痢黃帝脈經於關部之脈實腹滿寒疝下

左手关上脉实，主腹中切痛。实而浮大，肝气盛，主眼目赤痛，昏暗。

左手尺内脉实，主小腹满痛，小便涩。实而滑，主淋沥，茎中痛，尿色赤。实而大，膀胱热，主小便艰难不通。实而紧，主腰痛（或本云：实紧胃中有寒，若不能食，时时利者，难治）。

右手寸口脉实，主上焦热。实而浮，是热乘肺藏，咽门干燥，伤损有疮痈，及主气寒喘咳。

右手关上脉实，脾藏虚弱，饮食减少（热气蒸脾，虚也），反胃气壅滞。实而浮，脾家热，主消中，唇口干燥，饶饮水浆，食多不饱，四体劳倦（陈无择谓：实而紧为胃寒热。二脉虽属阳，实脉则主热痛，紧脉则主寒痛，今二脉俱见，谓之主胃寒，恐非也）。

右手尺内脉实，主忽下痢（此则热痢，《黄帝脉经》于关部之脉实，腹满寒疝下

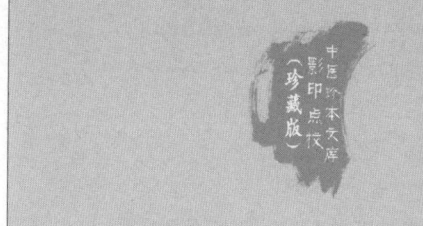

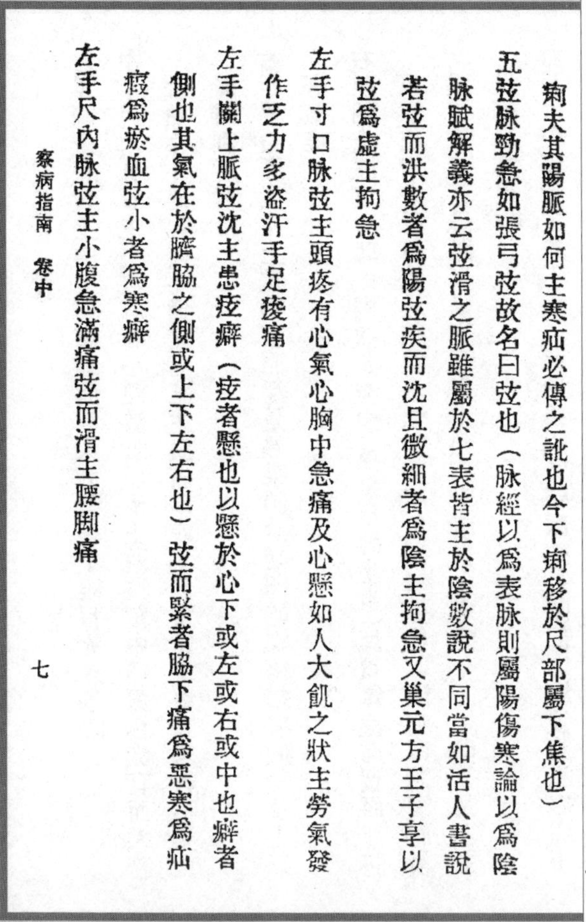
痢夫其陽脈如何主寒疝必傳之訛也今下痢移於尺部屬下焦也）
五弦脈勁急如張弓弦故名曰弦也（脈經以爲表脈則屬陽傷寒論以爲陰
脈賦解義亦云弦滑之脈雖屬於七表皆主於陰數說不同當如活人書說
若弦而洪數者爲陽弦疾而沈且微細者爲陰主拘急又巢元方王子享以
弦爲虛主拘急
左手寸口脉弦主頭疼有心氣心胸中急痛及心懸如人大飢之狀主勞氣發
作乏力多盜汗手足痠痛
左手關上脈弦沈主患痃癖（痃者懸也以懸於心下或左或右或中也癖者
側也其氣在於臍脇之側或上下左右也）弦而緊者脇下痛爲惡寒爲疝
瘕爲瘀血弦小者爲寒癖
左手尺內脉弦主小腹急滿痛弦而滑主腰脚痛
察病指南　卷中　七

痢，夫其阳脉如何？主寒疝，必传之讹也。今下痢移于尺部，属下焦也）。

五、弦脉劲急，如张弓弦，故名曰弦也（《脉经》以为表脉，则属阳。《伤寒论》以为阴。《脉赋解义》云：弦滑之脉，虽属于七表，皆主于阴数说不同，当如《活人书》说。若弦而洪数者，为阳。弦疾而沈，且微细者，为阴，主拘急。又巢元方、王子享以弦为虚，主拘急）。

左手寸口脉弦，主头疼，有心气，心胸中急痛，及心悬如人大饥之状，主劳气发作，乏力多盗汗，手足痠痛。

左手关上脉弦沈，主患痃癖（痃者悬也，以悬于心下，或左或右，或中也，癖者侧也，其气在于脐胁之侧，或上下左右也）。弦而紧者，胁下痛，为恶寒，为疝瘕，为瘀血。弦小者，为寒癖。

左手尺内脉弦，主小腹急满痛。弦而滑，主腰脚痛。

右手寸口脈弦主皮毛枯槁

右手關上脈弦主胃中寒有宿食及飲

右手尺內脉弦主小腹中拘急下焦停滯水積弦數爲勞瘧雙弦脇急痛弦長爲積弦急中風熱(急者緊也弦緊多主寒此言中風熱何也)

六緊脈按之實數似切繩狀來疾而有力故名曰緊也(主痛)

左手寸口脈緊主頭痛緊而沈心中氣逆冷痛

左手關上脈緊主心下苦滿熱及心腹痛筋脈拘急主風氣伏陽上衝化爲狂病緊而實主患痃癖

左手尺內脉緊主臍下及腰腳痛

右手寸口脈緊而沈滑肺氣實主咳嗽

右手關上脈緊主脾中痛脇肋下拘急欲吐不吐乾嘔氣逆冲昏悶盛緊者腹

右手寸口脉弦，主皮毛枯槁。

右手关上脉弦，主胃中寒，有宿食及饮。

右手尺内脉弦，主小腹中拘急，下焦停滞水积。弦数为劳疟，双弦胁，急痛，弦长为积，弦急中风热（急者紧也，弦紧多主寒，此言中风热，何也）。

六、紧脉按之实数，似切绳状，来疾而有力，故名曰紧也（主痛）。

左手寸口脉紧，主头痛，紧而沈，心中气逆，冷痛。

左手关上脉紧，主心下苦满，热及心腹痛，筋脉拘急，主风气，伏阳上冲，化为狂病。紧而实，主患痃癖。

左手尺内脉紧，主脐下及腰脚痛。

右手寸口脉紧而沈、滑，肺气实，主咳嗽。

右手关上脉紧，主脾中痛，胁肋下拘急，欲吐不吐，干呕气逆，冲昏闷盛，紧者腹

脹緊而滑者爲宿食爲蛔動爲吐逆
右手尺内脈緊主下焦疼痛
緊而長過寸口者爲疰病緊而急者遁尸緊而數者寒熱俱發下之乃愈尺寸俱緊而數其人中毒吐逆
七洪脉極大在指下舉按滿指或云來大去長故名曰洪也（主熱）
左手寸口脈洪主頭痛胸膈脹滿煩熱
左手關上脈洪肝藏熱及四肢浮熱遍身疼痛（手足本屬脾部今四肢浮熱乃見肝部則知關脈主中焦病故肝脾俱可候也）
左手尺内脉洪膀胱熱主小便赤澁而脚痠疼
右手寸口脉洪主毛髮乾焦涕唾稠粘咽喉乾燥洪而緊爲喘急
右手關上脉洪胃中積熱主翻胃大吐逆口乾洪而緊爲脹

胀。紧而滑者，为宿食，为蛔动，为吐逆。

右手尺内脉紧，主下焦疼痛。

紧而长过寸口者，为疰病；紧而急者，遁尸；紧而数者，寒热俱发，下之乃愈；尸寸俱紧而数，其人中毒吐逆。

七、洪脉极大在指下，举按满指，或云来大去长，故名曰洪也（主热）。

左手寸口脉洪，主头痛，胸膈胀满，烦热。

左手关上脉洪，肝藏热及四肢浮热，遍身疼痛（手足本属脾部，今四肢浮热，乃见肝部，则知关脉主中焦病，故肝脾俱可候也）。

左手尺内脉洪，膀胱热，主小便赤涩而脚痠疼。

右手寸口脉洪，主毛发干焦，涕唾稠粘，咽喉干燥，洪而紧，为喘急。

右手关上脉洪，胃中积热，主翻胃大吐逆，口干。洪而紧为胀。

右手尺內脉洪主大腸不通燥糞結澁
洪大爲傷寒熱病洪實爲癲洪緊爲癰疽洪浮爲陽邪來見爲祟洪大緊急
病在外苦頭痛發癰腫(別本云三部俱洪三焦俱熱)
八裏脉屬陰微沈緩濇遲伏濡弱也(秘實以微沈緩澁遲伏軟弱爲陰傷
寒論以沈濇弱弦微爲陰)
一微脈指下尋之若有若無極細而浮軟往來如秋風吹毛而無力故名曰微
也(主氣痞)
左手寸口脈微心藏虛多憂惕寒熱更作寒氣上侵心胸痞結陽不足惡寒虛
勞盜汗微而浮弱心中寒
左手關上脈微心下氣滿鬱結目暗生花四肢拘急
左手尺內脈微主敗血不止男子溺血女子崩血久爲白帶

右手尺内脉洪，主大肠不通，燥粪结涩。

洪大为伤寒热病，洪实为癫，洪紧为痈疽，洪浮为阳邪来见，为祟，洪、大、紧、急，病在外，苦头痛发痈肿（别本云：三部俱洪，三焦俱热）。

八里脉属阳，微、沈、缓、涩、迟、伏、濡、弱也（秘实以微、沈、缓、涩、迟、伏、软、弱为阴，《伤寒论》以沈、涩、弱、弦、微为阴）。

一、微脉指下寻之，若有若无，极细而浮软，往来如秋风吹毛而无力，故名曰微也（主气痞）。

左手寸口脉微，心藏虚，多忧惕，寒热更作，寒气上侵心胸，痞结，阳不足，恶寒虚劳，盗汗。微而浮弱，心中寒。

左手关上脉微，心下气满，郁结，目暗生花，四肢拘急。

左手尺内脉微，主败血不止，男子溺血，女子崩血，久为白带。

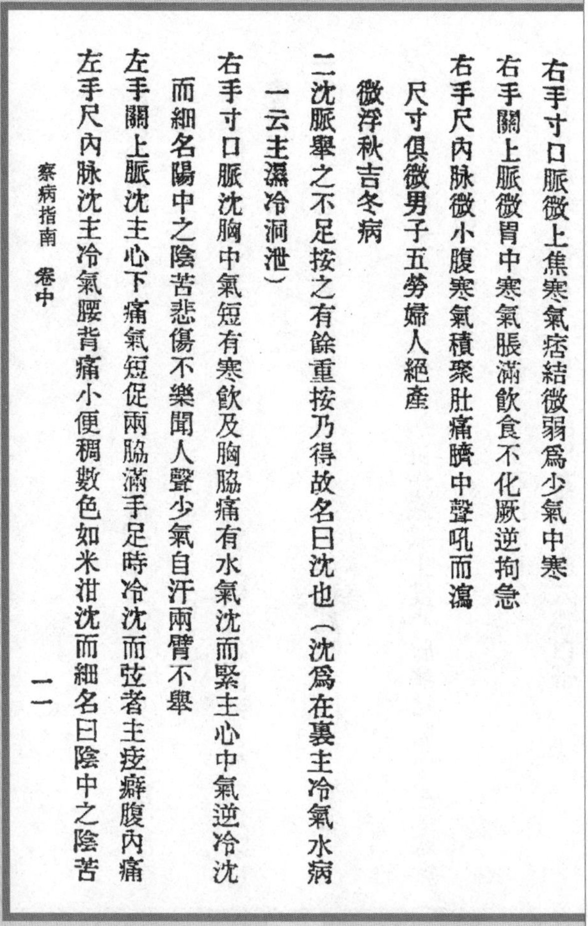
右手寸口脈微上焦寒氣痞結微弱爲少氣中寒
右手關上脈微胃中寒氣脹滿飲食不化厥逆拘急
右手尺內脉微小腹寒氣積聚肚痛臍中聲吼而瀉
尺寸俱微男子五勞婦人絕產
微浮秋吉冬病
二沈脈舉之不足按之有餘重按乃得故名曰沈也（沈爲在裏主冷氣水病
一云主濕冷洞泄）
右手寸口脈沈胸中氣短有寒飲及胸脇痛有水氣沈而緊主心中氣逆冷沈
而細名陽中之陰苦悲傷不樂聞人聲少氣自汗兩臂不舉
左手關上脈沈主心下痛氣短促兩脇滿手足時冷沈而弦者主痃癖腹內痛
左手尺內脉沈主冷氣腰背痛小便稠數色如米泔沈而細名曰陰中之陰苦
察病指南　卷中　　二一

右手寸口脉微，上焦寒气痞结。微弱为少气，中寒。

右手关上脉微，胃中寒气胀满，饮食不化，厥逆拘急。

右手尺内脉微，小腹寒气积聚，肚痛，脐中声吼而泻。

尺寸俱微，男子五劳，妇人绝产。

微浮，秋吉冬病。

二、沈脉举之不足，按之有余，重按乃得，故名曰沈也（沈为在里，主冷气水病，一云主湿冷，洞泄）。

右手寸口脉沈，胸中气短，有寒饮及胸胁痛，有水气。沈而紧，主心中气逆冷。沈而细，名阳中之阴，苦悲伤不乐，闻人声，少气自汗，两臂不举。

左手关上脉沈，主心下痛，气短促，两胁满，手足时冷。沈而弦者，主痃癖，腹内痛。

左手尺内脉沈，主冷气，腰背痛，小便稠数，色如米泔，沈而细，名曰阴中之阴，苦

兩脛痠疼不能久立陰氣衰少小便餘瀝陰下溼癢（沈本腎脈但全沈則爲病如沈濡而滑則爲平脈也）

右手寸口脈沈緊而滑主咳嗽沈細而滑主骨蒸病寒熱交作皮毛乾澁沈細爲少氣臂不能舉

右手關上脈沈主心下滿苦呑酸沈緊爲懸飲沈在下則爲實

右手尺內脈沈主患水病腰脚沈重而弱沈而緊主腰脚寒痛沈而細者苦痔痛下重痢沈滑者有寸白蟲（此脾蟲見於此）爲下重背膂痛爲風水（腎主水因何見此蓋命門與腎同氣故也）

沈弱爲寒熱沈遲爲痼冷沈重爲傷暑發熱沈緊爲上熱下冷沈重而中散者因寒食成癥沈重而直前絕者有瘀血在腹沈重不至寸徘徊絕者爲遁尸

两胫痠疼，不能久立，阴气衰少，小便余沥，阴下湿痒（沈本肾脉，但全沈则为病，如沈濡而滑，则为平脉也）。

右手寸口脉沈紧而滑，主咳嗽；沈细而滑，主骨蒸；病寒热交作，皮毛干涩。沈细为少气，臂不能举。

右手关上脉沈，主心下满苦，吞酸。沈紧为悬饮，沈在下则为实。

右手尺内脉沈，主患水病，腰脚沈重，而弱沈而紧，主腰脚寒痛，沉而细者，苦痔痛，下重痢。沈滑者，有寸白虫（此脾虫见于此），为下重，背膂痛，为风水（肾主水，因何见此？盖命门与肾同气故也）。

沈弱为寒热，沈迟为痼冷，沈重为伤暑，发热，沈紧为上热下冷，沈重而中散者，因寒食成癥，沈重而直前绝者，有瘀血在腹，沈重不至寸，徘徊绝者，为遁尸。

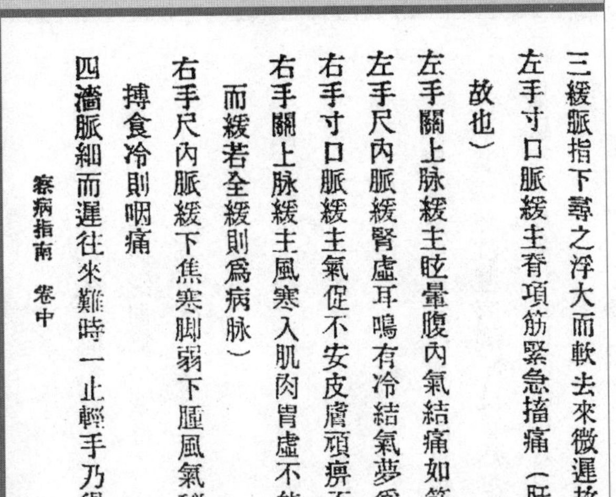
三緩脈指下尋之浮大而軟去來微遲故名曰緩也（主風結）
左手寸口脈緩主脊項筋緊急搐痛（肝主筋今見心部何耶蓋項筋屬上焦故也）
左手關上脉緩主眩暈腹內氣結痛如筋緊之狀
左手尺內脈緩腎虛耳鳴有冷結氣夢爲鬼隨小便難有餘瀝（此冷淋也）
右手寸口脈緩主氣促不安皮膚頑痹不仁爲氣不足
右手關上脉緩主風寒入肌肉胃虛不能食緩而滑胃中熱（脾之本脉軟大而緩若全緩則爲病脉）
右手尺內脈緩下焦寒脚弱下腫風氣秘滯緩而滑爲熱中緩而遲爲虛寒相搏食冷則咽痛
四濇脈細而遲往來難時一止輕手乃得重手不得按之數浮如輕刀刮竹皮
察病指南　卷中　一三

三、缓脉，指下寻之浮大而软，去来微迟，故名曰缓也（主风结）。

左手寸口脉缓，主脊项筋，紧急搐痛（肝主筋，今见心部何耶？盖项筋属上焦故也）。

左手关上脉缓，主眩晕，腹内气结，痛如筋紧之状。

左手尺内脉缓，肾虚耳鸣，有冷结气，梦为鬼随，小便难，有余沥（此冷淋也）。

右手寸口脉缓，主气促不安，皮肤顽痹不仁，为气不足。

右手关上脉缓，主风寒入肌肉，胃虚不能食，缓而滑，胃中热（脾之本脉，软大而缓，若全缓则为病脉）。

右手尺内脉缓，下焦寒，脚弱下肿，风气秘。滞缓而滑，为热中。缓而迟，为虚寒相搏，食冷则咽痛。

四、涩脉细而迟，往来难时一止，轻手乃得，重手不得，按之数浮，如轻刀刮竹皮。

或云三五不調如雨沾沙故名曰濇也（即黄帝澁脈王冰云陽氣有餘則血少故脈濇主身熱無汗此言未足信其實陰虚之脈也主血氣不足而痹）

左手寸口脈濇主榮衛不足無心力不能多言主中霧露冷氣亡汗心痛

左手關上脈濇肝藏虚主而散失肋脹脇滿（兩脇下有骨處爲肋肋者勒也以勒五氣肋下無骨處爲脇）通身疼痛女子有孕胎痛無孕敗血（謂崩中漏下或血瘕月信不調之候是也）

左手尺內脉濇腎藏虚亂夢涉水小便數精頻漏及患疝氣小腸氣

右手寸口脈濇上焦冷陽虚衛氣不足痞澁氣促無力背膊刺痛

右手關上脈濇脾氣不足而痛不思飲食胃冷而嘔

右手尺內脈濇主小腹冷作雷鳴及下痢足脛逆冷

或云三五不调和，如雨沾沙，故名曰涩也（即黄帝涩脉，王冰云阳气有余，则血少，故脉涩。主身热无汗，此言未足信，其实阴虚之脉也，主血气不足而痹）。

左手寸口脉涩，主荣卫不足，无心力，不能多言，主中雾露冷气，亡汗心痛。

左手关上脉涩，肝藏虚主而散失，肋胀胁满（两胁下有骨处为肋，肋者勒也，以勒五气肋下，无骨处为胁），通身疼痛，女子有孕，胎痛，无孕败血（谓崩中漏下，或血瘕，月信不调之候是也）。

左手尺内脉涩，肾藏虚乱，梦涉水，小便数，精频漏，及患疝气，小肠气。

右手寸口脉涩，上焦冷，阳虚，卫气不足，痞涩气促，无力，背膊刺痛。

右手关上脉涩，脾气不足而痛，不思饮食，胃冷而呕。

右手尺内脉涩，主小腹冷作雷鸣，及下痢，足胫逆冷。

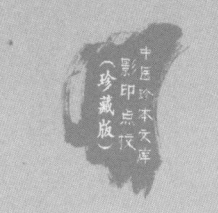

澁細而緊者爲寒濕痹
五遲脈一息三至去來極遲重手乃得隱隱遲慢故名曰遲也（遲爲腎虛之
脈主虛惡寒氣塞滿脹）
左手寸口脈遲主心上寒
左手關上脈遲主腹中冷痛（此臍以上痛也）
左手尺內脈遲主腎虛不安小便白濁身寒體顫夜夢驚悸
右手寸口脈遲主上焦有寒
右手關上脈遲主中焦有寒胃冷不欲食吞酸吐水遲而澁胃中寒有癥結
右手尺內脈遲主下焦有寒腰脚沈重
關尺遲名曰陰中之陰其人苦悲愁不樂少氣力而多汗
六伏脈按之著骨乃得不出其位舉之全無故名曰伏也（主物聚）

涩细而紧者，为寒湿痹。

五、迟脉，一息三至，去来极迟，重手乃得，隐隐迟慢，故名曰迟也（迟为肾虚之脉，主虚，恶寒，气寒满胀）。

左手寸口脉迟，主心上寒。

左手关上脉迟，主腹中冷痛（此脐以上痛也）。

左手尺内脉迟，主肾虚不安，小便白浊。身寒体颤，夜多惊悸。

右手寸口脉迟，主上焦有寒。

右手关上脉迟，中焦有寒，胃冷不欲食，吞酸吐水，迟而涩，胃中寒，有癥结。

右手尺内脉迟，主下焦有寒，腰脚沈重。

关尺迟，名曰阴中之阴，其人苦悲愁不乐，少气力而多汗。

六、伏脉，按之著骨乃得，不出其位，举之全无，故名曰伏也（主物聚）。

左手寸口脈伏主胸中有聚物
左手關上脈伏主陰病常欲瞑目
左手尺內脈伏主小腹痛寒疝瘕
右手寸口脈伏主胸中氣滯有痰噎塞不通
右手關上脈伏主中脘有滯物及腸澼水氣溏洩
右手尺內脈伏主宿食不消伏而芤大便去血
七濡脈按之似有舉之全無一云按之似無舉之全無力極軟而浮細一云按之不見輕手乃得不能隱指故名曰濡也（即黃帝所謂軟脈集韻濡軟二字同呼同用主惡寒）
左手寸口脈濡主虛損多汗五心煩熱
左手關上脈濡主體重少力虛弱精神離散

左手寸口脉伏，主胸中有聚物。

左手关上脉伏，主阴病，常欲瞑目。

左手尺内脉伏，主小腹痛，寒疝瘕。

右手寸口脉伏，主胸中气滞，有痰，噎塞不通。

右手关上脉伏，主中脘有滞物及肠澼，水气溏泄。

右手尺内脉伏，主宿食不消。伏而芤，大便去血。

七、濡脉，按之似有，举之全无，一云按之似无，举之全无力。极软而浮细，一云按之不见，轻手乃得，不能隐指，故名曰濡也（即黄帝所谓软脉，《集韵》濡软二字，同呼同用，主恶寒）。

左手寸口脉濡，主虚损多汗，五心烦热。

左手关上脉濡，主体重，少力虚弱，精神离散。

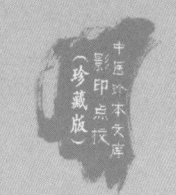

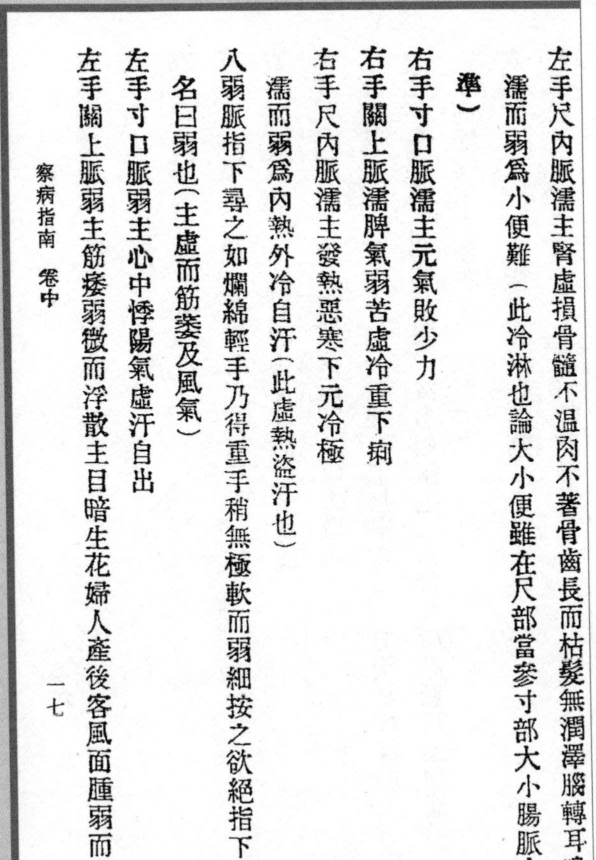
左手尺內脈濡主腎虛損骨髓不溫肉不著骨齒長而枯髮無潤澤腦轉耳鳴濡而弱爲小便難（此冷淋也論大小便雖在尺部當參寸部大小腸脈方準）

右手寸口脈濡主元氣敗少力

右手關上脈濡脾氣弱苦虛冷重下痢

右手尺內脈濡主發熱惡寒下元冷極

濡而弱爲內熱外冷自汗（此虛熱盜汗也）

八弱脈指下尋之如爛綿輕手乃得重手稍無極軟而弱細按之欲絕指下故名曰弱也（主虛而筋萎及風氣）

左手寸口脈弱主心中悸陽氣虛汗自出

左手關上脈弱主筋痿弱微而浮散主目暗生花婦人產後客風面腫弱而虛

察病指南　卷中　一七

左手尺内脉濡，主肾虚，损骨髓，不温肉，不著骨，齿长而枯，发无润泽，脑转耳鸣，濡而弱，为小便难（此冷淋也，论大小便，虽在尺部，当参寸部大小肠脉方准）。

右手寸口脉濡，主元气败，少力。

右手关上脉濡，脾气弱苦虚，冷重下痢。

右手尺内脉濡，主发热恶寒，下元冷极。

濡而弱为内热外冷，自汗（此虚热盗汗也）。

八、弱脉，指下寻之如烂绵，轻手乃得，重手稍无，极软而弱细，按之欲绝指下，故名曰弱也（主虚而筋萎及风气）。

左手寸口脉弱，主心中悸，阳气虚，汗自出。

左手关上脉弱，主筋痿。弱微而浮散，主目暗生花，妇人产后客风，面肿弱而虚，为风热（此风虚而客热）。

左手尺内脉弱，主骨肉痠痛。

右手寸中脉弱，阳道虚损，卫气不足，弱微而浮散，主气滞。

右手关上脉弱，胃气虚，有客热（不可大攻，恐热去，寒起也）。

右手尺内脉弱，下焦冷，无阳气。

古人于左右尺部诊，大小便往往少，验然大便出于大肠，大肠乃肺之府，当于右手寸口脉参之。小便出于小肠，小肠乃心之府，当于左手寸口脉参之。

九道脉属阳者二，属阴者七。

一、长脉属阳，指下寻之，往来通度三关，如持竿状，举之有余，曰长过于本位，亦曰长（《黄帝脉经》无长脉，有散脉云：大为散，乃阳盛阴虚之脉焉，知散非长

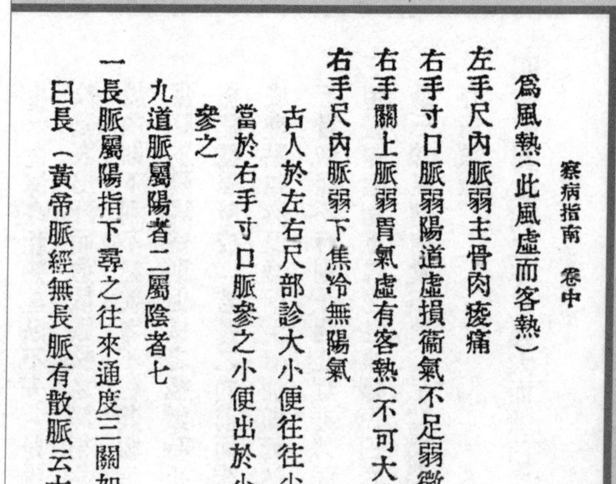
察病指南　卷中　一八

爲風熱(此風虛而客熱)
左手尺內脈弱主骨肉痠痛
右手寸口脈弱陽道虛損衛氣不足弱微而浮散主氣滯
右手關上脈弱胃氣虛有客熱(不可大攻恐熱去寒起也)
右手尺內脈弱下焦冷無陽氣
古人於左右尺部診大小便往往少驗然大便出於大腸大腸乃肺之府當於右手寸口脈參之小便出於小腸小腸乃心之府當於左手寸口脈參之
九道脈屬陽者二屬陰者七
一長脈屬陽指下尋之往來通度三關如持竿狀舉之有餘曰長過於本位亦曰長(黃帝脈經無長脈有散脈云大爲散乃陽盛陰虛之脈焉知散非長

也）主渾身壯熱坐臥不安（是陽毒邪熱之氣居於三焦患在於表宜徐徐發表出汗而愈散脈按之滿指六府氣絕於外則手足寒上氣五藏氣絕於內則下利不禁甚者不仁其脈皆散散則不聚病亦危矣）

二促脈屬陽陽盛則促按之極數時止復來曰促主積聚氣痞四肢困劣精神交亂憂思所成（若診之向前而來漸出關上併居寸口疾數則病血熱發成斑點忽然退減則生漸加即死然其促有五曰氣曰血曰飲曰食曰痰以五者留滯不行則止促止促非惡脈也）

三短脈屬陰指下尋之往來極短曰短不及本位亦曰短主四體惡寒陰中伏陽三焦氣壅宿食不消（宜大瀉通利腸胃而安）短而滑者病酒短而數者心痛煩躁

四虛脈屬陰按之不足遲大而軟曰虛主氣血虛生煩熱少力多驚心中恍惚

也）。主浑身壮热，坐卧不安（是阳毒邪热之气，居于三焦，患在于表，宜徐徐发表出汗而愈。散脉按之满指，六府气绝于外，则手足寒，上气，五藏气绝于内，则下利不禁，甚者不仁。其脉皆散，散则不聚，病亦危矣）。

二、促脉属阳，阳盛则促，按之极数时，止复来，曰促，主积聚气痞，四肢困劣，精神交乱忧思所成（若诊之向前而来渐出，关上并居，寸口疾数，则病，血热发成斑点，忽然退减，则生渐加即死。然其促有五：曰气，曰血，曰饮，曰食，曰痰，以五者留滞不行，则止促，止促非恶脉也）。

三、短脉属阴，指下寻之，往来极短，曰短不及本位，亦曰短主四体恶寒，阴中伏阳，三焦气壅，宿食不消（宜大泻，通利肠胃而安），短而涌者，病酒，短而数者，心痛烦躁。

四、虚脉属阴，按之不足，迟大而软曰虚，主气，血虚生烦。热少力多惊，心中恍惚，

健忘(宜補益三焦即安)虛爲脚弱爲食不化爲傷暑小兒主驚風

五結脈屬陰陰盛則結脈往來遲緩時一止復來曰結主胸滿煩躁積氣生於脾藏之傍大腸作陣疼痛(宜宣瀉於三焦而愈)結爲痰爲飲爲血爲積爲氣(一云氣塞脈緩則爲結活人書云陰盛發躁)

六牢脈屬陰按之實强有似沈狀一云沈伏實大如按鼓皮曰牢(即黃帝所謂革脈也)主骨肉疼痛皮膚紅腫胸中氣壅喘息短促(此心絕之脈也)尺脈牢男子主陰疝偏墜女人主血崩瘕聚(胞腎虛冷使然)尺寸脈牢而長關中無爲陰干陽苦兩脛重小腹引腰痛革爲滿爲急爲虛寒相搏婦人半産漏下男子亡血失精

七動脈屬陰指下按之無頭尾大如豆沈沈微動不來不往曰動主四體虛勞疼痛崩中血利爲驚恐爲攣爲泄(衆經悉皆以動爲陽脈此脈居關上陰

健忘（宜补益三焦即安），虚为脚弱，为食不化，为伤暑，小儿主惊风。

五、结脉属阴，阴盛则结，脉往来迟缓时，一止复来，曰结，主胸满烦躁，积气，生于脾藏之傍大肠，作阵疼痛（宜宣泻于三焦而愈），结为痰，为饮，为血，为积，为气（一云气塞，脉缓，则为结，《活人书》云：阴盛发躁）。

六、牢脉属阴，按之实，强有似沈状，一云沈、伏、实、大，如按鼓皮，曰牢（即黄帝所谓革脉也）。主骨肉疼痛，皮肤红肿，胸中气壅，喘息短促（此心绝之脉也）。尺脉牢，男子主阴疝偏坠，女人主血崩瘕聚（胞肾虚冷使然）。尺寸脉牢而长，关中无，为阴干阳苦，两胫重，小腹引腰痛。革为满，为急，为虚寒相搏，妇人半产漏下，男子亡血失精。

七、动脉属阴，指下按之，无头尾，大如豆，沈沈微动，不来不往，曰动，主四体虚劳，疼痛崩中，血利，为惊恐，为挛，为泄（众经悉皆以动为阳脉，此脉居关上，阴

陽相搏爲動陽勵則汗出陰動則發熱）

八細脉屬陰指下尋之細如絲線來往極微小曰細主脛痠髓冷乏力損精囊下濕癢小便遺瀝細爲氣血俱虛爲病在內爲積爲傷濕爲後泄爲寒爲神勞爲憂傷過度爲腹滿細而緊爲寒疝爲癥瘕積聚爲刺痛細而滑爲僵仆爲發熱爲嘔吐

九代脉屬陰指下尋之往來緩動而中止不能自還因而復動或云藏絕中止餘藏代動曰代主形容羸瘦口不能言（老得之生少得之死婦人亦然有孕約三月餘日也代爲五藏氣絕之脈）

右前七表八裏九道共二十四脈按諸家脈書皆二十四脈互有少異但無濡牢長短四脈却有數革軟散四脉若取諸家脈經觀之乃有數革軟散大五脈（革軟散脈已見於前）

阳相搏为动，阳励则汗出，阴动则发热）。

八、细脉属阴，指下寻之，细如丝线，来往极微小，曰细，主胫痠髓冷，乏力损精，囊下湿痒，小便遗沥。细为气血俱虚，为病在内，为积，为伤湿，为后泄，为寒，为神劳，为忧伤过度，为腹满。细而紧，为寒疝，为癥瘕积聚，为刺痛。细而滑，为僵仆，为发热，为呕吐。

九、代脉属阴，指下寻之，往来缓动而中止，不能自还，因而复动，或云藏绝中止，余藏代动。曰代，主形容羸瘦，口不能言（老得之生，少得之死，妇人亦然，有孕约三月余日也，代为五藏气绝之脉）。

右前七表八里九道共二十四脉，按诸家脉书，皆二十四脉，互有少异。但无濡、牢、长、短四脉，却有数、革、软、散四脉。若取诸家脉经观之，乃数、革、软、散、大五脉（革、软、散、脉已见于前）。

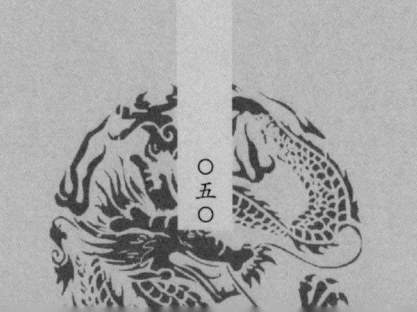

數脈屬陽指下尋之去來急速一息六至曰數主熱數爲虛爲煩渴爲煩滿寸口脈數主頭痛關上脈數脾熱口臭生瘡胃熱嘔吐尺內脈數不惡寒小便黃赤（言虛當如浮脈說）

大脈屬陽指下往來滿大主熱大爲病進寸口脈壯大尺中無此爲陽干陰若腰背痛陰中傷足脛寒大而堅疾主癲病（大脈即洪脈此陽盛之脈如何主癲經云重陽者狂重陰者癲謂主狂病）

七死脈

一彈石脈在筋肉皮按舉皆劈劈急曰彈石是肺絕死脈也（彈石脈者蕭處厚謂肺絕之脈此說既未穩吳仲廣又推廣之以爲象西方金令肝元絕其說尤穿鑿當以爲腎絕之脈可也石乃腎之本脈合沈濡而滑今其藏脈現如彈石劈劈然湊指殊無息數其死無疑矣）

数脉属阳，指下寻之，去来急速，一息六至，曰数，主热，数为虚，为烦渴，为烦满。寸口脉数，主头痛；关上脉数，脾热，口臭生疮，胃热呕吐；尺内脉数，不恶寒，小便黄赤（言虚当如浮脉说）。

大脉属阳，指下往来满，大主热，大为病进，寸口脉壮大，尺中无此，为阳干阴。若腰背痛，阴中伤，足胫寒。大而坚疾，主癫病（大脉即洪脉，此阳盛之脉，如何主癫？经云：重阳者狂，重阴者癫，谓主狂病）。

七死脉

一、弹石脉在筋肉皮，按举皆劈急，曰弹石，是肺绝，死脉也（弹石脉者，萧处厚谓：肺绝之脉，此说既未稳。吴仲广又推广之，以为象西方金，令肝元绝，其说尤穿凿，当以为肾绝之脉可也。石乃肾之本脉，合沈濡而滑，今其藏脉现如弹石，劈劈然凑指，殊无息数，其死无疑矣）。

二解索脈在筋肉上動數而隨散亂無復次第曰解索是五藏絕死脈也（王叔和云解索散亂而無緒吳仲廣云解索脈者其形見於兩尺脈來指下散而不聚若分於兩畔更無息數是精髓已耗將死之候也）

三雀啄脈在筋肉來而數急曰雀啄（是心絕死脈也王叔和云雀啄頓木而又住吳仲廣云雀啄者木脈也）主脾無穀氣已絕胃氣無所榮養其脈來指下連連湊指數急殊無息數但有進而無退頓絕自去良久准前又來宛如雞踐食之貌但數日之壽也（據此所去乃脾絕之脈蕭處厚謂之心絕何耶王叔和云雀啄頓木而又住此雀乃啄木兒也吳仲廣因其頓木之説遂認爲木脈木脈者肝脈也其説未達當以脾絕爲是）

四屋漏脈在筋按之止時起而不相連曰屋漏是心肺絕死脈也（王叔和云屋漏將絕而復起吳仲廣云屋漏脉者主胃經已絕穀氣空虛其脈來指下

察病指南　卷中　二三

二、解索脉在筋肉上，动数而随散，乱无复次第曰解索，是五藏绝死脉也（王叔和云：解索散乱而无绪。吴仲广云：解索脉者，其形见于两尺脉来指下，散而不聚，若分于两畔，更无息数，是精髓已耗，将死之候也）。

三、雀啄脉在筋肉，来而数急，曰雀啄（是心绝死脉也，王叔和云：雀啄顿木而又住。吴仲广云：雀啄者，木脉也），主脾无谷气，已绝胃气，无所荣养，其脉来指下，连连凑指，数急殊无息数。但有进而无退，顿绝自去，良久准前又来，宛如鸡践食之貌，但数日之寿也（据此所去乃脾绝之脉，萧处厚谓之心绝何耶？王叔和云：雀啄顿木而又住，此雀乃啄木儿也。吴仲广因其顿木之说，遂认为木脉，木脉者，肝脉也，其说未达，当以脾绝为是）。

四、屋漏脉在筋，按之止时，起而不相连，曰屋漏，是心肺绝死脉也（王叔和云：屋漏将绝而复起。吴仲广云：屋漏脉者，主胃经已绝，谷气空虚，其脉来指下，

按之極慢二十息之間或來一至若屋漏之水滴於地上而四畔濺起之貌立死之候也據此云乃胃絕之脈何蕭處厚謂心肺絕脈耶）

五蝦遊脈在皮毛浮而再起尋還退沒不知所在起遲而去速曰蝦遊是脾胃絕死脈也（王叔和云蝦遊冉冉而進退難尋吳仲廣云蝦遊之脈其來指下若蝦遊於水面汎汎而不動瞥然驚掉而去將手欲趨杳然不見須臾於指下又來良久准前復去又如蝦蟆入水之形瞥然而上倏然而去此是神魂巴去行屍之候立死也）

六魚翔脈在皮肉上如魚不行而但掉尾動頭身搖而久住曰魚翔是腎絕死脈也（王叔和云魚躍澄澄而遲疑掉尾吳仲廣云魚翔之脈主腎與命門皆絕衞氣與榮血兩亡其脈來指下尋之即有汎汎高虛前定而後動殊無息數宛如魚遊於水面頭不動而尾緩搖之貌故曰魚翔也又曰亡陽之候死

按之极慢，二十息之间或来一至，若屋漏之水，滴于地上，而四畔溅起之貌，立死之候也。据此云：乃胃绝之脉，何萧处厚谓心肺绝脉耶）。

五、虾游脉，在皮毛浮而再起，寻还退没，不知所在，起迟而去速，曰虾游是脾胃绝死脉也（王叔和云：虾游冉冉而进退难寻。吴仲广云：虾游之脉，其来指下，若虾游于水面。汎汎而不动，瞥然惊掉而去，将手欲趋，杳然不见，须臾于指下，又来良久，准前复去。又如虾蟆入水之形，瞥然而上，倏然而去，此是神魂巴去，行尸之候，立死也）。

六、鱼翔脉在皮肉上，如鱼不行而但掉尾，动头身摇而久住，曰鱼翔是肾绝，死脉也（王叔和云：鱼跃澄澄而迟，疑掉尾。吴仲广云：鱼翔之脉，主肾与命门皆绝，卫气与荣血两亡，其脉来指下，寻之即有，汎汎高虚，前定而后动，殊无息数，宛如鱼游于水面，头不动而尾缓摇之貌，故曰鱼翔也。又曰亡阳之候，死

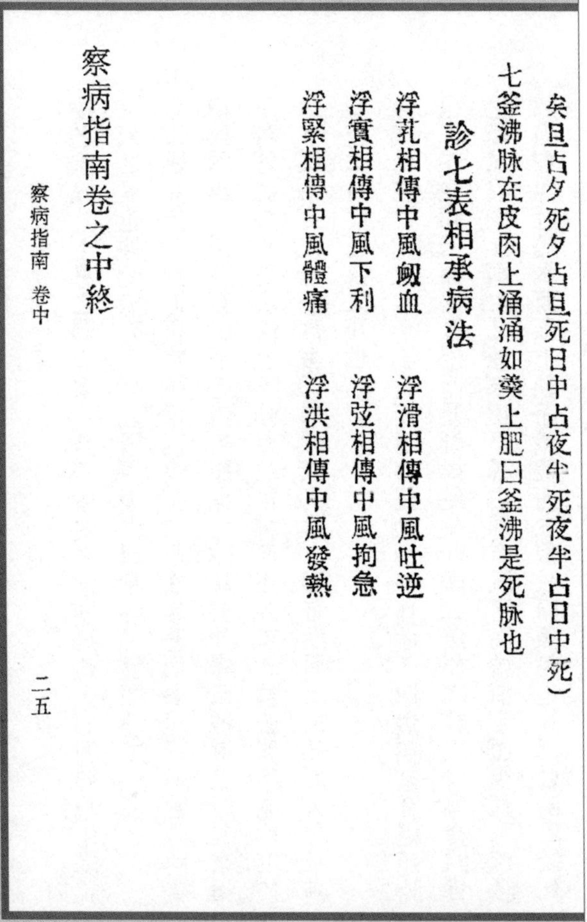

矣旦占夕死夕占旦死日中占夜半死夜半占日中死）

七釜沸脉在皮肉上涌涌如羹上肥曰釜沸是死脉也

診七表相承病法

浮芤相傳中風衄血　浮滑相傳中風吐逆

浮實相傳中風下利　浮弦相傳中風拘急

浮緊相傳中風體痛　浮洪相傳中風發熱

察病指南卷之中終

矣。旦占夕死，夕占旦死，日中占夜半死，夜半占日中死）。

七、釜沸脉在皮肉上，涌涌如羹上肥白，釜沸是死脉也。

诊七表相承病法

浮芤相传中风衄血，
浮滑相传中风吐逆。
浮实相传中风下利，
浮弦相传中风拘急。
浮紧相传中风体痛，
浮洪相传中风发热。

察病指南卷之中终

察病指南卷下

岘山施桂堂著
裘吉生刊

察诸病生死脉法

伤寒类

伤寒热盛，脉浮大者生，沈小者死。

伤寒头痛，脉洪大者可治，实牢者生，沈细者死。

伤寒已得汗，脉沉小者生，浮大者死。

伤寒咳嗽上气，脉散者死（谓其形损故也）。

瘟病类

瘟病三四日不得汗，脉细难得者死。

察病指南卷下

峴山施桂堂著　　裘吉生刊

察諸病生死脈法

傷寒類

傷寒熱盛脈浮大者生沈小者死

傷寒頭痛脉洪大者可治實牢者生沈細者死

傷寒已得汗脈沉小者生浮大者死

傷寒咳嗽上氣脈散者死（謂其形損故也）

瘟病類

瘟病三四日不得汗脈細難得者死

瘟病瀼瀼大熱脈細小者死

瘟病身體溫脉洪大者可治微細者劇

瘟病大便不利腹中痛甚者死

熱病類

熱病三五日身體熱腹滿痛食飲如故脉直而疾者八日死

熱病七八日氣不喘脈不數者當後三日溫汗汗不出者死

熱病七八日脉微細小便黃赤口燥舌焦乾黑者死

熱病已得汗脈安靜者生躁盛者氣極也必死

熱病汗後脈靜者當便瘥喘熱脉亂者死

熱病脈躁盛得汗者生不得汗者陽極也十死不治

熱病已得汗常大熱不去者死(脉必盛也)

瘟病瀼瀼大热，脉细小者死。

瘟病身体温，脉洪大者可治，微细者剧。

瘟病大便下利，腹中痛甚者死。

热病类

热病三五日，身体热，腹满痛，食饮如故，脉直而疾者，八日死。

热病七八日，气不喘，脉不数者，当后三日温汗，汗不出者死。

热病七八日，脉微细小，便黄赤，口燥，舌焦干黑者死。

热病已得汗，脉安静者生，躁盛者气极也，必死。

热病汗后脉静者，当便瘥，喘热脉乱者，死。

热病脉躁盛，得汗者，生，不得汗者，阳极也，十死不治。

热病已得汗，常大热不去者死（脉必盛也）。

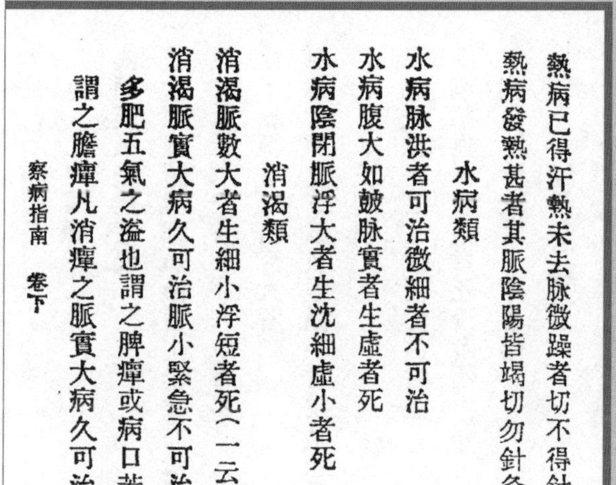

熱病已得汗熱未去脉微躁者切不得針灸
熱病發熱甚者其脈陰陽皆竭切勿針灸汗不出者必死

水病類

水病脉洪者可治微細者不可治
水病腹大如鼓脉實者生虛者死
水病陰閉脈浮大者生沈細虛小者死

消渴類

消渴脈數大者生細小浮短者死（一云虛小者死）
消渴脈實大病久可治脈小緊急不可治（人病口甘而渴此因數食甘美而多肥五氣之溢也謂之脾癉或病口苦而渴此因數謀慮不决膽氣上溢也謂之膽癉凡消癉之脈實大病久可治懸小堅病久不可治）

察病指南　卷下　三

热病已得汗，热未去脉微躁者，切不得针灸。

热病发热甚者，其脉阴阳皆竭，切勿针灸，汗不出者，必死。

水病类

水病脉洪者可治，微细者不可治。

水病腹大如鼓，脉实者生，虚者死。

水病阴闭，脉浮大者生，沈、细、虚、小者死。

消渴类

消渴脉数大者生，细、小、浮、短者死（一云虚小者死）。

消渴脉实大，病久可治，脉小紧急，不可治（人病口甘而渴，此因数食甘美而多肥，五气之溢也，谓之脾瘅，或病口苦而渴，此因数谋虑不决，胆气上溢也，谓之胆瘅。凡消瘅之脉实大，病久可治，悬、小、坚病久，不可治）。

洩瀉類

洩而腹脹脈弦者死

腹大而洩脉微細而澁者生緊大而滑者死

洩注脈緩微小者生浮大數者死

注下脈細者可治浮大者劇

洞泄食不化下膿血脈微小者生緊急者死

下痢類

下痢脈微小者生大而浮洪者生

下痢膿血脈懸絶者死滑者死

下痢白沫脉沈者生浮者死

腸澼類(痔也)

泄泻类

泄而腹胀，脉弦者死。

腹大而泄，脉微细而涩者生，紧大而滑者死。

泄注脉缓微小者生，浮、大、数者死。

注下脉细者可治，浮大者剧。

洞泄食不化，下脓血，脉微小者生，坚急者死。

下痢类

下痢脉微小者生，大而浮洪者生。

下痢脓血，脉悬绝者死，滑者死。

下痢白沫，脉沈者生，浮者死。

肠澼类（痔也）

腸澼下白膿(一云白沫)脈沈者生浮者死

腸澼下膿血脈沈小流連者生數疾大熱者死

腸澼下膿血脈懸絕者死(一云懸濇)滑大者生

腸澼身不熱脈不絕滑大者生弦濇者死

腸澼有寒者生有熱者死

腸澼筋攣脈細小安靜者生浮大堅者死

咳嗽類

咳嗽脈浮直者生沈堅者死

咳嗽羸瘦脈堅大者死

嗽脫形發熱脈緊急者死

嗽而嘔脈弦欲絕者死

肠澼下白脓（一云白沫），脉沈者生，浮者死。

肠澼下脓血，脉沈小流连者生，数疾大热者死。

肠澼下脓血，脉悬绝者死（一云悬涩），滑大者生。

肠澼身不热，脉不绝，滑大者生，弦涩者死。

肠澼有寒者生，有热者死。

肠澼筋挛，脉细小安静者生，浮大坚者死。

咳嗽类

咳嗽脉浮直者生，沈坚者死。

咳嗽羸瘦，脉坚大者死。

嗽脱形发热，脉紧息者死。

嗽而呕，脉弦欲绝者死。

諸嗽脈浮軟者生沈伏者死

上氣類

上氣脉數者死

上氣浮腫脈浮滑者生微細者死

上氣面浮腫肩息脈大不可治加痢必死

上氣喘息低昂其脈滑手足温者生脈澁四肢寒者死

寒氣上攻脉實而順滑者生實而逆澁者死

中風類

中風口噤脈遲浮者生急實大數者死

被風不仁痿厥脈虛者生堅者死

癲狂類

诸嗽脉浮软者生，沈伏者死。

上气类

上气，脉数者死。

上气浮肿，脉滑者生，微细者死。

上气面浮肿，肩息，脉大不可治，加痢必死。

上气喘息低昂，其脉滑，手足温者生，脉涩，四肢寒者死。

寒气上攻，脉实而顺滑者生，实而逆涩者死。

中风类

中风口噤，脉迟浮者生，急实大数者死。

被风不仁，痿厥，脉虚者生，坚者死。

癫狂类

癲狂恍惚病脈實牢者吉沈細者凶
癲疾脉大而滑者久久自已脉小緊急者死
狂病妄語身微熱脈洪大者生四肢逆冷脈沈細者一日死

霍亂類

霍亂脈微細者生微遲氣少不言者死（一云脈浮洪者生）

頭目類

風痰頭痛脈浮大者生短濇者死
頭目痛卒視無所見者死
病目不見人脈濇者生浮大洪直者死
閉目不欲見人脈浮短而濇者死
開目而渴心下牢脈沈濇而微者死

癫狂恍惚，脉实牢者吉，沈细者凶。

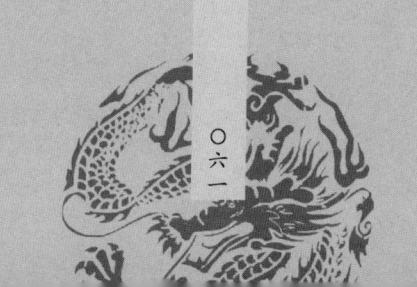

癫疾脉大而滑者，久久自已，脉小、紧、急者死。

狂病妄语，身微热，脉洪大者生。四肢逆冷，脉沈细者，一日死。

霍乱类

霍乱脉微细者生，微迟气少，不言者死（一云脉浮洪者生）。

头目类

风痰头痛，脉浮大者生，短涩者死。

头目痛，卒视无所见者死。

病目不见人，脉涩者生，浮、大、洪、直者死。

闭目不欲见人，脉浮短而涩者死。

开目而渴，心下牢，脉沈涩而微者死。

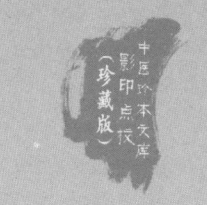

心腹類

心腹痛脈沈細者生浮大弦長者死

心腹痛積聚脈堅急者生虛弱者死

心腹積聚其脈勁强者生沈小者死

心下堅硬苦渴脈沈細者生浮大而堅者死

腹腫脈浮大者生虛小者死

汗類

病多汗脈虛小者吉緊者凶

病汗不出出而不至足者死

厥逆汗出脈緊弦急者生虛緩者死

血類

心腹类

心腹痛，脉沈细者生，浮大弦长者死。

心腹痛，积聚，脉坚急者生，虚弱者死。

心腹积聚，其脉劲强者生，沈小者死。

心下坚硬，苦渴，脉沈细者生，浮大而坚者死。

腹肿脉浮大者生，虚小者死。

汗类

病多汗，脉虚小者吉，紧者凶。

病汗不出，出而不至足者，死。

厥逆汗出，脉紧弦急者生，虚缓者死。

血类

吐血而嗽上氣脈數有熱不得臥者死

吐血衄血脈滑小弱者生實大者死（一云沈細者生浮大者死一云浮大而牢者死）

衄血汗出脈小滑者生大躁者死

唾血脈堅強者死滑者生

淤血在內腹脹脈牢大者生沈者死

金瘡類

金瘡出血太多脈虛細者生實大者死（急疾大數者死一云血出不斷脈大而止者三七日死一云傷在陽處者去血四五斗脈微緩而遲者生急疾者死）

金瘡失血脈沈小者生浮大者死（一云實大而浮者死）

吐血而嗽，上气脉数有热，不得卧者死。

吐血、衄血，脉滑、小、弱者生，实大者死（一云沈细者生，浮大者死。一云浮大而牢者死）。

衄血汗出，脉小滑者生，大躁者死。

唾血脉坚强者死，滑者生。

淤血在内，腹胀脉牢大者生，沈者死。

金疮类

金疮出血太多，脉虚细者生，实大者死（急疾大数者死，一云血出不断，脉大而止者，三七日死。一云伤在阳处者，去血四五斗，脉微缓而迟者生，急疾者死）。

金疮失血，脉沈小者生，浮大者死（一云实大而浮者死）。

墜壓類

從高頓仆內傷腸滿脈堅强者生小弱者死

中毒類

中毒藥脈洪大而速者吉細而但出不入并大小不齊者皆凶

卒中惡毒脈大而緩者生(一云堅而微細者生)堅而浮者死

中惡腹脹脈緊細者生浮大者死(脉緊細微者生緊大而浮者死)

中惡吐血數升脈浮大而疾者生沈數細者死

患蟲毒尺寸脈緊數而直硬者死

雜病類

咳而尿血脈微細者生大者死

寒熱瘈瘲脉代絕者死

坠压类

从高顿仆，内伤肠满，脉坚强者生，小弱者死。

中毒类

中毒药，脉洪大而速者吉。细而但出不入，并大小不齐者，皆凶。

卒中恶毒，脉大而缓者生（一云坚而微细者生），紧而浮者死。

中恶腹胀，脉紧细者生，浮大者死（脉紧细者生，紧大而浮者死）。

中恶吐血数升，脉浮大而疾者生，沈数细者死。

患虫毒，尺寸脉紧数而直，硬者死。

杂病类

咳而尿血，脉微细者生，大者死。

寒热瘈疭，脉代绝者死。

外實内熱吐瀉脉沈細者生洪大者死
内實腹脹痛乾嘔手足煩熱脈洪大實者生沈細者死
陰陽俱竭齒上如熟小豆脈躁者死
身熱脈浮澁者死
無故而瘖脉不至此氣暴厥氣復則已
病人飢寒脈細氣少泄痢飲食不入是謂五虚其人必死
病人漿粥入胃泄注上則肌大熱前後不通胃悶脉盛是謂五實其人必死若得身汗後利則生
老人脈微陽贏陰强者生脈躁大加息者死陰贏陽强脉至而代奇日而死
病甚脉洪大者易瘥脈不調者難瘥
病人脈實大急數者凶

外实内热，吐泻，脉沈细者生，洪大者死。

内实腹胀痛，干呕，手足烦热，脉洪大实者生，沈细者死。

阴阳俱竭，齿上如熟小豆，脉躁者死。

身热，脉浮涩者死。

无故而瘖，脉不至此，气暴厥气复则已。

病人饥寒，脉细气少，泄痢，饮食不入，是谓五虚，其人必死。

病人浆粥入胃，泄注，上则肌大热，前后不通，胃闷脉盛，是谓五实，其人必死。若得身汗后利，则生。

老人脉微，阳赢阴强者生，脉躁大加息者死；阴赢阳强，脉至而代，奇日而死。

病甚脉洪大者，易瘥，脉不调者，难瘥。

病人脉实、大、急、数者凶。

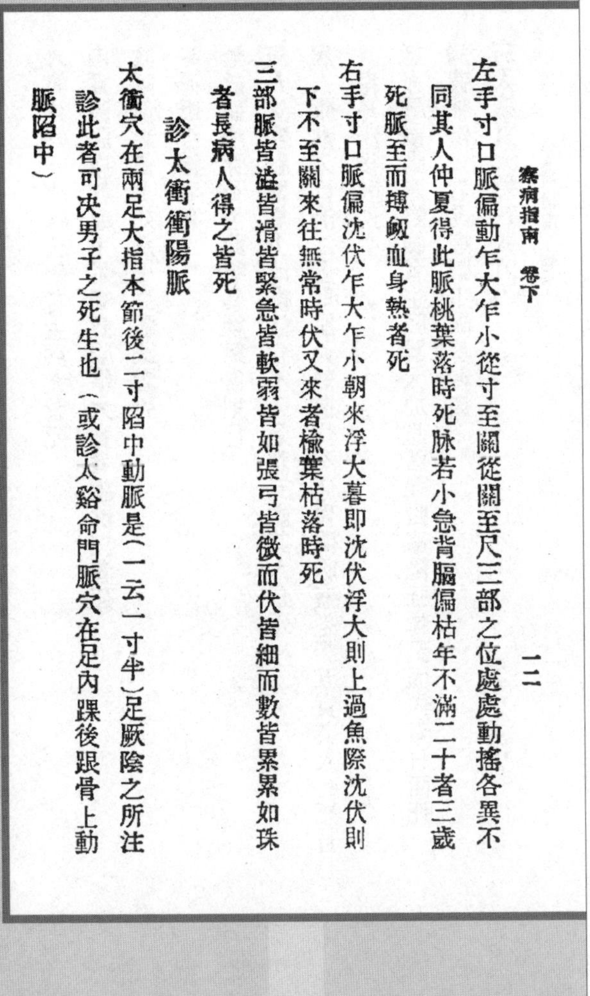

左手寸口脈偏動乍大乍小從寸至關從關至尺三部之位處處動搖各異不同其人仲夏得此脈桃葉落時死脉若小急背膈偏枯年不滿二十者三歲死脈至而搏衄血身熱者死

右手寸口脈偏沈伏乍大乍小朝來浮大暮即沈伏浮大則上過魚際沈伏則下不至關來往無常時伏又來者榆葉枯落時死

三部脈皆澁皆滑皆緊急皆軟弱皆如張弓皆微而伏皆細而數皆累累如珠者長病人得之皆死

診太衝衝陽脈

太衝穴在兩足大指本節後二寸陷中動脈是（一云一寸半）足厥陰之所注診此者可決男子之死生也（或診太谿命門脈穴在足內踝後跟骨上動脈陷中）

左手寸口脉偏动，乍大乍小，从寸至关，从关至尺，三部之位处处动摇，各异不同，其人仲夏得此脉，桃叶落时死。脉若小急，背膈偏枯，年不满二十者，三岁死。脉至而搏，衄血身热者死。

右手寸口脉偏沈伏，乍大乍小，朝来浮大，暮即沈伏。浮大则上过鱼际，沈伏则下不至关，来往无常，时伏又来者，榆叶枯落时死。

三部脉皆涩，皆滑，皆紧急，皆软弱，皆如张弓，皆微而伏，皆细而数，皆累累如珠者，长病人得之皆死。

诊太冲冲阳脉

太冲穴在两足大指本节后二寸陷中动脉是（一云一寸半），足厥阴之所注，诊此者可决男子之死生也（或诊太谿命门脉穴，在足内踝后跟骨上动脉陷中）。

衝陽穴（一名會源即趺陽穴也）在足跗上五寸骨間動脈上去陷谷三寸是（即足面繫鞋之所）診此者以察其胃氣之有無也

論病之本

肝惡風諸風掉眩其本在肝

心惡熱諸熱暴瘓瘡瘍血疾其本在心

脾惡濕諸濕腫滿其本在脾

肺惡寒諸氣憤鬱其本在肺

腎惡燥諸寒收引其本在腎

諸厥癘泄其本在下

諸痿喘嘔其本在上

察雜病生死證

冲阳穴（一名会源，即趺阳穴也），在足跗上五寸骨间动脉上去陷谷三寸是（即足面系鞋之所），诊此者以察其胃气之有无也。

诊病之本

肝恶风，诸风掉眩，其本在肝。

心恶热，诸热、暴瘓、疮疡、血疾，其本在心。

脾恶湿，诸湿肿满，其本在心。

肺恶寒，诸气愤郁，其本在肺。

肾恶燥，诸寒收引，其本在肾。

诸厥瘪泄，其本在下。

诸痿喘呕，其本在上。

察杂病生死证

痓病腰脊强急瘈瘲者不可治

肌瘦脫肛形熱不去者死

尸厥體無所知耳內有聲如嘯汗出身溫者當自愈脣青身冷者必死

內外俱虛身體冷汗出微嘔而煩擾手足厥逆體不安靜者死

形羸不能服藥穀氣絕也一病纔已一病復生五行勝復相乘也其人必死

五藏虛實外候

肝實則目赤脇疼多怒頰腫頭旋耳聾宜瀉之虛則目暗筋攣脇拘多悲恐爪甲枯不得大息宜補之

心實則胸脇背臂盡痛喜笑不休口舌乾燥宜瀉之虛則少顏色驚悸憂悲舌根強腰背痛宜補之

脾實則腹脹大便不利足痿不收行善瘈脚下痛身重苦飢宜瀉之虛則吐逆腹

痓病腰脊强急，瘈疭者，不可治。

肌瘦脱肛，形热不去者死。

尸厥，体无所知，耳内有声如啸，汗出身温者，当自愈。唇青身冷者，必死。

内外俱虚，身体冷汗出，微呕而烦扰，手足厥逆，体不安静者死。

形羸不能服药，谷气绝也，一病才已，一病复生，五行胜复相乘也，其人必死。

五脏虚实外候

肝实则目赤，胁痛，多怒，颊肿，头旋，耳聋，宜泻之；虚则目暗，筋挛，胁拘，多悲恐，爪甲枯，不得大息，宜补之。

心实则胸胁背臂尽痛，喜笑不休，口舌干燥，宜泻之；虚则少颜色，惊悸忧悲，舌根强，腰背痛，宜补之。

脾实则腹胀，大便不利，足痿不收。行善瘈，脚下痛，身重，苦饥，宜泻之；虚则吐逆，腹

脹脹腸鳴飲食不化泄利無時宜補之
肺實則肩背股脛皆痛喘嗽上氣宜瀉之虛則少氣咳血耳聾嗌乾宜補之
腎實則腹脹體腫汗出憎風面目黧黑少氣飧泄小便黃色宜瀉之虛則胗中冷（乃脇下夾脊兩傍空軟處也）脊疼耳聾厥逆無時小便色變宜鹿茸巴戟補之

藏府病外候

喜寒而欲見人爲府病屬陽喜溫而不欲見人爲藏病屬陰

診婦人病脈生死訣

婦人胞中絕傷有惡血久結成瘕其病腹痛逆滿氣上衝尺脈澀而堅爲血實氣虛尺脈細而微血氣俱不足穀氣不充得節輒動棗葉生時死
婦人赤白帶下脈遲滑吉數疾凶

胀肠鸣，饮食不化，泄利无时，宜补之。

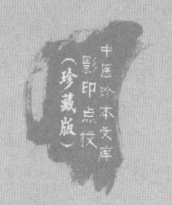

肺实则肩背股胫皆痛，喘嗽上气，宜泻之；虚则少气咳血，耳聋嗌干，宜补之。

肾实则腹胀，体肿汗出，憎风，面目黧黑，少气飧泄，小便黄色，宜泻之；虚则胗中冷（乃胁下夹脊两傍空软处也），脊疼耳聋，厥逆无时，小便色变，宜鹿茸、巴戟补之。

脏腑病外候

喜寒而欲见人，为府病，属阳；喜温而不欲见人，为藏病，属阴。

诊妇人病脉生死诀

妇人胞中绝伤，有恶血，久结成瘕，其病腹痛，逆满上冲，尺脉涩而坚，为血实，气虚；尺脉细而微，血气俱不足，谷气不充，得节辄动，枣叶生时死。

妇人赤白带下，脉迟滑吉；数疾凶。

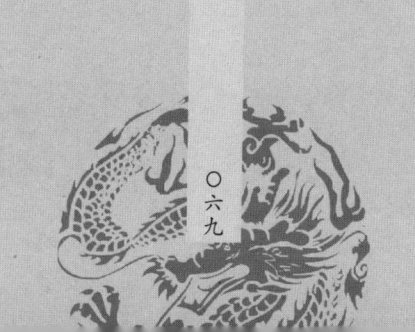

婦人新產脈緩滑者生實大弦急者死沈小者吉堅牢者凶寸口脉沈微附骨不絕者生澁疾不調者死

婦人已產脈沉小實者吉浮虛者凶

婦人產後熱病脈細四肢煖者生脈大四肢冷者死

治蓐脈緩滑沈小細者生實大弦急堅牢者死

辨胎脈

脈動入產門者有胎也（謂出尺脉外名曰產門）

尺中脈數而旺者有胎脉也（一云細滑而不絕者是也一云脈微是經脈閉塞成胎也或帶數是血盛之脈有胎也）

左手尺脉浮洪者爲男胎右手尺脉沈實者爲女胎

關部脉滑者爲有子（素問曰滑爲多血少氣故有子也）

妇人新产，脉缓滑者生，大弦急者死，沈小者吉，坚牢者凶，寸口脉沈微附骨，不绝者生，涩疾不调者死。

妇人已产，脉沉小实者吉，浮虚者凶。

妇人产后热病，脉细，四肢暖者生，脉大，四肢冷者死。

治蓐，脉缓、滑、沈、小、细者生，实、大、弦、急、坚、牢者死。

辨胎脉

脉动入产门者，有胎也（谓出尺脉外，名曰产门）。

尺中脉数而旺者，有胎脉也（一云细滑而不绝者是也；一云脉微，是经脉闭塞，成胎也，或带数，是血盛之脉，有胎也）。

左手尺脉浮洪者，为男胎，右手尺脉沈实者，为女胎。

关部脉滑者，为有子（《素问》曰：滑为多血少气，故有子也）。

左手寸口脉浮大爲懷男右手寸口脈沈細爲懷女

足太陽膀胱洪大是男孕手太陰肺脈洪大是女孕

陽脈皆爲男陰脈皆爲女

陰中見陽爲男陽中見陰爲女

手少陰脈動甚者姙子也

兩手尺部俱洪者爲兩男俱沈實者爲二女（一云左手帶縱爲兩男縱者夫乘妻也即鬼賊脈也王氏脈經云水行乘火金行乘木名曰縱也右手帶横爲雙女横者妻乘夫也即所勝脈也謂火行乘水木行乘金名曰横也）

左手脉逆爲三男（逆者子乘母也即已所生脈也王氏曰水行乘金火行乘木名曰逆也

右手脉順爲三女（順者母乘子也即生已之脉也謂金行乘水木行乘火名

左手寸口脉浮大，为怀男，右手寸口脉沈细，为怀女。

足太阳膀胱脉洪大，是男孕，手太阴肺脉洪大，是女孕。

阳脉皆为男，阴脉皆为女。

阴中见阳为男，阳中见阴为女。

手少阴脉动甚者，妊子也。

两手尺部俱洪者，为两男，俱沈实者，为二女（一云左手带纵为两男，纵者夫乘妻也，即鬼贼脉也。王氏《脉经》云：水行乘火，金行乘木，名曰纵也。右手带横为双女，横者妻乘夫也，即所胜脉也，谓火行乘水，木行乘金，名曰横也）。

左手脉逆为三男（逆者子乘母也，即已所生脉也。王氏曰：水行乘金，火行乘木，名曰逆也）。

右手脉顺为三女（顺者母乘子也，即生已之脉也，谓金行乘水，木行乘火，名

曰順也）

寸關尺脈大小遲疾皆相應雙懷一男一女（一云足太陽手太陰脈俱洪者一男一女）

脈滑而疾者三月胎候也但疾不散者五月也

關上一動一止者一月二動一止者二月（准此推之萬不失一）

中衝足陽明胃脈連胞絡脈來滑疾者受孕及九旬

尺脈沉細而滑或離經夜半覺痛日中則生

外候胎法

左乳先有核者爲男右乳先有核者爲女

又法令娠婦面南行於背後呼之左回來者生男右回來者生女

姙娠雜病生死外候

曰顺也）。

寸、关、尺脉大、小、迟、疾皆相应，双怀，一男一女（一云足太阳、手太阴脉俱洪者，一男一女）。

脉滑而疾者，三月胎候也，但疾不散者，五月也。

关上一动一止者，一月二动一止者，二月（准此推之，万不失一）。

中冲足阳明胃脉，连胞络，脉来滑疾者，受孕及九旬。

尺脉沈细而滑，或离经夜半觉痛，日中则生。

外候胎法

左乳先有核者为男，右乳先有核者为女。

又法，令娠妇面南行，于背后呼之，左回来者，生男，右回来者，生女。

妊娠杂病生死外候

血漏胞乾者殺胎亦損姙母
心腸急痛面目青色冷汗自出氣欲絕者死
血下不止胎衝上四肢冷悶者死
舉重頓仆致胎死腹中未出而血不止衝心悶痛者死

產難外候

寒熱頻作舌下脉青而黑舌捲上冷子母俱死
唇口俱青痰沫嘔出子母皆死
面赤舌青母活子死
面舌俱青痰沫頻出子活母死
面青舌赤口中沫出母死子活

診小兒雜病脈法

血漏胞干者，杀胎亦损妊母。

心肠急痛，面目青色，冷汗自出，气欲绝者死。

血下不止，胎冲上，四肢冷闷者死。

举重顿仆，至胎死腹中，未出而血不止，冲心闷痛者死。

产难外候

寒热频作，舌下脉青而黑，舌捲上冷，子母俱死。

唇口俱青，痰沫呕出，子母皆死。

面赤舌青，母活子死。

面舌俱青，痰沫频出，子活母死。

面青舌赤，口中沫出，母死子活。

诊小儿杂病脉法

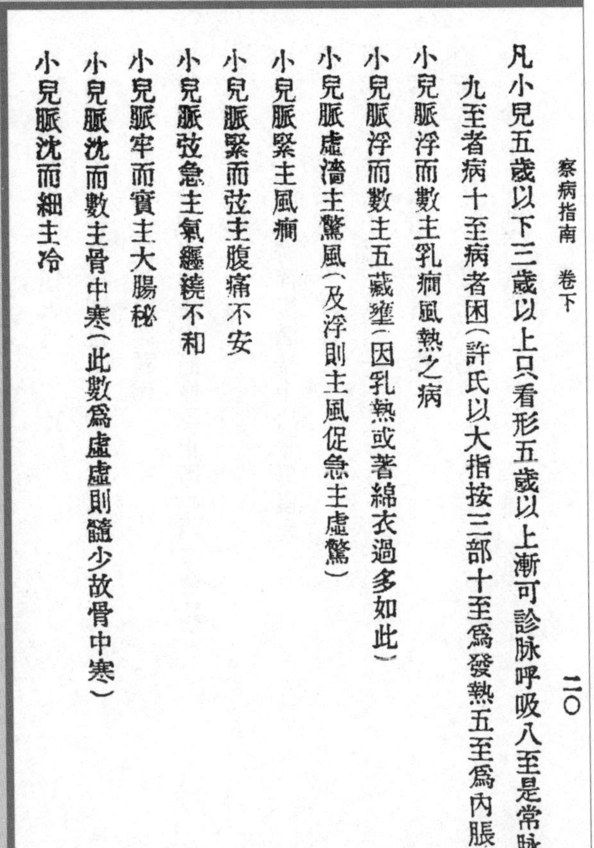

凡小兒五歲以下三歲以上只（看形五歲以上漸可診脉呼吸八至是常脉也九至者病十至病者困（許氏以大指按三部十至爲發熱五至爲內脹）

小兒脈浮而數主乳癇風熱之病

小兒脈浮而數主五藏壅（因乳熱或著綿衣過多如此）

小兒脈虛濇主驚風（及浮則主風促急主虛驚）

小兒脈緊主風癇

小兒脈緊而弦主腹痛不安

小兒脈弦急主氣纏繞不和

小兒脈牢而實主大腸秘

小兒脈沈而數主骨中寒（此數爲虛虛則髓少故骨中寒）

小兒脈沈而細主冷

凡小儿五岁以下，三岁以上，只看形；五岁以上渐可诊脉，呼吸八至是常脉也；九至者病；十至病者困（许氏以大指按三部，十至为发热，五至为内胀）。

小儿脉浮而数，主乳痫风热之病。

小儿脉浮而数，主五脏壅（因乳热，或著绵衣过多如此）。

小儿脉虚涩，主惊风（及浮则主风，促急主虚惊）。

小儿脉紧，主风痫。

小儿脉紧而弦，主腹痛不安。

小儿脉弦急，主气缠绕不和。

小儿脉牢而实，主大肠秘。

小儿脉沈而数，主骨中寒（此数为虚，虚则髓少，故骨中寒）。

小儿脉沈而细，主冷。

小儿脉大小不等，乍大乍小，皆有祸祟。

小儿脉小或缓，或沈，皆主食不消化。

小儿变蒸之时，身热脉乱，汗出不欲食，乳食即吐，切不可医，必自瘥（其候身热、神昏或吐乳，泻黄沫，多啼，无喜悦，唇上生白珠子是也。每三十二日必一变，六十四日再变，兼蒸或二十八日及三十日必变者，亦无定期。至二五日方歇，歇后精神必有异于前也）。

辨小儿生死脉

小儿中风，热喘鸣，肩息，脉缓则生，急则死。

小儿痢疾，脉浮大而腹痛者，必死。

乳子病热，脉悬小，手足温则生，寒则死。

小儿困汗，出如珠，著身不流者，死。

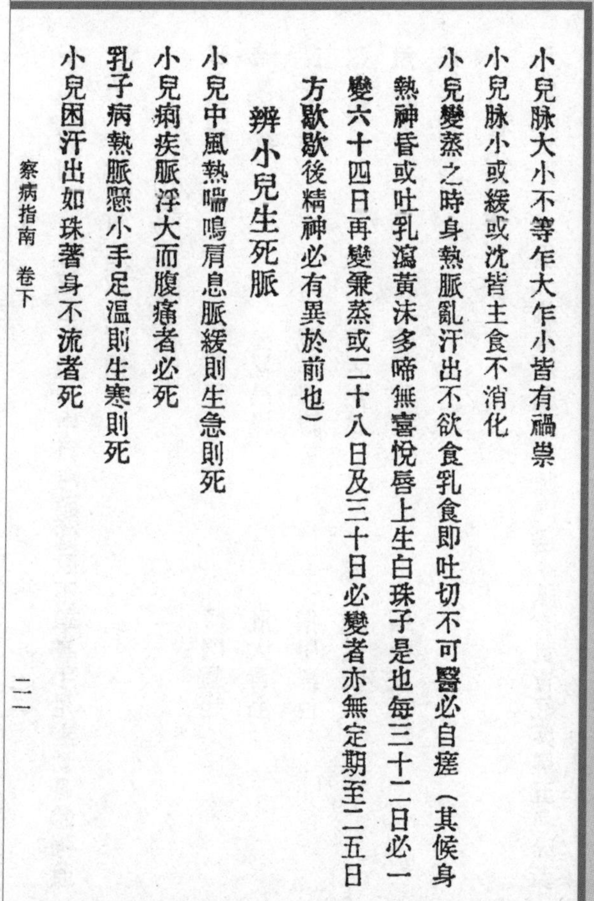
小兒脉大小不等乍大乍小皆有禍祟
小兒脉小或緩或沈皆主食不消化
小兒變蒸之時身熱脈亂汗出不欲食乳食即吐切不可醫必自瘥（其候身熱神昏或吐乳瀉黄沫多啼無喜悦唇上生白珠子是也每三十二日必一變六十四日再變兼蒸或二十八日及三十日必變者亦無定期至二五日方歇歇後精神必有異於前也）

辨小兒生死脈

小兒中風熱喘鳴肩息脈緩則生急則死
小兒痢疾脈浮大而腹痛者必死
乳子病熱脈懸小手足温則生寒則死
小兒困汗出如珠著身不流者死

察病指南　卷下　二一

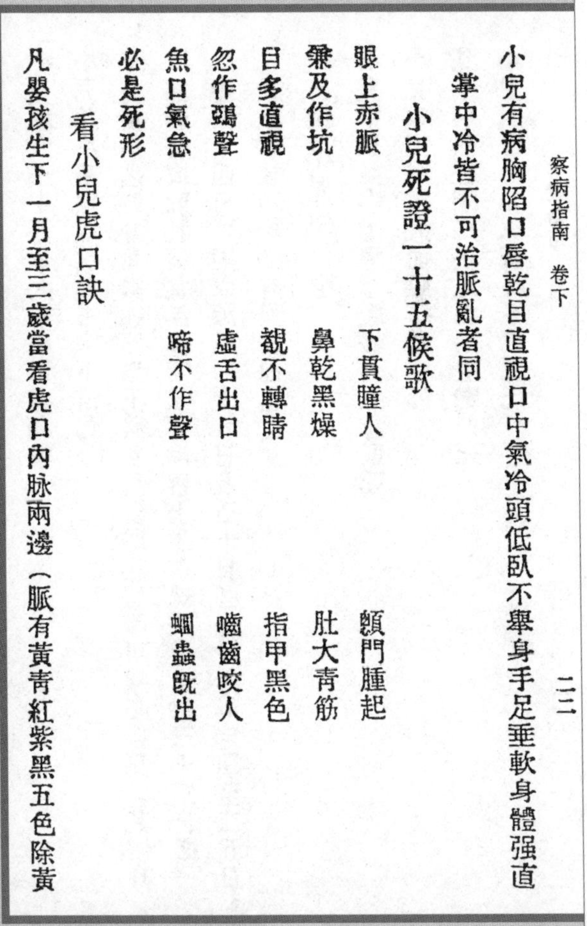
察病指南　卷下　二三

小兒有病胸陷口唇乾目直視口中氣冷頭低臥不舉身手足垂軟身體强直掌中冷皆不可治脈亂者同

小兒死證一十五候歌

眼上赤脈　下貫瞳人　顖門腫起
兼及作坑　鼻乾黑燥　肚大青筋
目多直視　覩不轉睛　指甲黑色
忽作鵶聲　虚舌出口　嚙齒咬人
魚口氣急　啼不作聲　蛔蟲既出
必是死形

看小兒虎口訣

凡嬰孩生下一月至三歲當看虎口內脈兩邊（脈有黃青紅紫黑五色除黃

小儿有病，胸陷，口唇干，目直视，口中气冷，头低，卧不举身，手足垂软，身体强直，掌中冷，皆不可治，脉乱者同。

小儿死证一十五候歌

眼上赤脉，下贯瞳人，囟门肿起。

兼及作坑，鼻干黑燥，肚大青筋。

目多直视，睹不转睛，指甲黑色。

忽作鸦声，虚舌出口，啮齿咬人。

鱼口气急，啼不作声，蛔虫既出，必是死形。

看小儿虎口诀

凡婴孩生下一月至三岁，当看虎口内脉两边（脉有黄、青、红、紫、黑五色，除黄

色爲平和黑色爲危急外青紅紫色可以察病）

青色受胎氣不全主驚積多搐掣

指脈深青臥不寧　微青脈痛糞多青
青兼黑色盤腸吊　發搐牽抽不暫停

紅色驚入脾竅

孩兒指脈深紅色　發熱驚時自强直
微紅下痢腹中疼　吐瀉脾虛多不食

紫色胎驚熱

指中紋生紫色深　驚時哭泣又呻吟
微中紫色腸中痛　吐瀉紋彎中惡心

聽聲驗病訣（聲者藏之音也）

色为平和，黑色为危急外，青、红、紫色可以察病）。

青色受胎气不全，主惊积，多搐掣。

指脉深青卧不宁，
微青脉痛粪多青。
青兼黑色盘肠吊，
发搐牵抽不暂停。

红色惊入脾窍

孩儿指脉深红色，
发热惊时自强直。
微红下痢腹中疼，
吐泻脾虚多不食。

紫色胎惊热

指中纹生紫色深，
惊时哭泣又呻吟。
微中紫色肠中痛，
吐泻纹变中恶心。

听声验病诀（声者藏之音也）

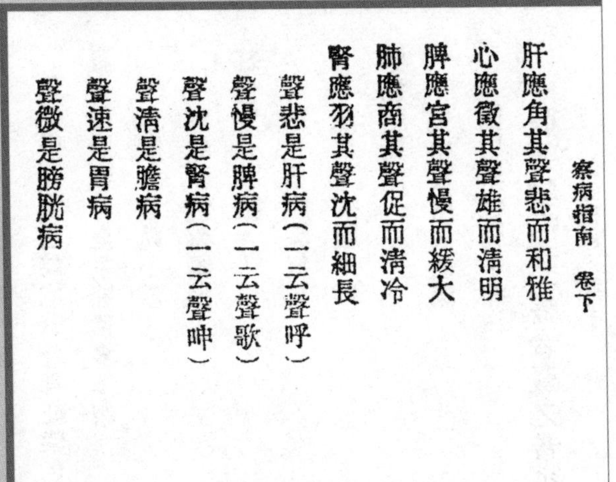
察病指南　卷下　二四

肝應角其聲悲而和雅
心應徵其聲雄而清明
脾應宮其聲慢而緩大
肺應商其聲促而清冷
腎應羽其聲沈而細長
聲悲是肝病（一云聲呼）　聲雄是心病（一云聲笑）
聲慢是脾病（一云聲歌）　聲促是肺病（一云聲哭）
聲沈是腎病（一云聲呻）　已上藏病也
聲清是膽病　聲短是小腸病
聲速是胃病　聲長是大腸病
聲徵是膀胱病　已上府病也

肝应角其志悲而和雅。
心应徵其声雄而清明。
脾应宫其声慢而缓大。
肺应商其声促而清冷。
肾应羽其声沈而细长。

声悲是肝病（一云声呼）。

声雄是心病（一云声笑）。

声慢是脾病（一云声歌）。

声促是肺病（一云声哭）。

声沈是肾病（一云声呻）。

已上脏病也。

声清是胆病，

声短是小肠病。

声速是胃病，

声长是大肠病。

声徵是膀胱病，

已上府病也。

聲悲慢是肝脾相尅病
聲速微細是胃膀胱相尅病
聲細長是實聲輕是虛聲沈粗是風
聲短細是氣聲粗是熱聲短遲是瀉
聲長是病痾聲實是秘澁

察五藏色知生死訣（色者氣之華也）

肝病面青如翠羽或如蒼玉之澤者生如藍如地苔如草茲如枯草眼眶陷入者三日死
面腫蒼黑舌卷而靑四肢乏力兩眼如盲泣出不止八日死此肝藏絕也（一云中熱嗌乾善溺心煩舌卷卵上縮）
病人筋絕爪甲枯黑八日死

声悲慢是肝脾相克病。

声速微细是胃膀胱相克病。

声细长是实声轻，是虚声，沈粗是风。

声短细是气声粗，是热声，短迟是泻。

声长是病痾，声实是秘涩。

察五脏色知生死诀（色者气之华也）

肝病面青如翠羽，或如苍玉之泽者生，如蓝，如地苔，如草兹，如枯草，眼眶陷入者，三日死。

面肿苍黑，舌卷而青，四肢乏力，两眼如盲，泣出不止，八日死，此肝藏绝也（一云中热嗌干，善溺心烦，舌卷卵上缩）。

病人筋绝，爪甲枯黑，八日死。

面青目黄半日死（一云五日死）
手足甲青頻呼駡者是筋絶九日死
項筋舒展者死
目無精光齒斷黑者死
病人目䍐絶系不能正膽絶也
心病面赤如雞冠之色或如帛裹朱者生如代赭如衃血如瘀血一日死
面黧肩息直視掌腫沒紋狂言身熱一日死此心藏絶也
面赤目青者立死
病人脉絶口張唇青毛髮乾竪五日死
久病人兩頰顴赤口張氣直者死
脾病面黄如蟹腹如羅裹雄黄者生如枳實如黄土色四肢腫起者九日死

面青目黄，半日死（一云五日死）。

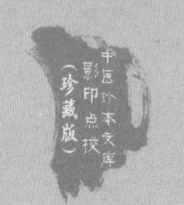

手足甲青，频呼骂者，是筋绝，九日死。

项筋舒展者死。

目无精光，齿断黑者死。

病人目罥绝，系不能正胆，绝也。

心病面赤如鸡冠之色，或如帛裹朱者生。如代赭，如衃血，如瘀血，一日死。

面黧肩息，直视，掌肿没纹，狂言身热，一日死，此心藏绝也。

面赤目青者立死。

病人脉绝，口张唇青，毛发干竖，五日死。

久病人两颊颧赤，口张气直者死。

脾病面黄如蟹，腹如罗裹雄黄者生。如枳实，如黄土色，四肢肿起者，九日死。

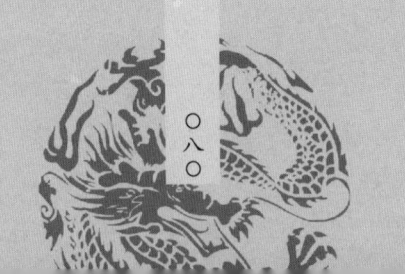

面浮黃臍肤腫滿洩瀉下痢肌澁唇反十二日死此脾藏絕也
人中滿背青三日死
脣青體冷遺尿不食四日死
肩息直視唇焦者死
體腫溺赤頻數不止者是肉絕六日死
口目動作善驚妄言胃絕也
目背黃者病欲愈有胃氣也
面如土色不食者四日死胃氣絕也
肺病面白如豕膏或如白壁之澤者生如鹽如堊如枯骨者死
口鼻氣出唇反無文色黑似煤皮毛乾焦爪甲枯折者三日死此肺藏絕也
面白毛折者死

面浮黄脐，肤肿满泄泻，下痢肌涩，唇反，十一日死，此脾藏绝也。

人中满，背青，三日死。

唇青体冷，遗尿不食，四日死。

肩息直视，唇焦者死。

体肿溺赤，频数不止者，是肉绝，六日死。

口目动作，善惊妄言，胃绝也。

目眦黄者，病欲愈，有胃气也。

面如土色不食者，四日死，胃气绝也。

肺病面白如豕膏，或如白壁之泽者生，如盐，如垩，如枯骨者死。

口鼻气出，唇反无文，色黑似煤，皮毛干焦，爪甲枯折者，三日死，此肺藏绝也。

面白毛折者死。

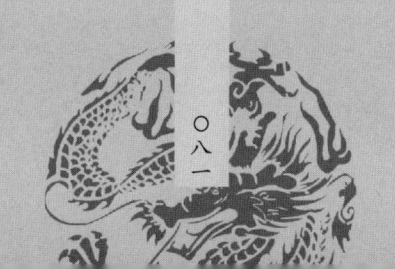

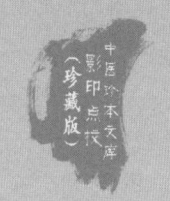

髮直如麻者半日死

腎病面黑如烏羽或如黑漆而澤者生如炲如炭煤耳色痿黄兼卒呻吟四日死

面黑齒痛兩目如盲自汗如水腰折沈重皮肉濡結髮無潤澤者四日死此腎藏絕也

病人骨絕齒如熟豆一日死

耳目口鼻黑色起者死

面黑目白者八日死

面腫蒼黑者死

脊痛腰重不能反覆者死

面黑齒長而垢腹脹閉不得息善噫善嘔皮毛焦腎藏絕也

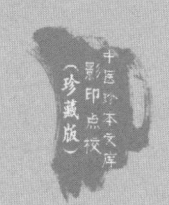

发直如麻者，半日死。

肾病面黑如乌羽，或如黑漆而泽者生。如炲，如炭煤，耳色痿黄，兼卒呻吟，四日死。

面黑齿痛，两目如盲，自汗如水，腰折沈重，皮肉濡结，发无润泽者，四日死，此肾藏绝也。

病人骨绝，齿如熟豆，一日死。

耳目口鼻黑色起者，死。

面黑目白者，八日死。

面肿苍黑者，死。

脊痛腰重不能反覆者，死。

面黑齿长而垢，腹胀闭不得息，善噫善呕，皮毛焦，肾藏绝也。

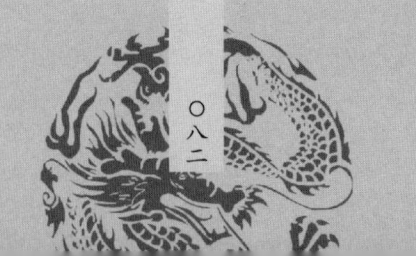

大凡黄赤为热，白黑为寒，青黑为痛。

病人脚趺肿起，身体沈重，卒失屎溺，妄语错乱，忽作尸臭，阴囊皆肿，口反张，爪甲黑，两目直视，皆死证也。

头倾、视深、精气将夺，谓项不能举，天柱骨折也，转腰不能，肾气已惫，背曲肩随，府气已坏，其音嘶者，是气不朝肺，声散者，肺损也。凡见此证，不出三岁。

考味知病法

好食酸则肝病。
好食苦则心病。
好食甘则脾病。
好食辛则肺病。
好食咸则肾病。
好食热则内寒。
好食冷则内热。

原梦

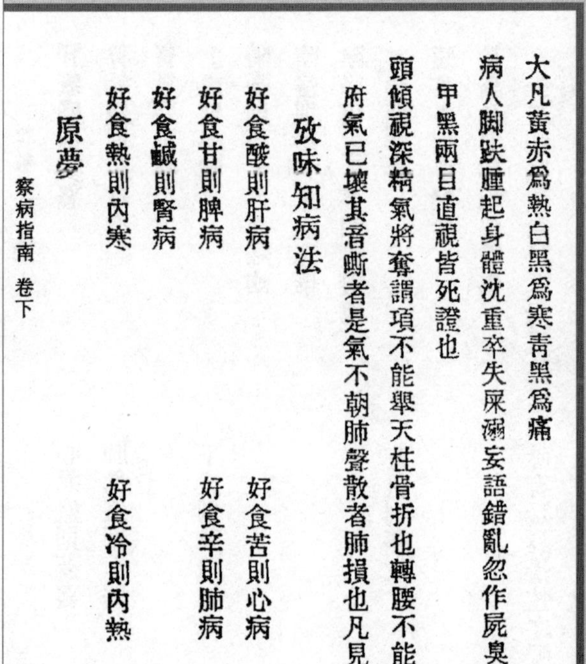

大凡黃赤爲熱白黑爲寒青黑爲痛
病人脚趺腫起身體沈重卒失屎溺妄語錯亂忽作屍臭陰囊皆腫口反張爪
甲黑兩目直視皆死證也
頭傾視深精氣將奪謂項不能舉天柱骨折也轉腰不能腎氣已憊背曲肩隨
府氣已壞其音嘶者是氣不朝肺聲散者肺損也凡見此證不出三歲

致味知病法

好食酸則肝病　好食苦則心病
好食甘則脾病　好食辛則肺病
好食鹹則腎病
好食熱則內寒　好食冷則內熱

原夢

察病指南　卷下　一九

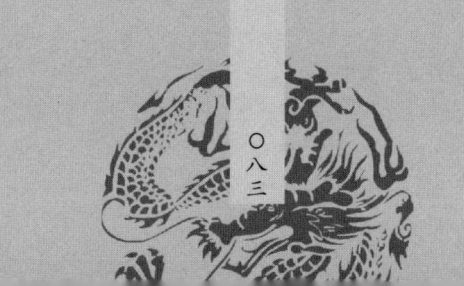

肝氣盛則夢怒　心氣盛則夢喜
脾氣盛則夢歌樂　肺氣盛則夢哭
腎氣盛則夢恐懼
上虛則夢墮　下虛則夢飛
陽盛則夢大火而燔灼
陰盛則夢大水而恐懼
陰陽俱虛則夢相殺毀傷
甚飽則夢予　甚飢則夢取
短蟲多則夢聚衆
長蟲多則夢相擊毀傷
王叔和脈訣余於其滑實弦緊四脉有疑焉滑弦之脈略論於前而實緊

肝气盛则梦怒，心气盛则梦喜。脾气盛则梦歌乐，肺气盛则梦哭。肾气盛则梦恐惧。

上虚则梦堕，下虚则梦飞。

阳盛则梦大火而燔灼。

阴盛则梦大水而恐惧。

阴阳俱虚则梦相杀毁伤。

其饱则梦予，甚饥则梦取。

短虫多则梦聚众。

长虫多则梦相击毁伤。

王叔和《脉诀》，余于其滑、实、弦、紧四脉有疑焉，滑弦之脉略论于前，而实坚

之脈未盡釋張仲景以浮緊爲傷寒用之常驗矣獨實脉或以爲熱或以爲寒余謂實不當以寒言姑併錄之以俟明哲者

察病指南卷之下終

之脉未尽释。张仲景以浮、紧为伤寒，用之常验矣。独实脉或以为热，或以为寒，余谓实不当以寒言，姑并录之，以俟明哲者。

察病指南卷之下终

脉诀指掌

（元）朱震亨 撰

题丹溪重修脉诀

庄子曰：生非吾有也，乃天地之委和，性非吾有也，乃天地之委顺。黄帝曰：人之生也，悬命于天，受气于地，气以成形，理亦赋焉。刘子曰：民受天地之中以生，故肖天地之形。天之阳在南而阴在北，故清阳之七窍皆见于面，浊阴之二窍皆出于下。地之阳在北而阴在南，故三阳之脉皆聚于背，三阴之脉聚于胸腹。况乎脉者，天地之元性，男子之寸脉盛而尺脉弱者，肖乎天也。女子之尺脉盛而寸脉弱者，肖乎地也。秦越人乃以男子生于寅，

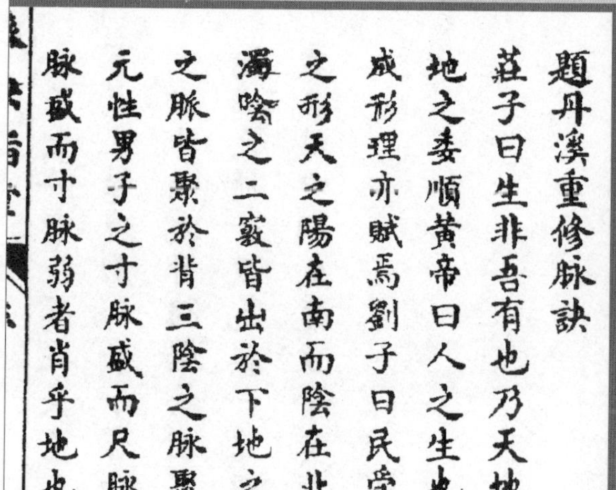
題丹溪重修脉訣
莊子曰生非吾有也乃天地之委和性非吾有也乃天
地之委順黃帝曰人之生也懸命於天受氣於地氣以
成形理亦賦焉劉子曰民受天地之中以生故肖天地
之形天之陽在南而陰在北故清陽之七竅皆見於面
濁陰之二竅皆出於下地之陽在北而陰在南故三陽
之脉皆聚於背三陰之脉聚於胸腹況乎脉者天地之
元性男子之寸脉盛而尺脉弱者肖乎天也女子之尺
脉盛而寸脉弱者肖乎地也秦越人乃以男子生於寅

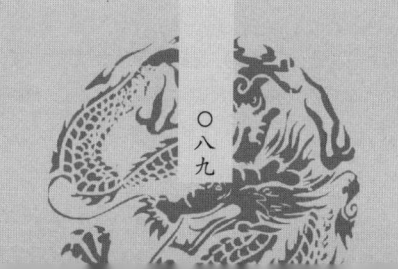

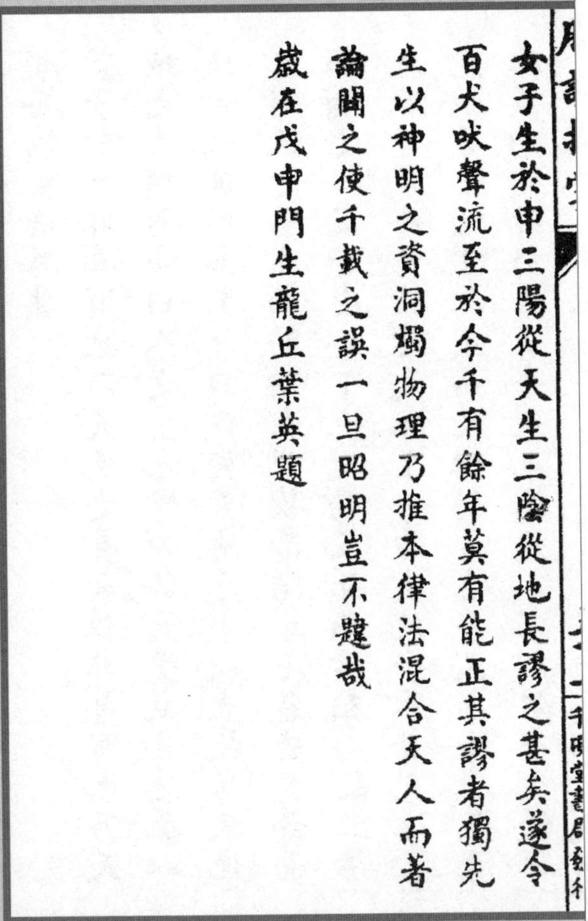

女子生於申三陽從天生三陰從地長謬之甚矣遂令百犬吠聲流至於今千有餘年莫有能正其謬者獨先生以神明之資洞燭物理乃推本律法混合天人而著論闢之使千載之誤一旦昭明豈不韙哉

歲在戊申門生龍丘葉英題

女子生于申。三阳从天生，三阴从地长，谬之甚矣。遂令百犬吠声流至于今千有余年，莫有能正其谬者，独先生以神明之资，洞烛物理，乃推本律法，混合天人而著论辟之，使千载之误一旦昭明，岂不韪哉。

岁在戊申门生龙丘叶英题

脉诀指掌病式图说

元·丹溪朱震亨著

论脉法配天地

昔轩辕黄帝之体天治民也，使伶伦截嶰谷之竹作黄钟律管，以候天之节气，以观其太过不及，修德以禳之命。岐伯取气口作脉法，以候人之动气，以察其太过不及，设九针药石以调之。故黄钟之数，九分气口之数，亦九分律法。曰天地之数始于一，终于十，其一、三、五、七、九为阳，九者阳之成数也；其二、四、六、八、十为阴，十者阴之

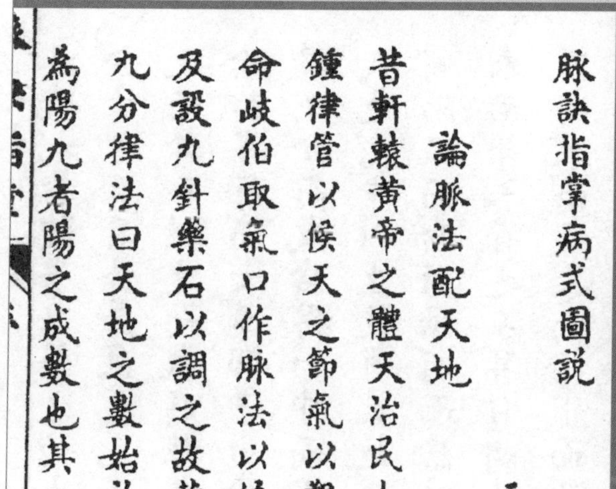
脉訣指掌病式圖説

元　丹溪朱震亨著

論脉法配天地

昔軒轅黄帝之體天治民也使伶倫截嶰谷之竹作黄鐘律管以候天之節氣以觀其太過不及修德以禳之命岐伯取氣口作脉法以候人之動氣以察其太過不及設九針藥石以調之故黄鍾之數九分氣口之數亦九分律法曰天地之數始於一終於十其一三五七九為陽九者陽之成數也其二四六八十為陰十者陰之

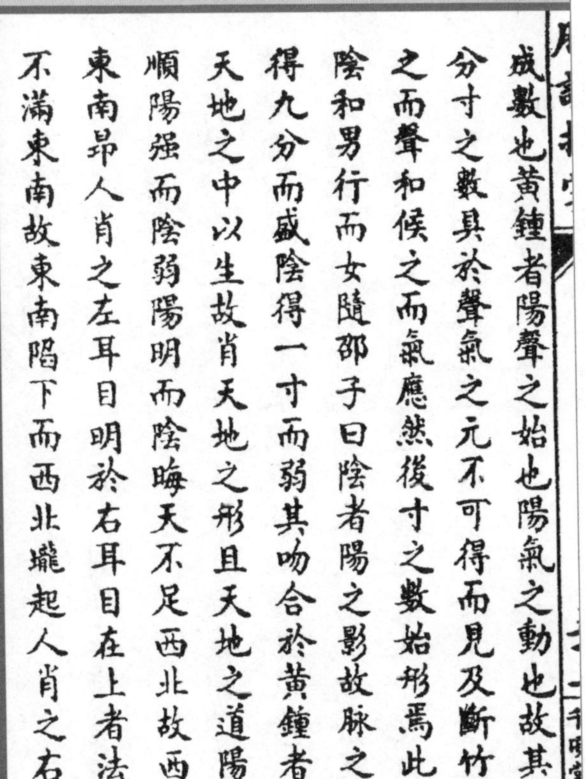

成數也黃鍾者陽聲之始也陽氣之動也故其數皆九
分寸之數具於聲氣之元不可得而見及斷竹為管吹
之而聲和候之而氣應然後寸之數始形焉此陽唱而
陰和男行而女隨邵子曰陰者陽之影故脉之動也陽
得九分而盛陰得一寸而弱其吻合於黃鍾者以民受
天地之中以生故肖天地之形且天地之道陽健而陰
順陽强而陰弱陽明而陰晦天不足西北故西北傾而
東南昂人肖之左耳目明於右耳目在上者法乎天地
不滿東南故東南陷下而西北巃起人肖之右手足强

成数也。黄钟者，阳声之始也，阳气之动也。故其数皆九分寸之数，具于声气之元，不可得而见及断竹为管吹之而声和，候之而气应。然后寸之数始形焉，此阳唱而阴和，男行而女随。邵子曰：阴者阳之影，故脉之动也，阳得九分而盛，阴得一寸而弱。其吻合于黄钟者，以民受天地之中以生，故肖天地之形，且天地之道阳健而阴顺，阳强而阴弱。阳明而阴晦，天不足西北，故西北倾而东南昂，人肖之左耳目明于右耳目。在上者法乎天地，不满东南，故东南陷下而西北珑起，人肖之右手足强于左手足。在下者法乎地，天之阳在南而阴在北，故男子寸脉盛而尺脉弱。地之阳在北而阴在南，故女子尺脉盛而寸脉弱，肖天地之阴阳也。声音律吕无不然者，黄钟者，气之先兆，故能测天地之节候。气口者，脉之要会，故能知人命之死生。实为医学之先维流注一身而变化万端，皆欲取之三部九候之中，其难也可知矣。世之俗医，诵高阳生之妄作，欲以治病求十全之效，其不杀人几希，凡我同志宜精宜明，然以习俗既久，姑从旧以寸、关、尺分三部，详列手图于右。

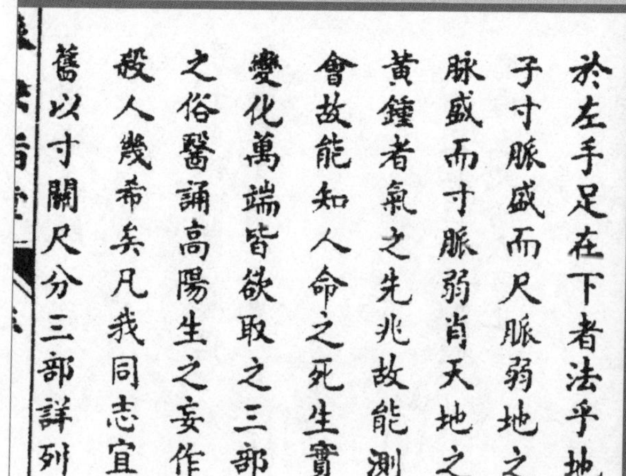
於左手足在下者法乎地天之陽在南而陰在北故男子寸脈盛而尺脈弱地之陽在北而陰在南故女子尺脉盛而寸脈弱肖天地之陰陽也聲音律呂無不然者黄鍾者氣之先兆故能測天地之節候氣口者脉之要會故能知人命之死生實為醫學之先維流注一身而變化萬端皆欲取之三部九候之中其難也可知矣世之俗醫誦高陽生之妄作欲以治病求十全之效其不殺人幾希矣凡我同志宜精宜明然以習俗既久姑從舊以寸關尺分三部詳列手圖于右

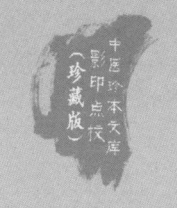

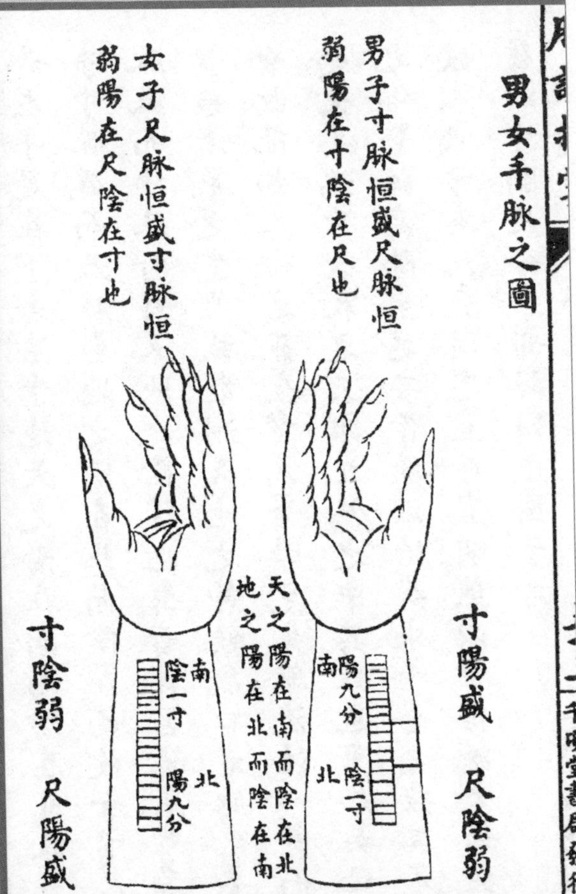
男女手脈之圖
男子寸脉恒盛尺脉恒弱陽在寸陰在尺也
女子尺脉恒盛寸脉恒弱陽在尺陰在寸也
天之陽在南而陰在北
地之陽在北而陰在南
寸陽盛
尺陰弱
陽九分
陰一寸
南
北
寸陰弱
尺陽盛
陰一寸
陽九分
南
北

男女手脉之图

男子寸脉恒盛，尺脉恒弱，阳在寸，阴在尺也。

寸阳盛，尺阴弱。

天之阳在南而阴在北，地之阳在北而阴在南。

女子尺脉恒盛，寸脉恒弱，阳在尺，阴在寸也。

寸阴弱，尺阳盛。

三部九候图说

三部者从鱼际至高骨一寸，名曰寸口；自寸至尺，名尺泽，故曰尺中寸后。尺前名曰关，阳出阴入，以关为界。又云：阴得尺内一寸，阳得寸内九分。从寸口入六分为关，分从关分。又入六分为尺分，故三部，共得一寸九分。

九候浮中沈

一部分三候，三三为九候。

三部九候圖說

三部者從魚際至高骨一寸名曰寸口自寸至尺名尺澤故曰尺中寸後尺前名曰關陽出陰入以關為界又云陰得尺內一寸陽得寸內九分從寸口入六分為關分從關分又入六分為尺分故三部共得一寸九分

九候浮中沈

一部分三候三三為九候

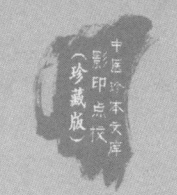

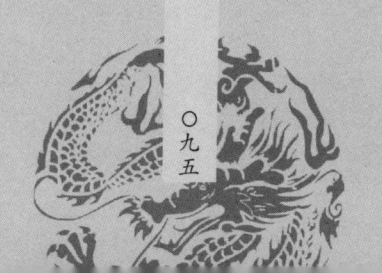

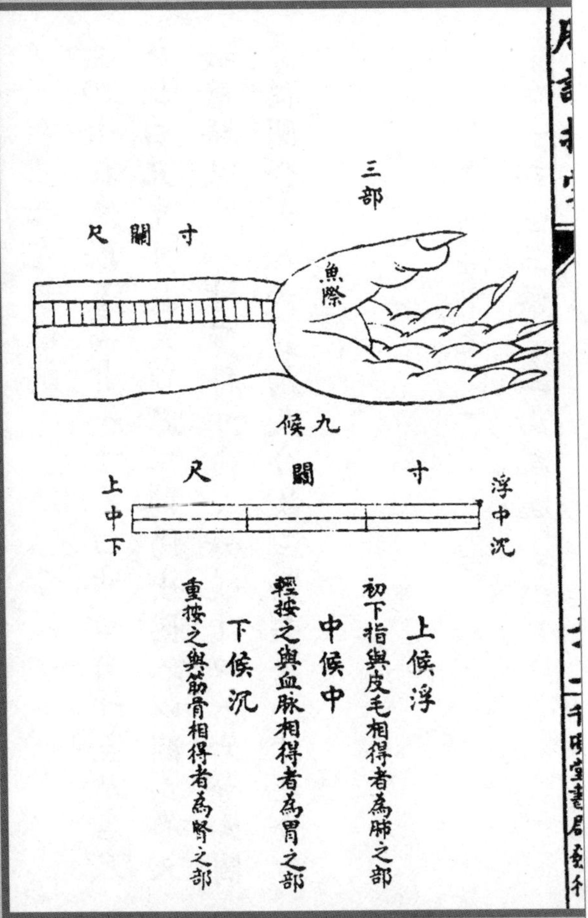

上候浮

初下指与皮毛相得者，为肺之部。

中候中

轻按之与血脉相得者，为胃之部。

下候沉

重按之与筋骨相得者，为肾之部。

学诊例

凡欲诊脉，先调自气，压取病人息，以候其迟数过与不及。所谓以我医彼智，与神会则莫之敢达。

凡诊脉，须先识脉息两字，脉者神也，息者气也，脉不自动为气使然，所谓长则气治短，则气病也。

凡诊脉，须识人迎、气口，以辨内外，因其不与人迎、气口相应，为不内外因，所谓关前一分，人命之主。

凡诊脉，须先识五脏六经本脉，然后方识病脉。岁主藏害气候，逆传阴阳有时，与脉为期，此之谓也。

凡诊脉，须认取二十四字名状，与关前一分相符，推说证状，与病者相应，使无差忒，庶可依原治疗。

手式寸尺内外图说

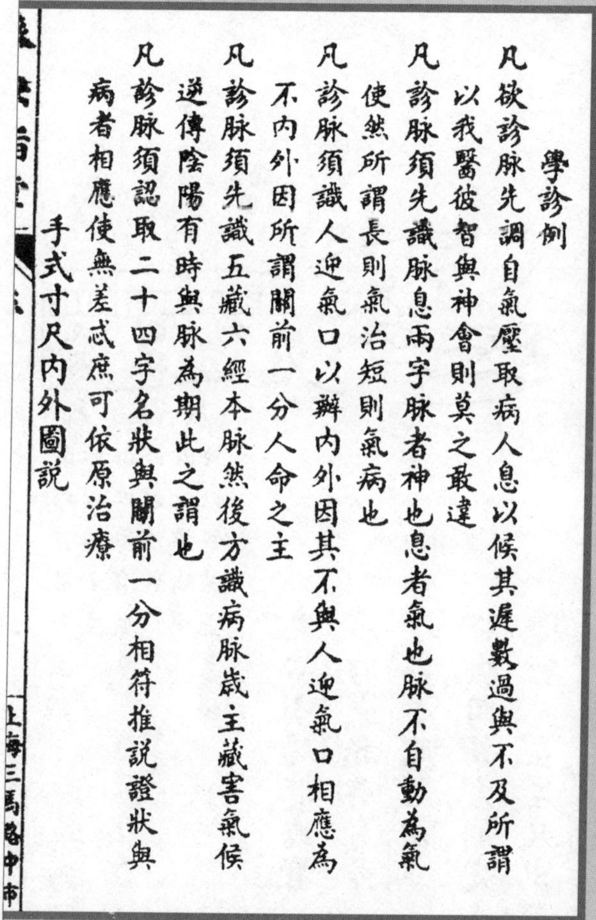
學診例
凡欲診脉先調自氣壓取病人息以候其遲數過與不及所謂以我醫彼智與神會則莫之敢違
凡診脉須先識脉息兩字脉者神也息者氣也脉不自動為氣使然所謂長則氣治短則氣病也
凡診脉須識人迎氣口以辨內外因其不與人迎氣口相應為不內外因所謂關前一分人命之主
凡診脉須先識五藏六經本脉然後方識病脉歲主藏害氣候逆傳陰陽有時與脉為期此之謂也
凡診脉須認取二十四字名狀與關前一分相符推說證狀與病者相應使無差忒庶可依原治療
手式寸尺內外圖說

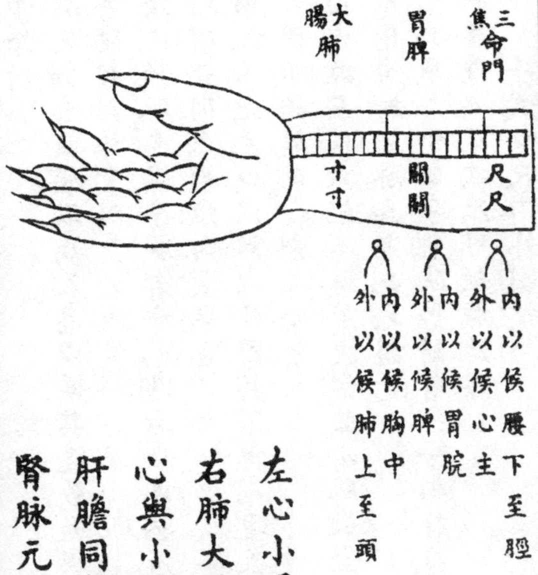

左心小腸肝膽腎
右肺大腸脾胃命
心與小腸居左寸
肝膽同歸左關定
腎脉元在左尺中

左心小肠肝胆肾，
右肺大肠脾胃命。
心与小肠居左寸，
肝胆同归左关定。
肾脉元在左尺中，

左手

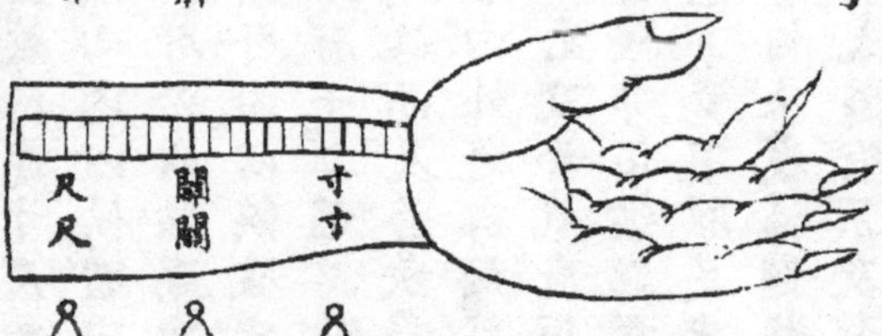

外以候心上至喉中
內以候膻中
外以候肝
內以候膈中
外以候腎
內以候腹中

却與膀胱府相應
肺與大腸居右寸
脾胃脉從右關認
心包右尺配三焦
此是醫家真要領

却与膀胱府相应。
肺与大肠居右寸，
脾胃脉从右关认。
心包右尺配三焦，
此是医家真要领。

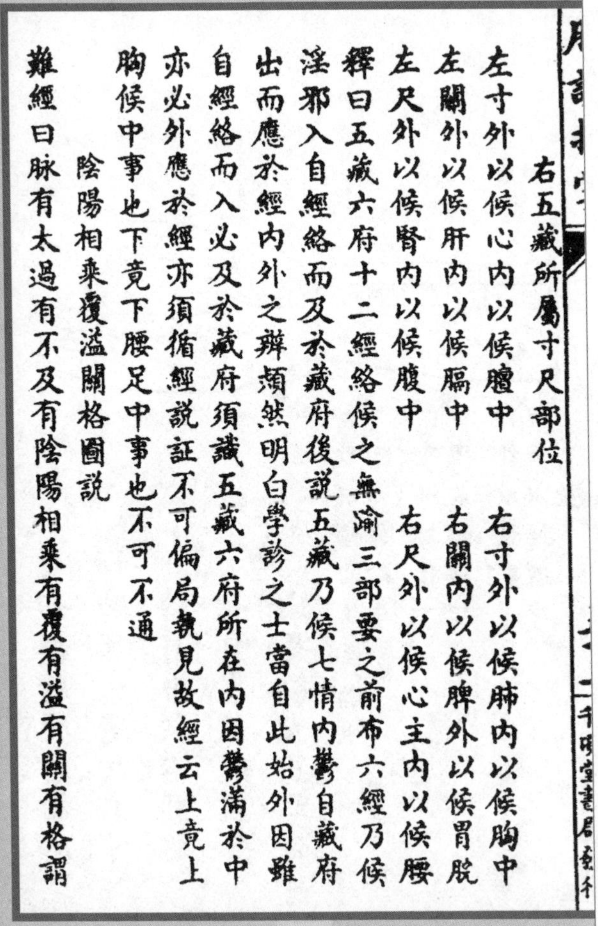
右五藏所屬寸尺部位
左寸外以候心内以候膻中　右寸外以候肺内以候胸中
左關外以候肝内以候膈中　右關内以候脾外以候胃脘
左尺外以候腎内以候腹中　右尺外以候心主内以候腰
釋曰五藏六府十二經絡候之無踰三部要之前布六經乃候淫邪入自經絡而及於藏府後說五藏乃候七情内鬱自藏府出而應於經内外之辨頗然明白學診之士當自此始外因雖自經絡而入必及於藏府須識五藏六府所在内因鬱滿於中亦必外應於經亦須循經說証不可偏局執見故經云上竟上胸候中事也下竟下腰足中事也不可不通
陰陽相乘覆溢關格圖說
難經曰脉有太過有不及有陰陽相乘有覆有溢有關有格謂

右五藏所属寸尺部位

左寸外以候心，内以候膻中。右寸外以候肺，内以候胸中。

左关外以候肝，内以候膈中。右关内以候脾，外以候胃脘。

左尺外以候肾，内以候腹中。右尺外以候心，主内以候腰。

释曰：五藏六府，十二经络，候之无踰。三部要之前布六经，乃候淫邪入自经络而及于藏府 。后说五脏，乃候七情内郁自藏府出，而应于经内外之辨频，然明白学诊之士，当自此始外因，虽自经络而入，必及于藏府。须识五脏六府所在，内因郁满于中，亦必外应于经。亦须循经说，证不可偏局执见，故经云：上竟上胸，候中事也，下竟下腰足中事也，不可不通。

阴阳相乘，覆溢关格图说

《难经》曰：脉有太过，有不及，有阴阳相乘，有覆有溢，有关有格谓

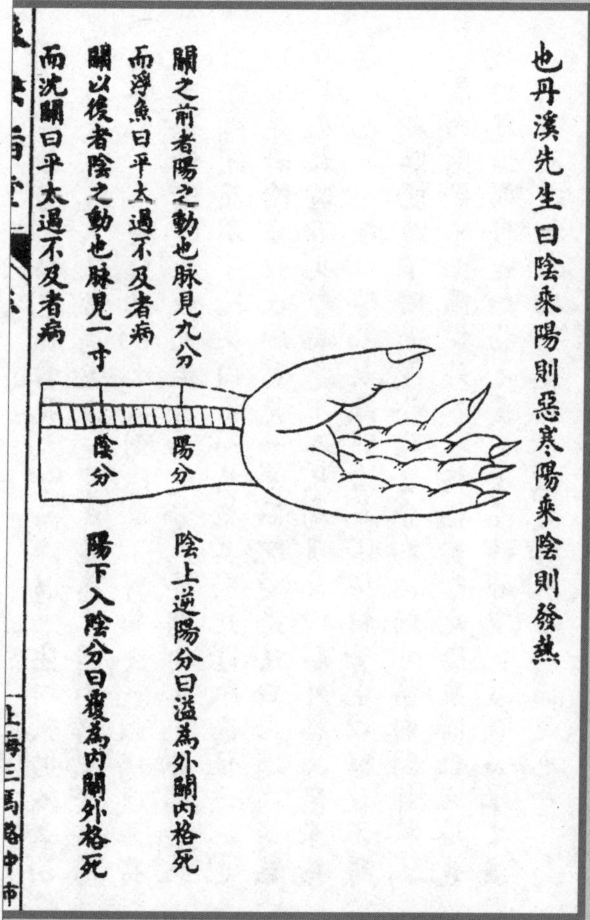
也丹溪先生曰陰乘陽則惡寒陽乘陰則發熱

關之前者陽之動也脈見九分而浮魚曰平太過不及者病

關以後者陰之動也脈見一寸而沈關曰平太過不及者病

陰上逆陽分曰溢爲外關內格死

陽下入陰分曰覆爲內關外格死

也。丹溪先生曰：阴来阳则恶寒，阳乘阴则发热。

关之前者，阳之动也，脉见九分而浮，鱼曰平，太过不及者病。

关以后者，阴之动也，脉见一寸而沈，关曰平，太过不及者病。

阴上逆阳分曰溢，为外关内格，死。

阳下入阴分曰覆，为内关外格，死。

關之前者陽之動也脉當見九分而浮過者法曰大過減者法曰不及太過不及者病遂上逆寸為溢為外關內格此陰乘陽之脉也　經曰陰氣太盛則陽氣不得相營也以陽氣不得營於陰陰遂上出而溢於陽之分為外關內格也外關內格謂外閉而不下陰從內出而格拒其陽此陰乘陽位之脉也

關以後者陰之動也脉當見一寸而沉過者法曰太過減者法曰不及太過不及者病遂下入尺為覆為內關外格此陽乘陰之脉也　經曰陽氣太盛則陰氣不得相營也以陰氣不得營於陽陽遂下陷而覆於尺之分為內關外格內關外格為陰內閉而不上陽從外入以格拒其陰此陽乘陰位之脉也

故曰覆溢而覆者如物之覆由上而傾於下也溢者如水之溢由下而逆於上也　是其真藏之脉人不病而死也

关之前者阳之动也，脉当见九分而浮过者，法曰大过减者，法曰不及太过。不及者，病遂上逆寸为溢，为外关内格，此阴乘阳之脉也。

经曰：阴气太盛，则阳气不得相营也。以阳气不得营于阴，阴遂上出而溢于阳之分，为外关内格也。外关内格谓外闭，而不下阴，从内出而格拒其阳，此阴乘阳位之脉也。

关之后者阴之动也，脉当见一寸而沉过者，法曰太过减者。法曰不及太过不及者，病遂下入尺为覆，为内关外格，此阳乘阴之脉也。

经曰：阳气太盛，则阴气不得相营也。以阴气不得营于阳，阳遂下陷而覆于尺之分，为内关外格。内关外格为阴内闭而不上阳，从外入以格拒其阴，此阳乘阴位之脉也。

故曰：覆溢而覆者，如物之覆由上而倾于下也。溢者如水之溢，由下而逆于上也。是其真藏之脉，人不病而死也。

论分按人迎、气口左右图说

《脉赞》曰：关前一分，人命之主。左为人迎，右为气口。神门决断，两在关后。故曰：人迎紧盛，则伤于寒，气口紧盛，则伤于食。此人迎、气口所以为内伤外感之辨。学医之士岂可不深察而究明之也。

左手人迎图

左为人迎，以候天之六气，风、寒、暑、湿、燥、热之外感者也。人迎浮盛则伤风，紧盛则伤寒；虚热则伤暑；沉细则伤湿；虚数则伤热。皆外所因，法当表散渗泄则愈。

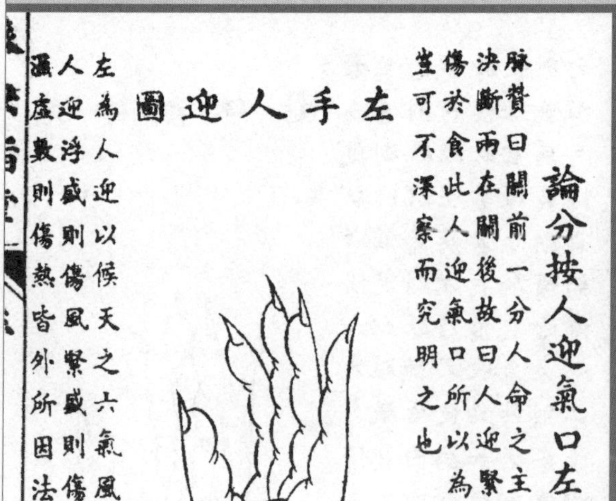
論分按人迎氣口左右圖說

脉贊曰關前一分人命之主左為人迎右為氣口神門決斷兩在關後故曰人迎緊盛則傷於寒氣口緊盛則傷於食此人迎氣口所以為內傷外感之辨學醫之士豈可不深察而究明之也

左手人迎圖

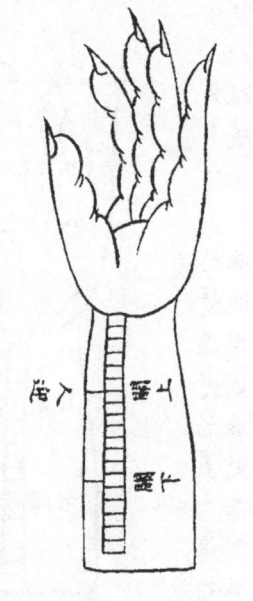

左為人迎以候天之六氣風寒暑濕燥熱之外感者也人迎浮盛則傷風緊盛則傷寒虛熱則傷暑沉細則傷濕虛數則傷熱皆外所因法當表散滲泄則愈

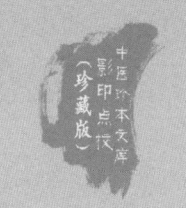

右手氣口圖

右為氣口以候人之七情喜怒憂思悲恐驚內傷之邪其喜則脉散怒則脉激憂則脉濇思則脉結悲則脉緊恐則脉沉驚則脉動皆內所因看與何部相應即知何藏何經受病方乃不失病機法當溫順以消平之其餘診按表裏名義情狀姑如後說但經所述謂神者脉之主脉者血之府氣者神之御脉者氣之使長則氣治短則氣病數則煩心大則病進文藻雖雅義理難明動靜之辭有博有約博則二十四字不濫絲毫約則浮沉遲

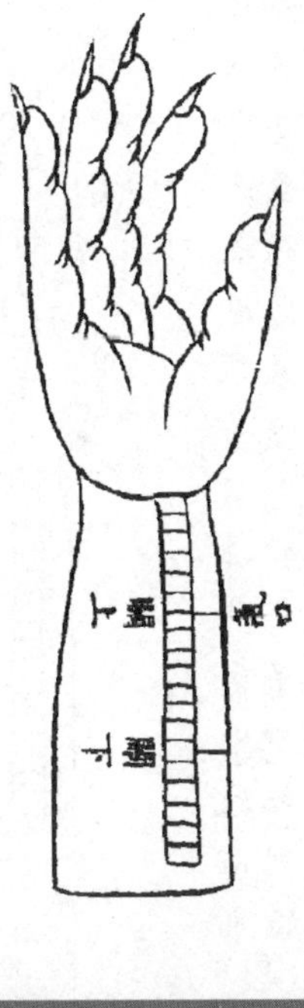

右手气口图

右为气口，以候人之七情，喜、怒、忧、思、悲、恐、惊。内伤之邪，其喜则脉散；怒则脉激；忧则脉涩；思则脉结；悲则脉紧；恐则脉沉；惊则脉动。皆内所因，看与何部相应，即知何藏何经受病，方乃不失病机。法当温顺以消平之，其余诊按表里，名义情状，姑如后说。但经所述，谓神者脉之主脉者，血之府气者，神之御脉者。气之使长则气治，短则气病，数则烦心，大则病进。文藻虽雅，义理难明，动静之辞有博有约。博则二十四字不滥丝毫，约则浮、沉、迟、数，总括纲纪，辞理粲然。浮为风，为虚沉，为湿，为实。迟为寒，为冷数，为热，为燥，风、湿、寒、热，属丁外，虚实冷燥属于内，内外既分，三因须别，学者宜详览，不可惮烦也。

总论脉式

经云：常以平旦阴气未动，阳气未散，饮食未进，经脉未盛，络脉调匀，乃可诊有过之脉，或有作为，为停食顷俟定，乃诊师亦如之。

释曰：停宁俟之即不拘于平旦，况仓卒病生，岂特平旦学者知之。

经云：切脉动静而视精明、察五色、观五脏，有余不足，六

數總括綱紀辭理粲然浮為風為虛沉為濕為實遲為寒為冷數為熱為燥風濕寒熱屬於外虛實冷燥屬於內內外既分三因須別學者宜詳覽不可憚煩也

總論脈式

經云常以平旦陰氣未動陽氣未散飲食未進經脈未盛絡脈調勻乃可診有過之脈或有作為為停食頃俟定乃診師亦如之

釋曰停寧俟之卽不拘於平旦況倉卒病生豈特平旦學者知之

經云切脈動靜而視精明察五色觀五藏有餘不足六

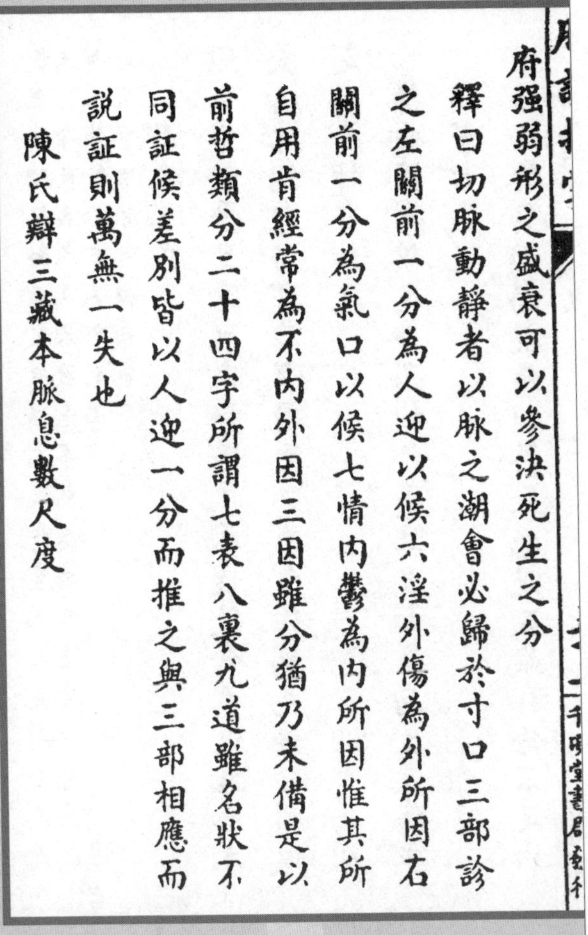
府强弱形之盛衰可以參決死生之分
釋曰切脉動靜者以脉之潮會必歸於寸口三部診
之左關前一分為人迎以候六淫外傷為外所因右
關前一分為氣口以候七情内鬱為内所因惟其所
自用肯經常為不内外因三因雖分猶乃未備是以
前哲類分二十四字所謂七表八裏九道雖名狀不
同証候差別皆以人迎一分而推之與三部相應而
說証則萬無一失也
陳氏辯三藏本脉息數尺度

府强弱，形之盛衰，可以参决死生之分。

释曰：切脉动静者，以脉之潮会必归于寸口三部，诊之左关前一分为人迎，以候六淫外伤，为外所因。右关前一分为气口，以候七情内郁，为内所因。惟其所自用肯经常为不内外因。三因虽分，犹乃未备，是以前哲类分二十四字，所谓七表八里九道，虽名状不同，证候差别，皆以人迎一分而推之，与三部相应而说证，则万无一失也。

陈氏辩三藏本脉息数尺度

人之脉者，乃血之隧道也，非气使，则不能行，故血为脉气，为息脉。息之名自是而分呼吸者，气之槖籥动应者，血之波澜，其经以身寸度之，计十六丈二尺（一呼脉再动，一吸脉亦再动），呼吸定息脉，五动闰以太息，则六动一动一寸，故一息脉行六寸，十息六尺，百息六丈，二百息十二丈，七十息四丈二。尺计二百七十息，漏水下二刻，尽十六丈二尺，营周一身，百刻之中得五十营。故曰脉行阳二十五度，行阴亦二十五度也。息者以呼吸定之，一日计一万三千五百息。呼吸进退既迟于脉，故八息三分三毫

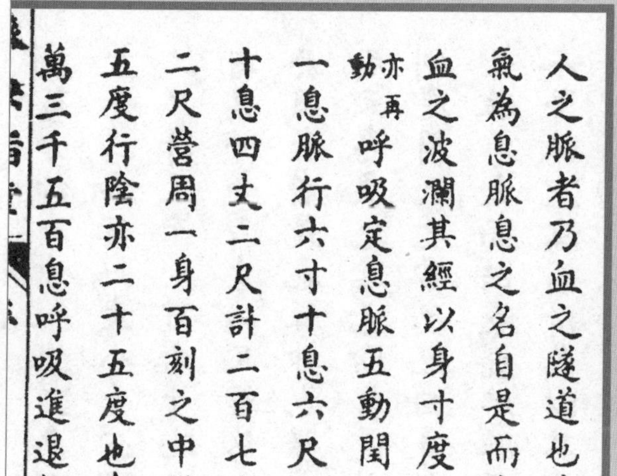
人之脈者乃血之隧道也非氣使則不能行故血為脈氣為息脈息之名自是而分呼吸者氣之槖籥動應者血之波瀾其經以身寸度之計十六丈二尺（一呼脈再動一吸脈亦再動）呼吸定息脈五動閏以太息則六動一動一寸故一息脈行六寸十息六尺百息六丈二百息十二丈七十息四丈二尺計二百七十息漏水下二刻盡十六丈二尺營周一身百刻之中得五十營故曰脈行陽二十五度行陰亦二十五度也息者以呼吸定之一日計一萬三千五百息呼吸進退既遲於脈故八息三分三毫

上海三馬路中市

三釐方行一寸八十三息三分三毫行一尺八百三十三息三分行一丈八千三百三十三息行十丈餘六丈二尺計五千一百六十七息通計一萬三千五百息方行盡一十六丈二尺經絡氣周於一身一日一夜大會於風府者是也脈神也陽也陽行速猶太陽之一日一周天息氣也陰也陰行遲猶太陰之一月一周天如是則應周天之常度配四時之定序春肝脈絃細而長夏心脈浮大而洪長夏脾脈輭大而緩秋肺脈浮濇而短冬腎脈沉濡而滑各以其時而候旺相休囚脈息無不

三厘，方行一寸，八十三息三分三毫，行一尺，八百三十三息三分，行一丈，八千三百三十三息，行十丈余六丈二尺，计五千一百六十七息，通计一万三千五百息，方行尽一十六丈二尺。经络气周于一身，一日一夜大会于风府者是也。脉神也，阳也，阳行速，犹太阳之一日，一周天息气也。阴也，阴行迟，犹太阴之一月一周天，如是则应周天之常度，配四时之定序。春肝脉弦细，而长夏心脉浮大而洪长。夏脾脉软大而缓，秋肺脉浮涩而短，冬肾脉沉濡而滑，各以其时而候旺相休囚，脉息无不及太過之患故曰平人以五藏六府皆禀氣於胃故脈以胃氣為本氣以黄色為生取其資成也合本藏氣三分參以弦洪緩濇沉則為平脈若真藏脈見則不從矣參以形色廣加後説

及太过之患。故曰：平人以五脏六府，皆禀气于胃，故脉以胃气为本气，以黄色为生，取其资成也。合本藏气三分，参以弦、洪、缓、涩、沉，则为平脉。若真藏脉见，则不从矣。参以形色广加后说。

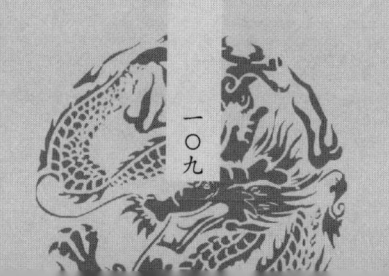

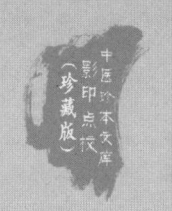

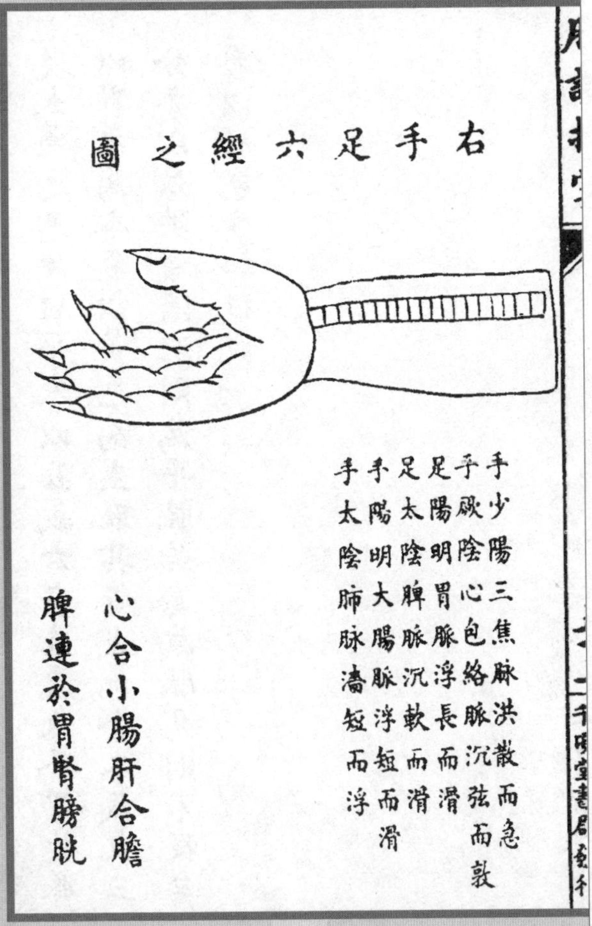

右手足六經之圖

手少陽三焦脉洪散而急
手厥陰心包絡脉沉弦而敦
足陽明胃脉浮長而滑
足太陰脾脉沉軟而滑
手陽明大腸脉浮短而滑
手太陰肺脉濇短而浮

心合小腸肝合膽
脾連於胃腎膀胱

右手足六经之图

手少阳三焦脉洪散而急。

手厥阴心包络脉沉弦而敦。

足阳明胃脉浮长而滑。

足太阴脾脉沉软而滑。

手阳明大肠脉浮短而滑。

手太阴肺脉涩短而浮。

心合小肠肝合胆。

脾连于胃肾膀胱。

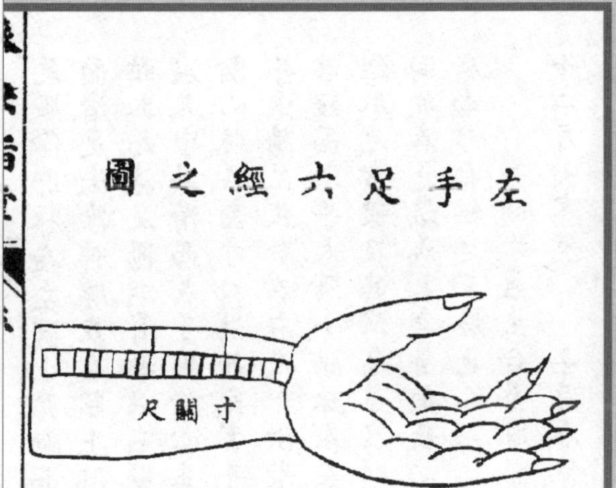

左手足六經之圖

心包元向三焦配
肺藏還歸對大腸
手少陰心脉洪而微實
手太陽小腸脉洪大而緊
足厥陰肝脉弦細而長
足少陽膽脉弦大而浮
足少陰腎脉沉濡而滑
足太陽膀胱脉洪滑而長

左手足六经之图

心包元向三焦配。

肺藏还归对大肠。

手少阴心脉洪而微实。

手太阳小肠脉洪大而紧。

足厥阴肝脉弦细而长。

足少阳胆脉弦大而浮。

足少阴肾脉沉濡而滑。

足太阳膀胱脉洪滑而长。

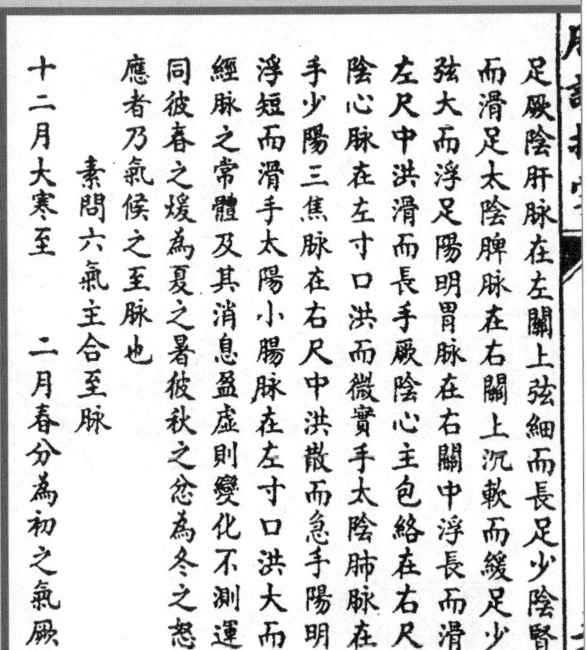
足厥陰肝脈在左關上弦細而長足少陰腎脈在左尺中沉濡而滑足太陰脾脈在右關上沉軟而緩足少陽膽脈在左關上弦大而浮足陽明胃脈在右關中浮長而滑足太陽膀胱脈在左尺中洪滑而長手厥陰心主包絡在右尺中沉絃而敦手少陰心脈在左寸口洪而微實手太陰肺脈在右寸口濇短而浮手少陽三焦脈在右尺中洪散而急手陽明大腸脈在右寸口浮短而滑手太陽小腸脈在左寸口洪大而緊此手足陰陽六經脈之常體及其消息盈虛則變化不測運動密移與天地參同彼春之煖為夏之暑彼秋之忿為冬之怒四變之動脈與之應者乃氣候之至脈也

素問六氣主合至脈

十二月大寒至　二月春分為初之氣厥陰風木主令

足厥阴肝脉在左关上，弦细而长；足少阴肾脉在左尺中，沉濡而滑；足太阴脾脉在右关上，沉软而缓；足少阳胆脉在左关上，弦大而浮；足阳明胃脉在右关中，浮长而滑；足太阳膀胱脉在左尺中，洪滑而长；手厥阴心主包络在右尺中，沉弦而敦；手少阴心脉在左寸口，洪而微实；手太阴肺脉在右寸口，涩短而浮；手少阳三焦脉在右尺中，洪散而急；手阳明大肠脉在右寸口，浮短而滑；手太阳小肠脉在左寸口，洪大而紧。此手足阴阳六经脉之常体及其消息盈虚，则变化不测，运动密移与天地参同。彼春之暖为夏之暑，彼秋之忿为冬之怒，四变之动脉与之应者，乃气候之至脉也。

《素问》六气主合至脉

十二月大寒至二月春分为初之气，厥阴风木主令。

经云：厥阴之至，其脉弦（一云沉短而散）。

春分至　四月小满为二之气，少阴君火主令。

经云：少阴之至，其脉鉤（一云紧细而微）。

小满至　六月大暑为三之气，少阳相火主令。

经云：少阳之至大而浮（一云乍疏乍数，乍短乍长）。

大暑至　八月秋分为四之气，太阴湿土主令。

经云：太阴之至，其脉沉（一云紧大而长）。

秋分至　十月小雪为五之气，阳明燥金主令。

经云：阳明之至短而涩（一云浮大而短）。

小雪至　十二月大寒为六之气，太阳寒水主令。

经云：太阳之至大而长。

本脉至，脉虽识体状，又须推寻六气交变，南政北政司天在泉。

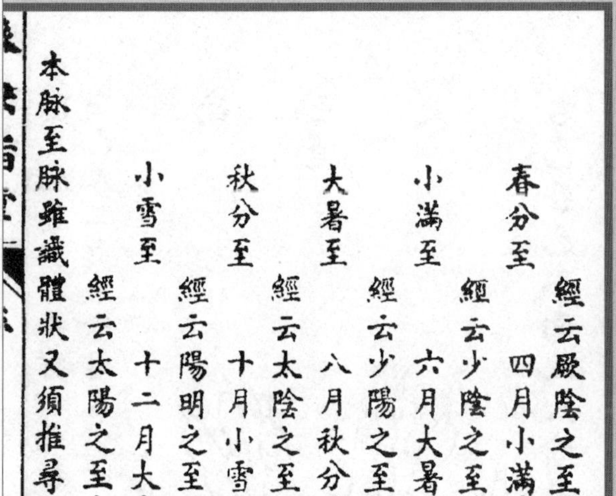
經云厥陰之至其脉弦一云沉短而散
春分至　四月小滿為二之氣少陰君火主令
經云少陰之至其脉鉤一云緊細而微
小滿至　六月大暑為三之氣少陽相火主令
經云少陽之至大而浮一云乍疎乍數乍短乍長
大暑至　八月秋分為四之氣太陰濕土主令
經云太陰之至其脉沉一云緊大而長
秋分至　十月小雪為五之氣陽明燥金主令
經云陽明之至短而濇一云浮大而短
小雪至　十二月大寒為六之氣太陽寒水主令
經云太陽之至大而長
本脉至脉雖識體狀又須推尋六氣交變南政北政司天在泉

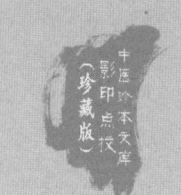

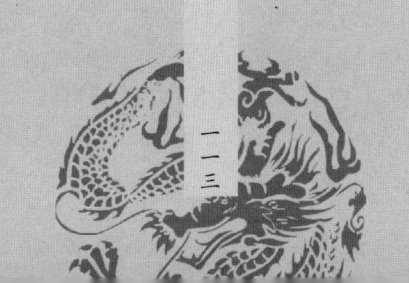

少陰之脈應與不應詳細而推知萬無一失也

己丑己未二歲太陰司天少陰在左少陽在右故左肘脈不應

南

土運

政

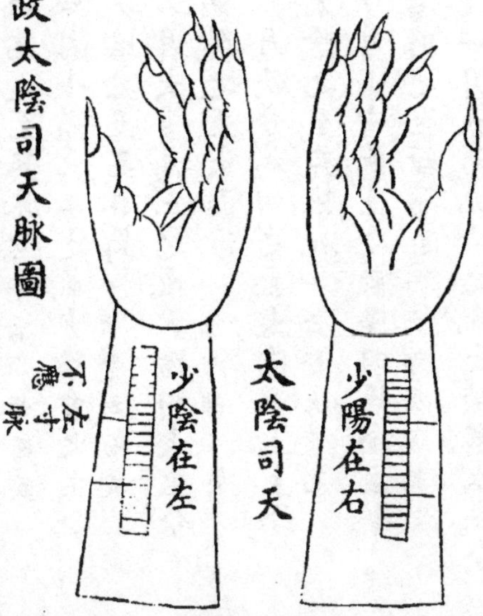

右己丑己未南政太陰司天脈圖

少阴之脉，应与不应，详细而推知，万无一失也。

己丑、己未二岁，太阴司天，少阴在左，少阳在右，故左肘脉不应。

右己丑己未，南政太阴司天脉图。

辰戌二歲太陰在泉少陰在右少陽在左故右尺脉沉細不應

南

土運

政

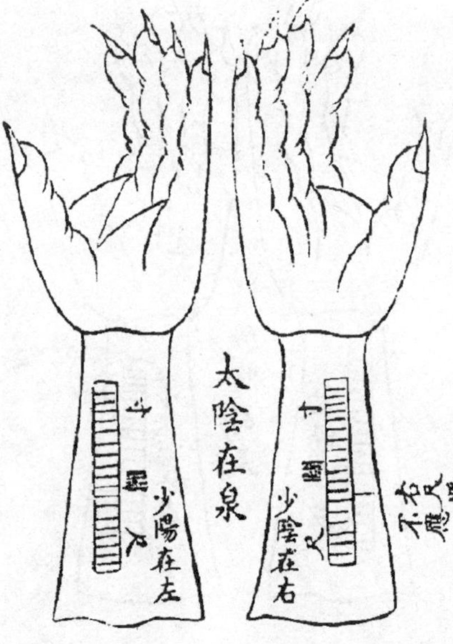
太陰在泉
寸
關
尺
少陰在右
寸
關
尺
少陽在左
右尺脉不應

右甲辰甲戌南政太陰在泉脉圖

辰戌二岁，太阴在泉，少阴在右，少阳在左，故右尺脉沉细不应。

右甲辰、甲戌，南政太阴在泉脉图。

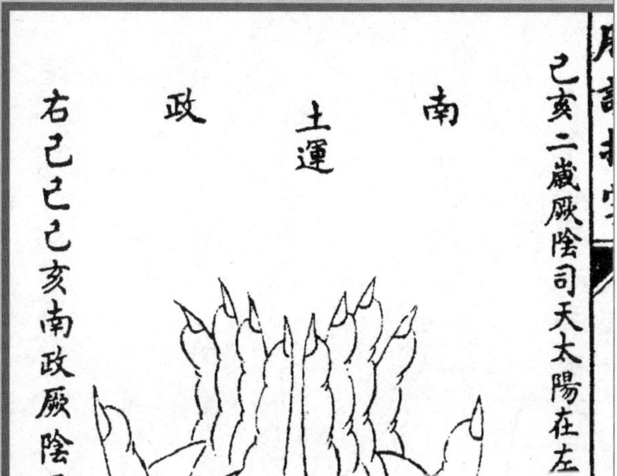
己亥二歲厥陰司天太陽在左少陰在右右手寸口脉沉細不應
南
土運
政
右寸脉不應
少陰在右
厥陰司天
太陽在左
右己巳己亥南政厥陰司天脉圖

己亥二岁，厥阴司天，太阳在左，少阴在右，右手寸口脉沉细不应。

右己巳，己亥南政厥阴司天脉图。

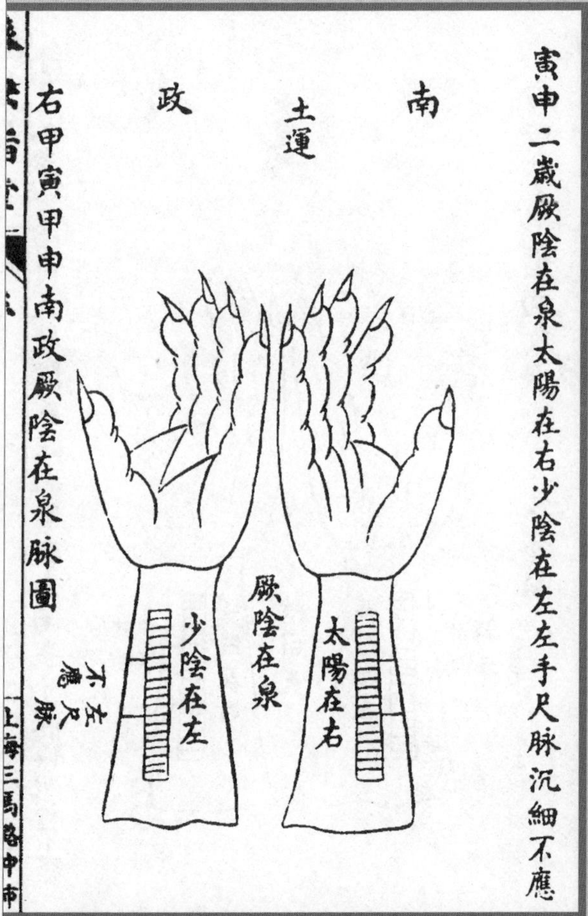

寅申二岁，厥阴在泉，太阳在右，少阴在左，左手尺脉沉细不应。

右甲寅、甲申南政厥阴在泉脉图。

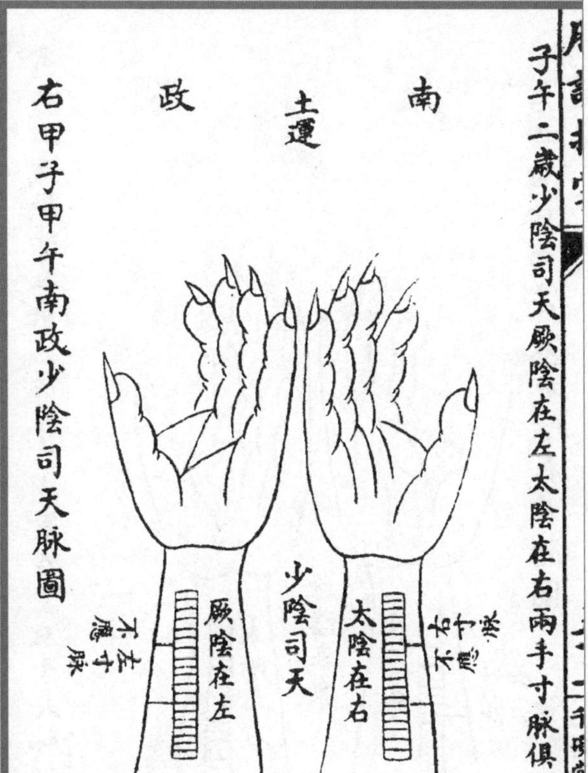

子午二岁，少阴司天，厥阴在左，太阴在右，两手寸脉俱沉细不应。

右甲子、甲午，南政少阴司天脉图。

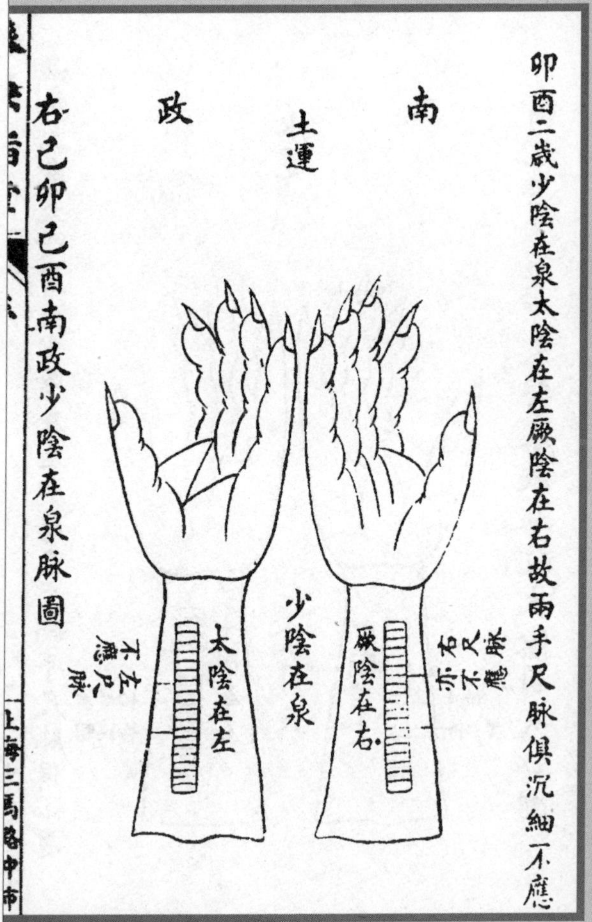

卯酉二岁，少阴在泉，太阴在左，厥阴在右，故两手尺脉俱沉细不应。

右已卯、已酉，南政少阴在泉脉图。

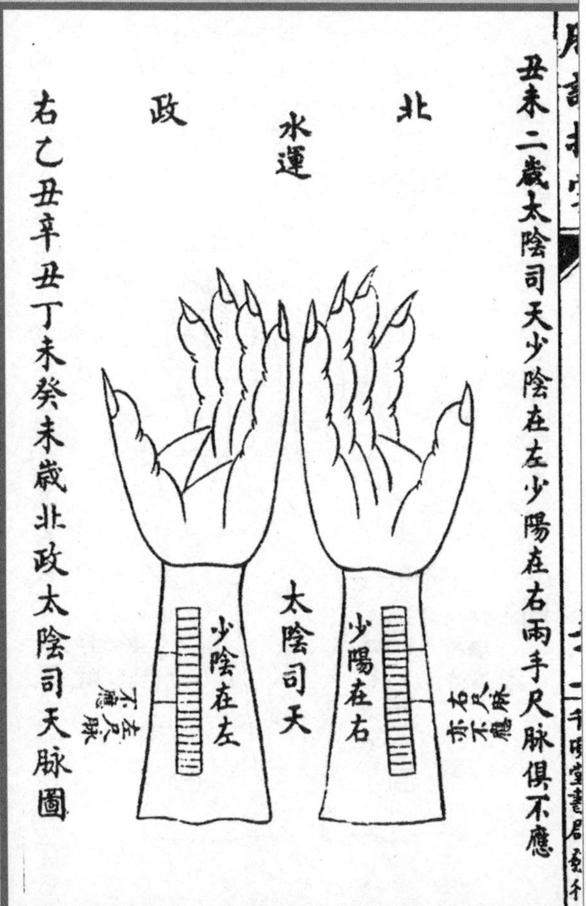

丑未二歲太陰司天少陰在左少陽在右兩手尺脉俱不應

右乙丑辛丑丁未癸未歲北政太陰司天脉圖

丑未二岁，太阴司天，少阴在左少阳在右，两手尺脉俱不应。

右乙丑、辛丑、丁未、癸未岁，北政太阴司天脉图。

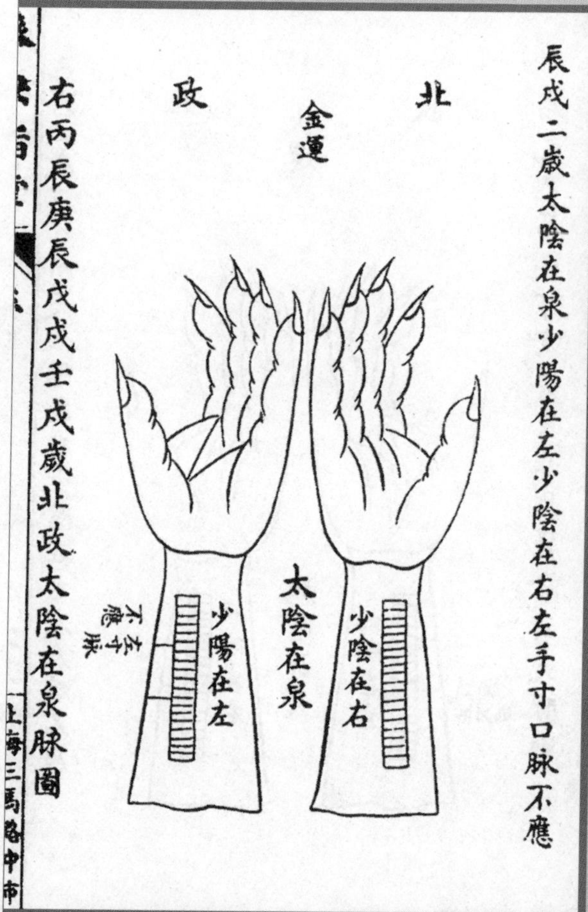

辰戌二岁，太阴在泉，少阳在左，少阴在右，左手寸口脉不应。

右丙辰、庚辰、戊戌、壬戌岁，北政太阴在泉脉图。

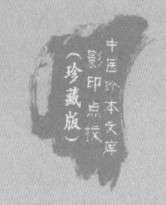

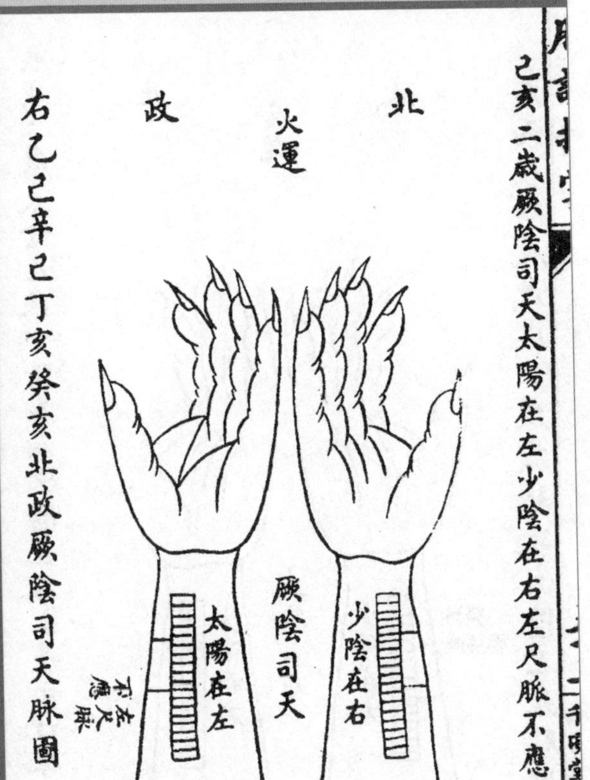

己亥二岁，厥阴司天，太阳在左，少阴在右，左尺脉不应。

右乙已、辛已、丁亥、癸亥，北政厥阴司天脉图。

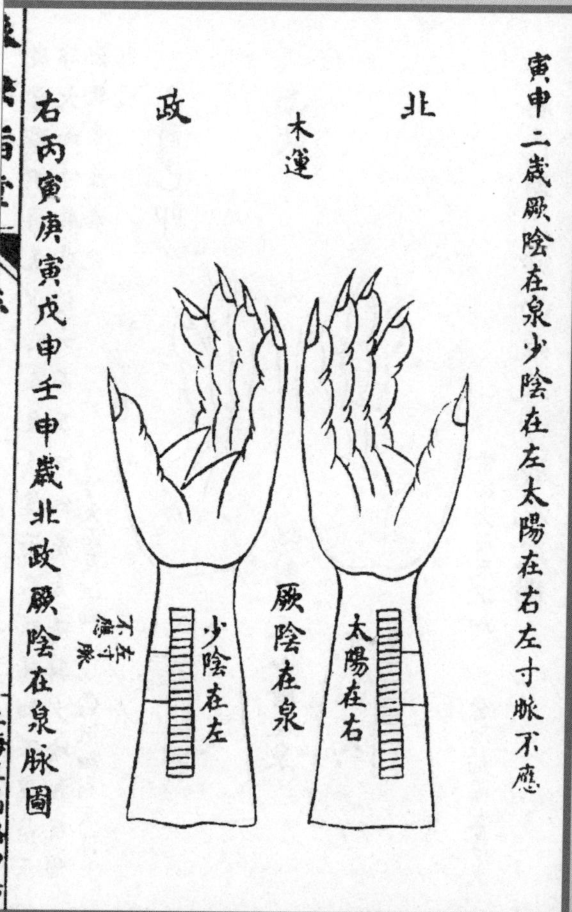

寅申二歲厥陰在泉少陰在左太陽在右左寸脉不應

北政

木運

太陽在右

厥陰在泉

少陰在左

左寸脉不應

右丙寅庚寅戊申壬申歲北政厥陰在泉脉圖

寅申二岁，厥阴在泉，少阴在左，太阳在右，左寸脉不应。

右丙寅、庚寅、戊申、壬申岁，北政厥阴在泉脉图。

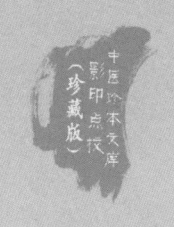

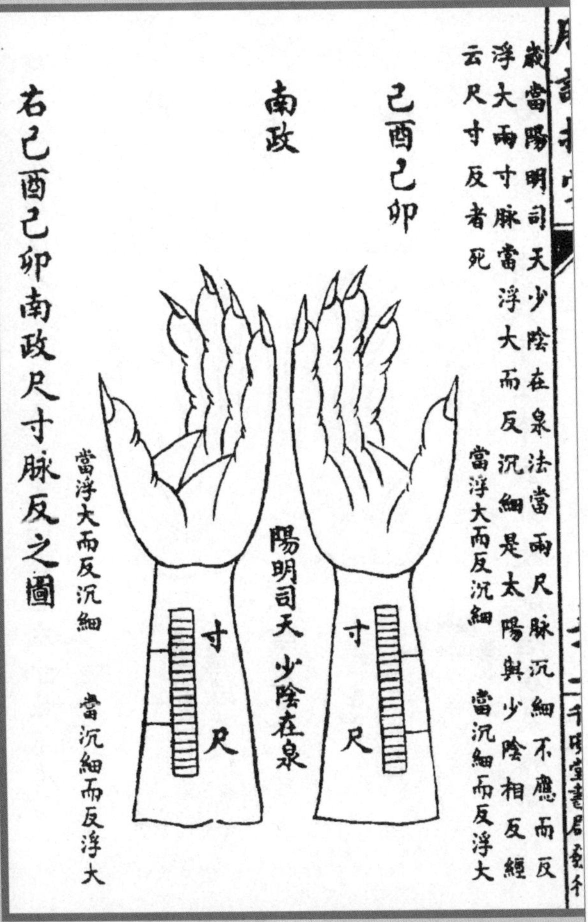

歲當陽明司天少陰在泉法當兩尺脉沉細不應而反浮大兩寸脉當浮大而反沉細是太陽與少陰相反經云尺寸反者死

岁当阳明司天，少阴在泉，法当两尺脉沉细不应而反浮大，两寸脉当浮大而反沉细，是太阳与少阴相反。经云：尺寸反者死，当浮大而反沉细，当沉细而反浮大。

当浮大而反沉细，当沉细而及浮大。

右己酉、己卯南政尺寸脉反之图。

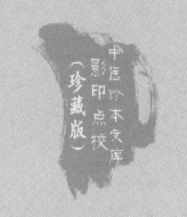

歲當陽明在泉少陰司天法當兩寸沉細不應而反浮大兩尺脈當浮大而反沉細是陽明與少陰尺寸相反經云尺寸反者死

甲子甲午

南政

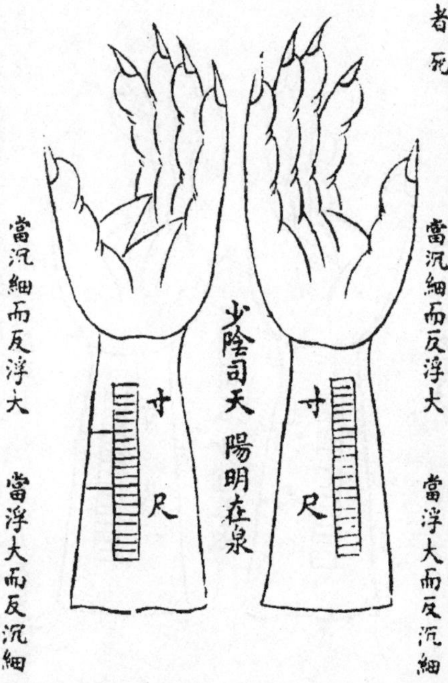

右甲子甲午二歲尺寸相反脈圖

岁当阳明在泉，少阴司天，法当两寸沉细不应而反浮大，两尺脉当浮大而反沉细，是阳明与少阴尺寸相反。经云：尺寸反者死，当沉细而反浮大，当浮大而反沉细。

当沉细而反浮大，当浮大而反沉细。

右甲子、甲午二岁，尺寸相反脉图。

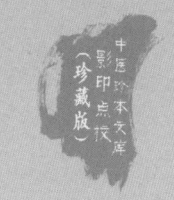

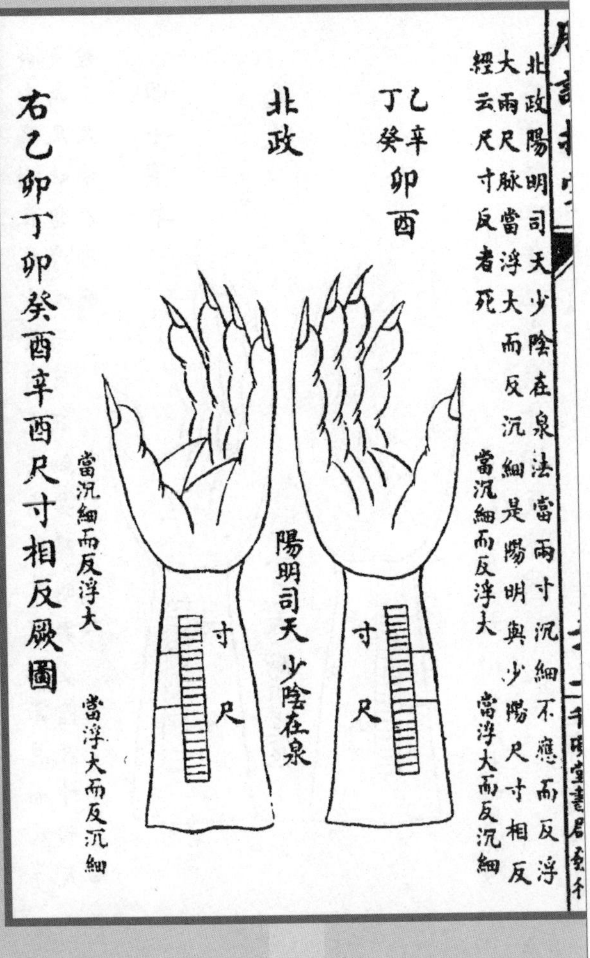

北政陽明司天少陰在泉法當兩寸沉細不應而反浮
大兩尺脉當浮大而反沉細是陽明與少陽尺寸相反
經云尺寸反者死

北政阳明司天，少阴在泉，法当两寸沉细不应而反浮大，两尺脉当浮大而反沉细，是阳明与少阳尺寸相反。经云：尺寸反者死，当沉细而反浮大，当浮大而反沉细。

当沉细而反浮大，当浮大而反沉细。

右乙卯、丁卯、癸酉、辛酉尺寸相反厥图。

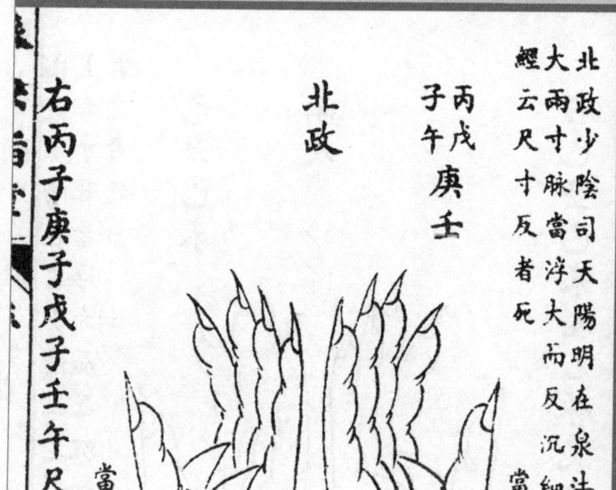
北政少陰司天陽明在泉法當兩尺沉細不應而反浮大兩寸脉當浮大而反沉細是陽明與少陰尺寸相反經云尺寸反者死
當浮大而反沉細
當沉細而反浮大
丙戌
子午
庚壬
北政
少陰司天 陽明在泉
寸
尺
寸
尺
當浮大而反沉細
當沉細而反浮大
右丙子庚子戊子壬午尺寸相反脉圖
上海三馬路中市

北政少阴司天，阳明在泉，法当两尺沉细不应而反浮大，两寸脉当浮大而反沉细，是阳明与少阴尺寸相反。经云：尺寸反者死，当浮大而反沉细，当沉细而反浮大。

当浮大而反沉细，当沉细而反浮大。

右丙子、庚子、戊子、壬午尺寸相反脉图。

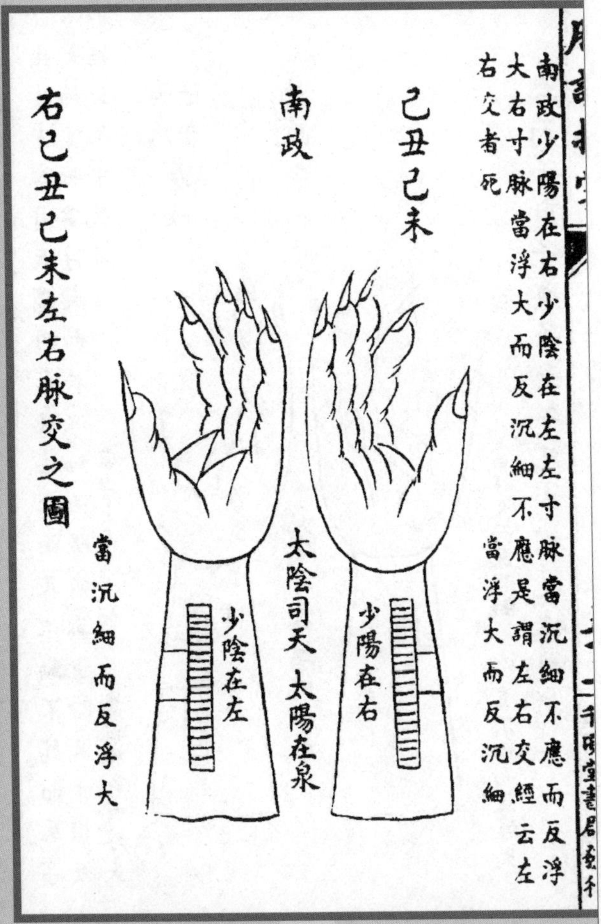

南政少陽在右少陰在左左寸脉當沉細不應而反浮大右寸脉當浮大而反沉細不應是謂左右交經云左右交者死

南政少阳在右，少阴在左，左寸脉当沉细，不应而反浮大，右寸脉当浮大而反沉细不应，是谓左右交。经云：左右交者死，当浮大而反沉细。

当沉细而反浮大。

右己丑、己未左右脉交之图。

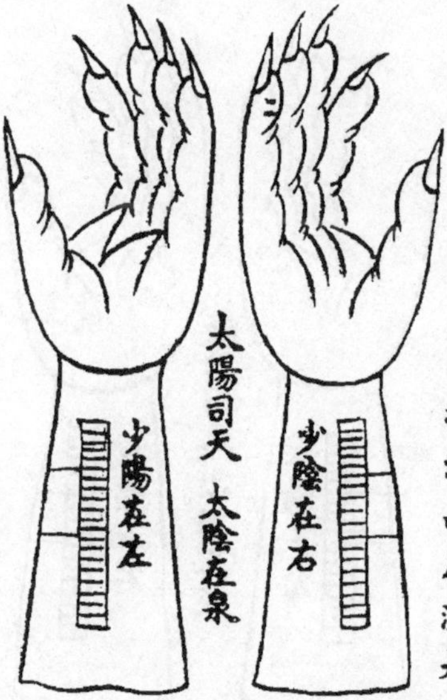
右甲辰甲戌左右脉交之圖

南政少陽在左少陰在右右尺脉當沉細不應而反浮大左尺脉當浮大而反沉細是謂左右交少陰在右而交於左當沉細而反浮大

甲辰甲戌

南政

南政少阳在左，少阴在右，右尺脉当沉细不应而反浮大。左尺脉当浮大而反沉细，是谓左右交。少阴在右而交于左，当沉细而反浮大。

当浮大则反沉细

右甲辰、甲戌左右脉交之图。

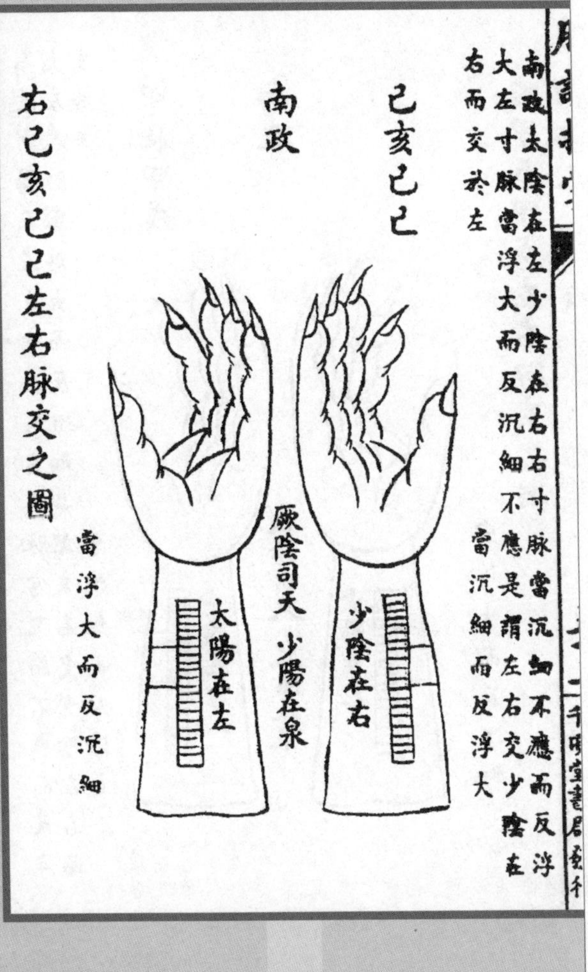
南政太陰在左少陰在右右寸脈當沉細不應而反浮
大左寸脈當浮大而反沉細不應是謂左右交少陰在
右而交於左
當沉細而反浮大
己亥己已
南政
少陰在右
厥陰司天　少陽在泉
太陽在左
右己亥己已左右脈交之圖
當浮大而反沉細

南政太阴在左，少阴在右，右寸脉当沉细，不应而反浮大。左寸脉当浮大而反沉细。不应是谓左右交，少阴在右而交于左，当沉细而反浮大。

当浮大而反沉细

右己亥、己巳左右脉交之图。

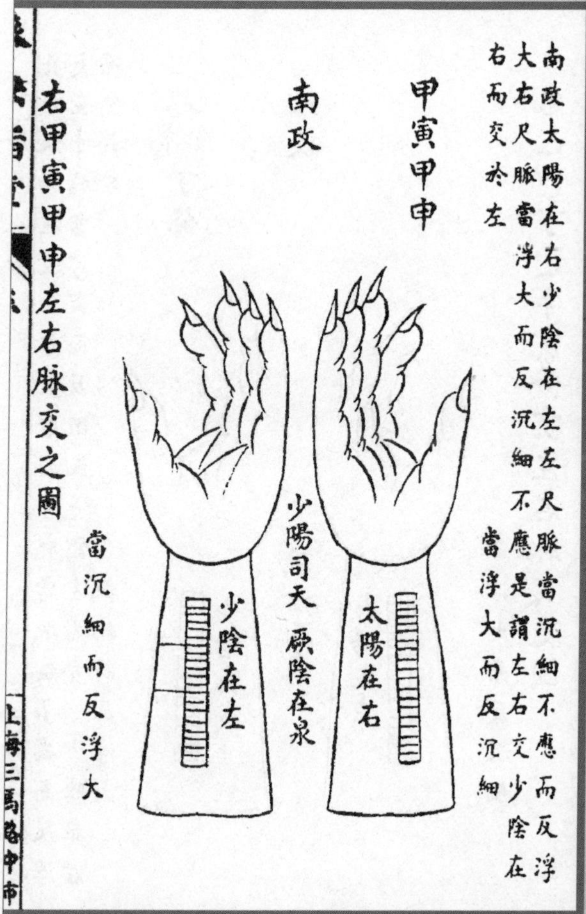
南政太陽在右少陰在左左尺脈當沉細不應而反浮大右尺脈當浮大而反沉細不應是謂左右交少陰在右而交於左當浮大而反沉細

甲寅甲申

南政

右甲寅甲申左右脈交之圖

南政太阳在右，少阴在左，左尺脉当沉细，不应而反浮大。右尺脉当浮大，而反沉细不应。是谓左右交，少阴在右而交于左，当浮大而反沉细。

当沉细而反浮大。

右甲寅、甲申左右脉交之图。

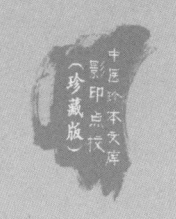

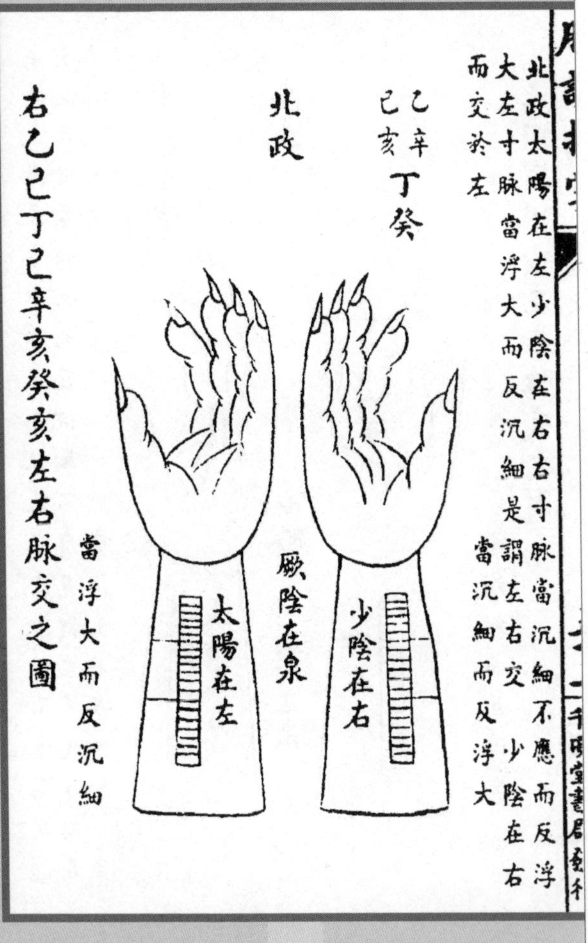
北政太陽在左少陰在右右寸脈當沉細不應而反浮大左寸脈當浮大而反沉細是謂左右交少陰在右而交於左

當沉細而反浮大

乙辛
己亥
丁癸

北政

當浮大而反沉細

右乙己丁己辛亥癸亥左右脈交之圖

北政太阳在左，少阴在右，右寸脉当沉细，不应而反浮大。左寸脉当浮大而反沉细，是谓左右交。少阴在右而交于左，当沉细而反浮大。

当浮大而反沉细。

右乙己、丁己、辛亥、癸亥左右脉交之图。

辩七情郁发五藏变病脉法

右手关前一分为气口者，以候人之脏气，郁发与气兼并，过与不及，乘克传变，必见于脉者，以食气入胃，淫精于脉。脉皆自胃气出，故候于气口。经曰：五脏皆禀于胃，胃者五藏之本藏，气不能自致于手太阴，必因胃气而至邪气胜。胃气衰，则病甚；胃气绝，真脏独见则死。假如天地草木无土气不生，人无胃气则死，胃气者和缓，不迫之状也。

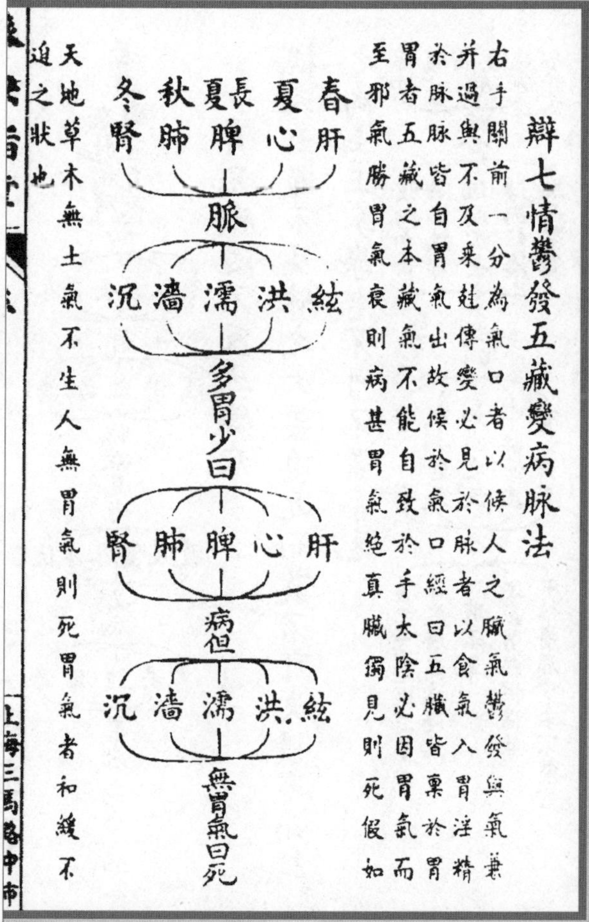

辯七情鬱發五藏變病脉法

右手關前一分為氣口者以候人之臟氣鬱發與氣兼并過與不及乘尅傳變必見於脉者以食氣入胃淫精於脉脉皆自胃氣出故候於氣口經曰五臟皆稟於胃胃者五藏之本藏氣不能自致於手太陰必因胃氣而至邪氣勝胃氣衰則病甚胃氣絶真臟獨見則死假如

天地草木無土氣不生人無胃氣則死胃氣者和緩不迫之狀也

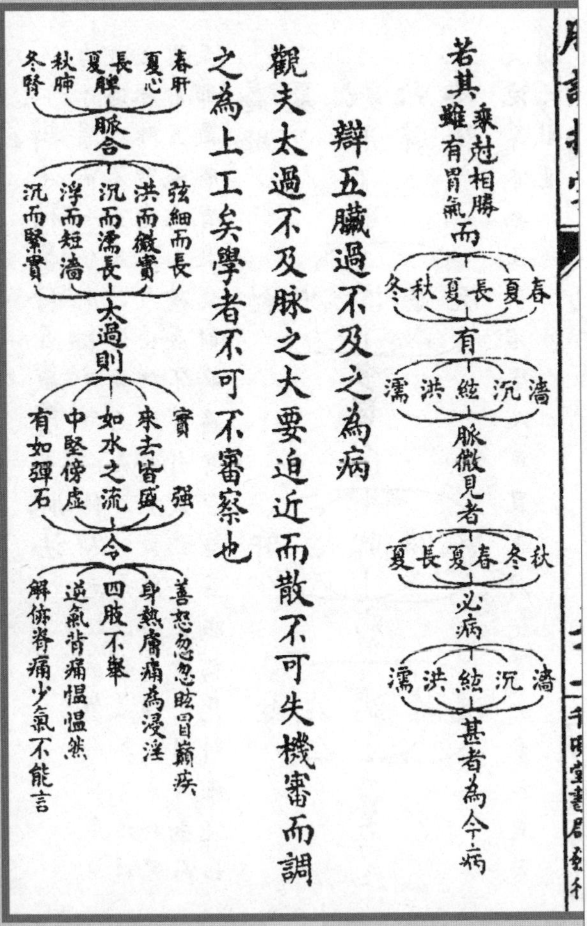
若其乘尅相勝雖有胃氣而
春 夏 長夏 秋 冬
有
濇 沉 絃 洪 濡
脉微見者
秋 冬 春 夏 長夏
必病
濇 沉 絃 洪 濡
甚者爲今病

辯五臟過不及之爲病

觀夫太過不及脉之大要迫近而散不可失機審而調之爲上工矣學者不可不審察也

春肝 夏心 長夏脾 秋肺 冬腎
脉合
弦細而長 洪而微實 沉而濡長 浮而短濇 沉而緊實
太過則
實強 來去皆盛 如水之流 中堅傍虛 有如彈石
令
善怒忽忽眩冒巔疾
身熱膚痛爲浸淫
四肢不舉
逆氣背痛愠愠然
解㑊脊痛少氣不能言

辩五脏过不及之为病

观夫太过不及，脉之大要，迫近而散不可失机，审而调之，为上工矣。学者不可不审察也。

微　虚

不及則：來去盛去反盛；如鳥之啄；毛而微；來去如數。令人：胸痛引背兩脇脹滿心煩；上咳唾下泄氣九竅不通；名曰重强呼吸少氣下喘聲；心懸如飢眇中清脊中痛；少腹滿小便變。

人之五臟配木火土金水以養魂神意魄志而生怒喜思憂恐故

因：怒；喜；思；憂；恐。則：魂門弛張木；神延融溢火；意舍不寧土；魄戸不閉金；志室不遂水。氣：奮激肺金；赫羲腎水；凝結肝木；濇聚心火；旋却脾土。乘之脈：絃濇；沉散；弦弱；洪短；沉緩。

此蓋五情動以不正侮所不勝經所謂不恒其德恃其能乘而侮之甚則所勝來復侮反受邪此之謂也

上海三馬路中市

人之五脏配木、火、土、金、水，以养魂、神、意、魄、志而生怒、喜、思、忧、恐。故此盖五情动以不正侮所不胜。经所谓不恒其德，恃其能乘而侮之，甚则所胜来复侮反受邪，此之谓也。

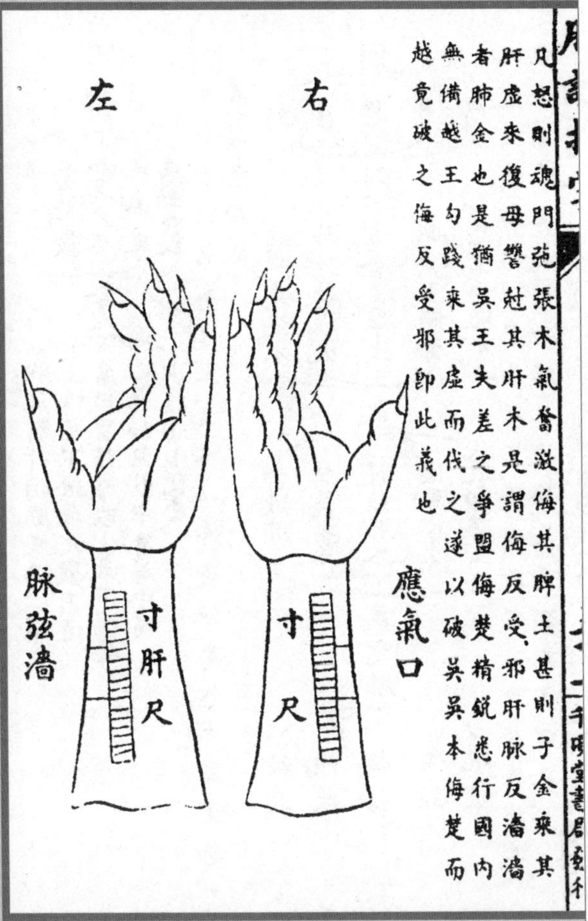
凡怒則魂門弛張木氣奮激侮其脾土甚則子金乘其肝虛來復母讐尅其肝木是謂侮反受邪肝脈反濇濇者肺金也是猶吳王夫差之爭盟侮楚精銳悉行國內無備越王勾踐乘其虛而伐之遂以破吳吳本侮楚而越竟破之侮反受邪即此義也

凡怒则魂门弛张，木气奋激，侮其脾土，甚则子金乘其肝虚，来复母仇克其肝木。是谓侮反受邪，肝脉反涩，涩者肺金也。是犹吴王失（夫）差之争盟，侮楚精锐，悉行国内无备，越王勾践乘其虚而伐之，遂以破吴。吴本侮楚而越竟破之，侮反受邪，即此义也。

凡喜則神延融溢火氣赫義侮其肺金甚則子水乘其心虛來復母讐尅其心火是謂侮反受邪心肺反沉沉者腎水脉也故喜甚有暴中之患而暴怒亦有暴中之患皆此意也

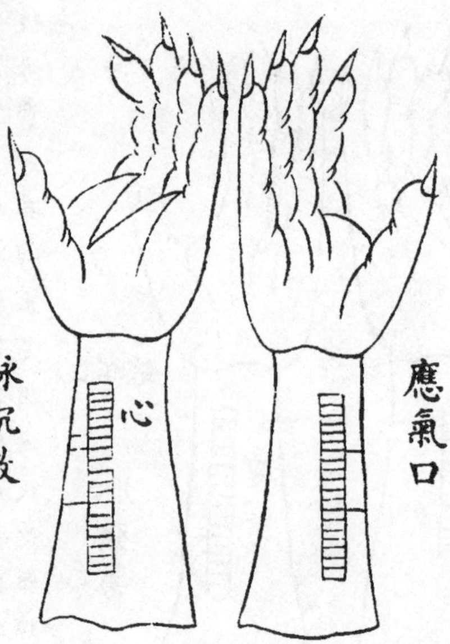

凡喜则神延，融溢火气赫义侮其肺金，甚则子水乘其心虚来复母仇，克其心火是谓侮反受邪，心肺反沉，沉者肾水脉也。故喜甚有暴中之患而暴怒，亦有暴中之患，皆此意也。

凡久思則意舍不寧上氣凝結侮其腎水甚則子木乘其脾土虛來復母讐尅其脾土是謂侮反受邪脾脉反弦弦者肝脉也

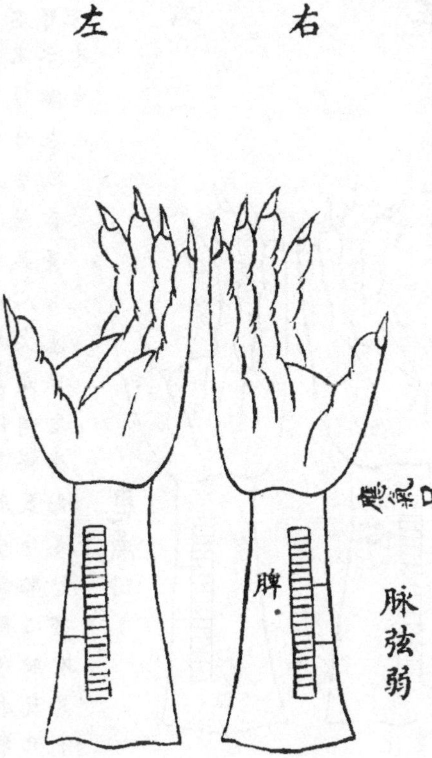

凡久思则意舍不宁，上气凝强，侮其肾水，甚则子木乘其脾土，虚来复母仇，克其脾土，是谓侮反受邪，脾脉反弦，弦者肝脉也。

凡久忧则魂门不闭，金气涩，聚侮其肝木，甚则子火乘其肺虚来复母仇，克其肺金，是谓侮反受邪，肺脉反洪，洪者心火脉也。

凡久憂則魂門不閉金氣濇聚侮其肝木甚則子火乘其肺虛來復母讐尅其肺金是謂侮反受邪肺脉反洪洪者心火脉也

脉洪短

右　　左

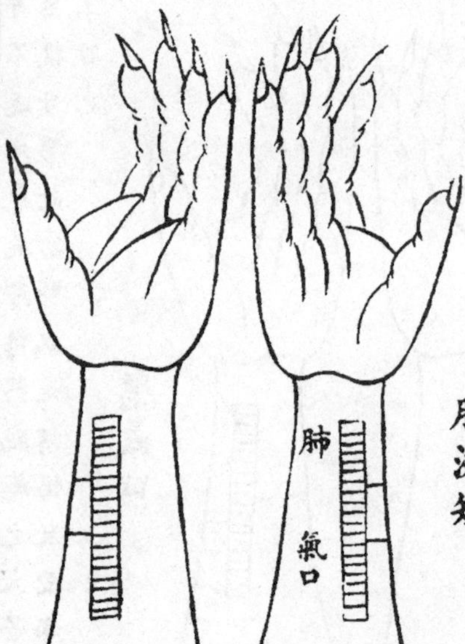

上海三馬路中市

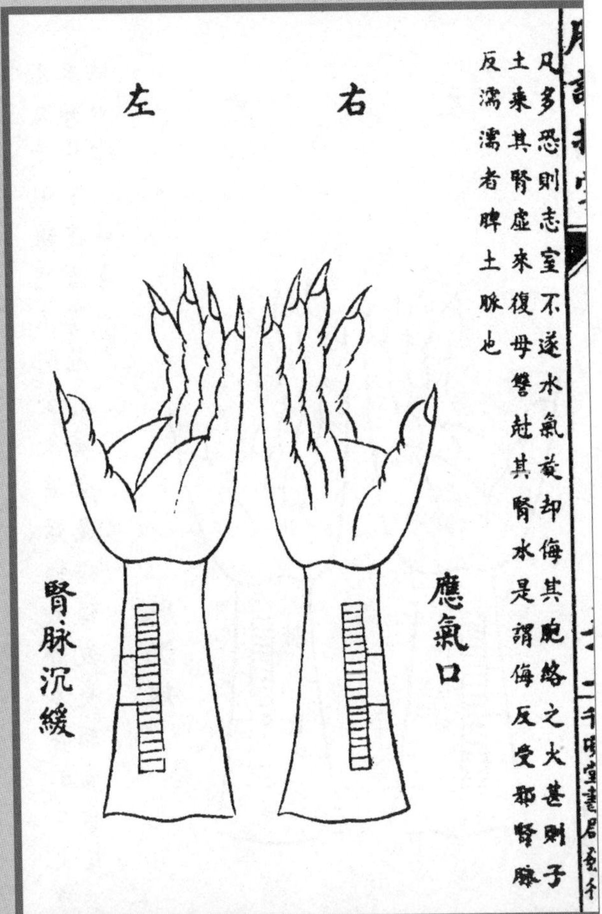
凡多恐則志室不遂水氣旋却侮其胞絡之火甚則子土乘其腎虛來復母讐尅其腎水是謂侮反受邪腎脉反濡濡者脾土脉也

凡多恐则志室不遂，水气旋却侮其胞络之火，甚则子土乘其肾虚来复母仇，克其肾水，是谓侮反受邪，肾脉反濡者，脾土脉也。

凡悲则伤肺，故肺脉自虚。经曰：悲则气消，脉虚，心火来乘，金气自虚。故悲则泪下，或因寒饮食之气上逆，留于胸中，留而不去，久为寒中，或曰肺金乘肝木而为泪。

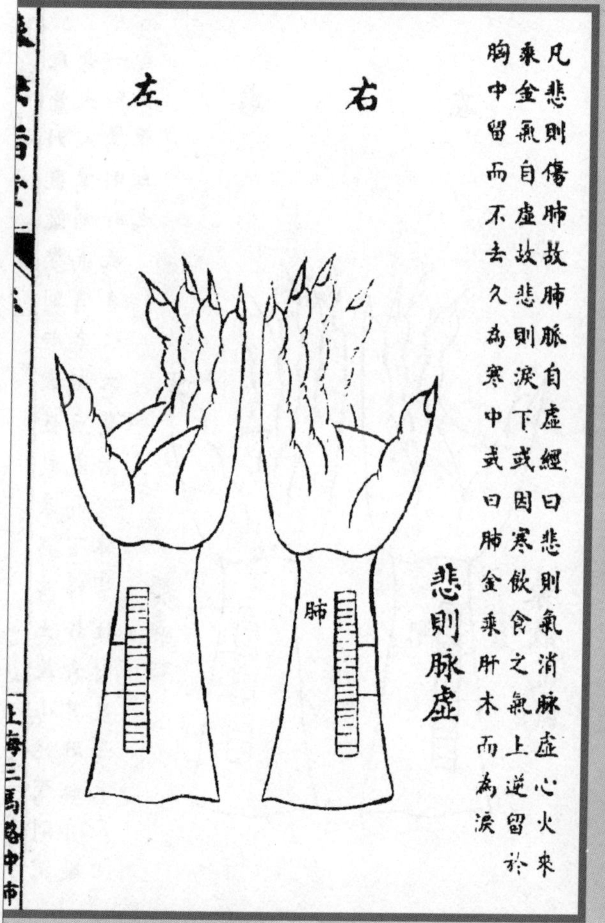

凡悲則傷肺故肺脉自虚經曰悲則氣消脉虚心火來乘金氣自虚故悲則淚下或因寒飲食之氣上逆留於胸中留而不去久為寒中或曰肺金乘肝木而為淚

凡驚則氣亂驚則肝氣散亂乘其脾土故小兒驚則瀉青大人驚則面青者肝血亂而下降故青其肝脉亦亂一曰驚則肝氣乘心大驚者心脉易位向裏驚氣人心者多尿血也

右　　左

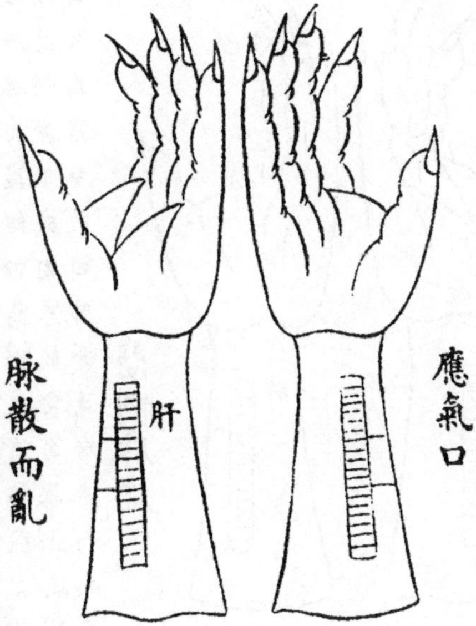

凡惊则气乱，惊则肝气散乱，乘其脾土。故小儿惊则泻青；大人惊则面青者，肝血乱而下降，故青其肝脉亦乱。一曰惊则肝气乘心，大惊者心脉易位向里，惊气入心者，多尿血也。

傳授勝尅流變又當詳而論之故經云五臟受氣於其能生傳之於其所勝氣舍於其所生死其所不勝如

肝 心 脾 肺 腎
受氣於
心 脾 肺 腎 肝
傳之於
脾 肺 腎 肝 心
氣合於
腎 肝 心 脾 肺
至
肺 腎 肝 心 脾
而死

則知肝死於肺候之於秋庚日篤辛日死餘圖于後

肝 心 脾 肺 腎
候於
秋庚 冬壬 春甲 夏丙 長夏戊
日篤
辛 癸 乙 丁 己
日死
舌卷卵縮
面黑如黎
内滿唇反
皮枯毛折
齒長而枯髮無潤澤

传授胜克流变，又当详而论之。故经云：五脏受气，于其能生传之于其所胜气舍于其所生死，其所不胜，如则知肝死于肺候之于秋庚日，笃辛日死余图于后。

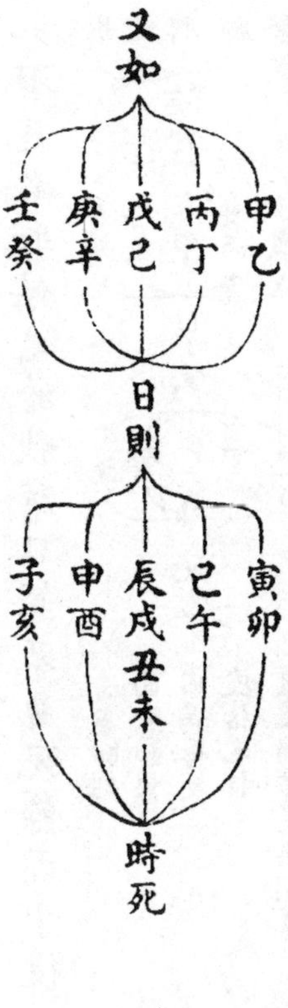

凡一日之中又分五時以別死時之早晏且脾病甲日病篤乙日死則死於寅卯時以脾屬土日時俱屬木重木尅土故死於此時此內傷藏病之傳次也然暴病卒發者不必泥於傳次也或傳化不以次入者乃憂恐悲怒喜思驚七情并傷於令不得以其次傳所以令人大病此五臟傳變之指要學者不可不知也

凡一日之中，又分五时，以别死时之早晏，且脾病甲日病笃，乙日死。则死于寅卯时，以脾属土日时，俱属木重，木克土，故死于此时。此内伤藏病之传次也。然暴病卒发者，不必泥于传次也，或传化不以次入者，乃忧、恐、悲、怒、喜、思、惊七情，并伤于令不得以其次传。所以令人大病，此五脏传变之指要，学者不可不知也。

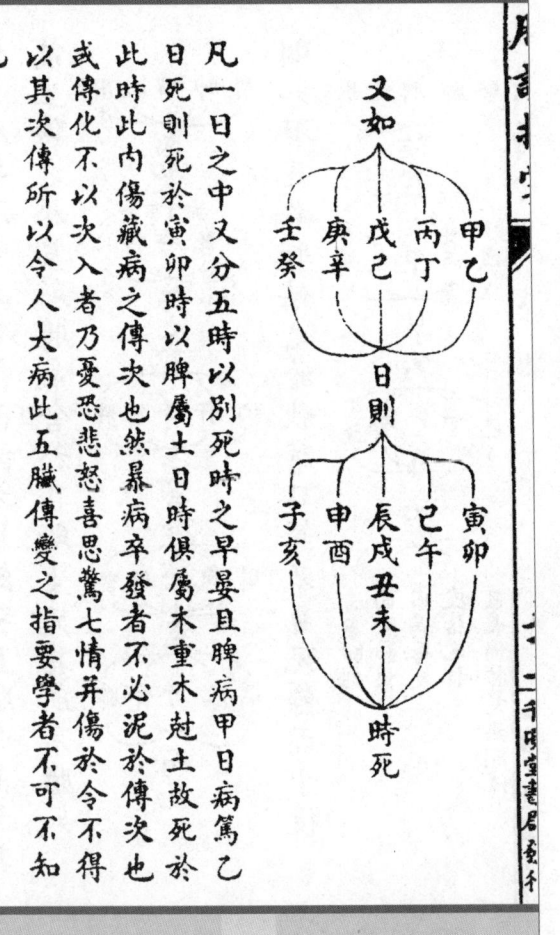

辩六淫外伤，六经受病脉图说

左手关前一分为人迎者，以候天之寒、暑、燥、湿、风、热，中伤于人，其邪自经络而入，以迎纳之。故曰人迎，前哲方论谓太阳为诸阳主。凡感邪则自太阳始，以此考寻经意，似若不然。风喜伤肝，寒喜伤肾，暑喜伤心包，湿喜伤脾。热伤心，燥伤肺，以暑热一气，燥湿同源，故不别论以类推之。风当自少阳入湿，当自阳明入暑，当自三焦入寒，却自太阳入。故经云：阴为之主，阳与正别于阳者，知病从来此之谓也。经云：修已俟，天所以立命也，由是古人调其脏气而淫邪不入，故先七情而后六淫。经云：学诊之士必先岁气，故运气又先之以其次第也。

足太阳伤寒，左手尺中与人迎皆浮紧，而盛浮者，足太阳脉也。紧者伤寒脉也，盛者病进也，其证头项腰脊痛，无汗恶寒，不恶风。

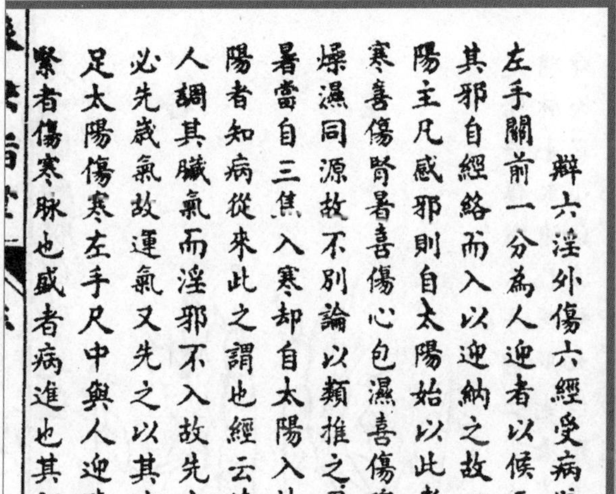
辯六淫外傷六經受病脈圖說
左手關前一分為人迎者以候天之寒暑燥濕風熱中傷於人其邪自經絡而入以迎納之故曰人迎前哲方論謂太陽為諸陽主凡感邪則自太陽始以此考尋經意似若不然風喜傷肝寒喜傷腎暑喜傷心包濕喜傷脾熱傷心燥傷肺以暑熱一氣燥濕同源故不別論以類推之風當自少陽入濕當自陽明入暑當自三焦入寒却自太陽入故經云陰為之主陽與正別於陽者知病從來此之謂也經云修己俟天所以立命也由是古人調其臟氣而淫邪不入故先七情而後六淫經云學診之士必先歲氣故運氣又先之以其次第也
足太陽傷寒左手尺中與人迎皆浮緊而盛浮者足太陽脈也緊者傷寒脈也盛者病進也其証頭項腰脊痛無汗惡寒不惡風

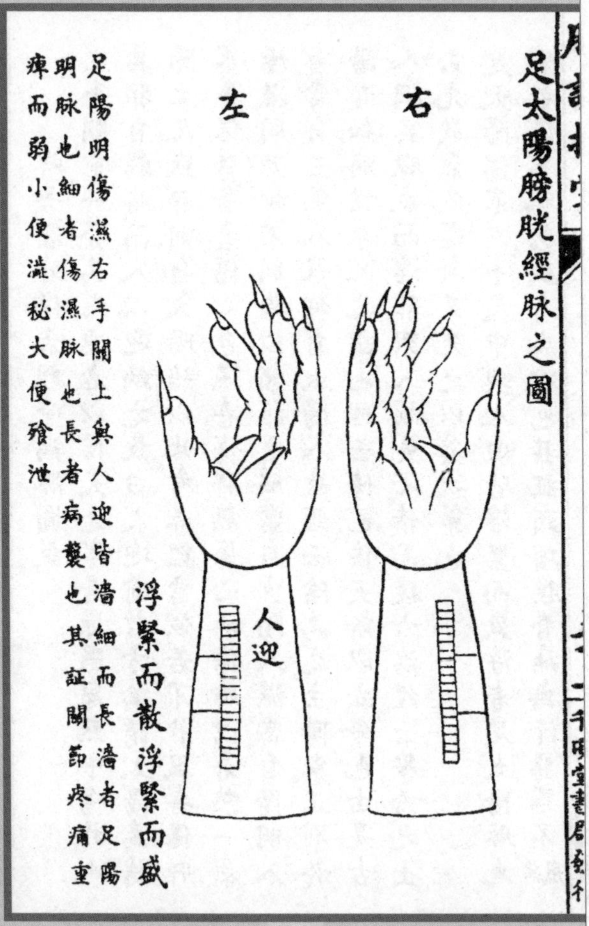
足太陽膀胱經脉之圖
右
左
人迎
浮緊而散浮緊而盛
足陽明傷濕右手關上與人迎皆濇細而長濇者足陽明脉也細者傷濕脉也長者病襲也其証關節疼痛重痺而弱小便澁秘大便飧泄

足太阳膀胱经脉之图

浮紧而散，浮紧而盛

足阳明伤湿，右手关上与人迎皆涩细而长。涩者足阳明脉也，细者伤湿脉也，长者病袭也。其证关节疼痛，重痹而弱，小便涩秘，大便飧泄。

阳明胃经之图

足少阳伤风，左手关上与人迎皆弦浮而散。弦者足少阳脉也，浮者伤风脉也，散病至也。其证身热、恶风、自汗、项强、胁满。

陽明胃經之圖

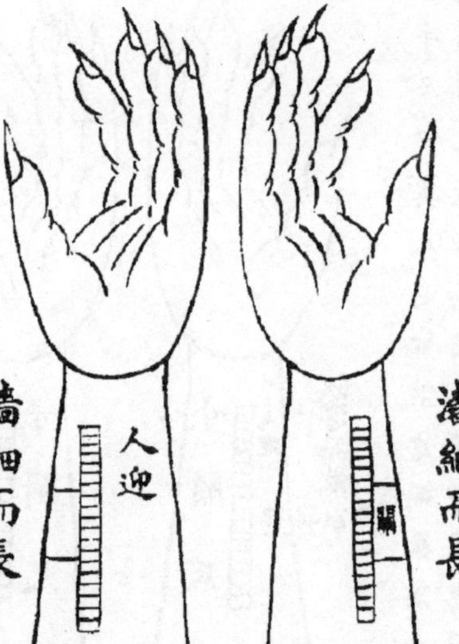

足少陽傷風左手關上與人迎皆弦浮而散弦者足少陽脈也浮者傷風脈也散病至也其証身熱惡風自汗項強脇滿

上海三馬路中市

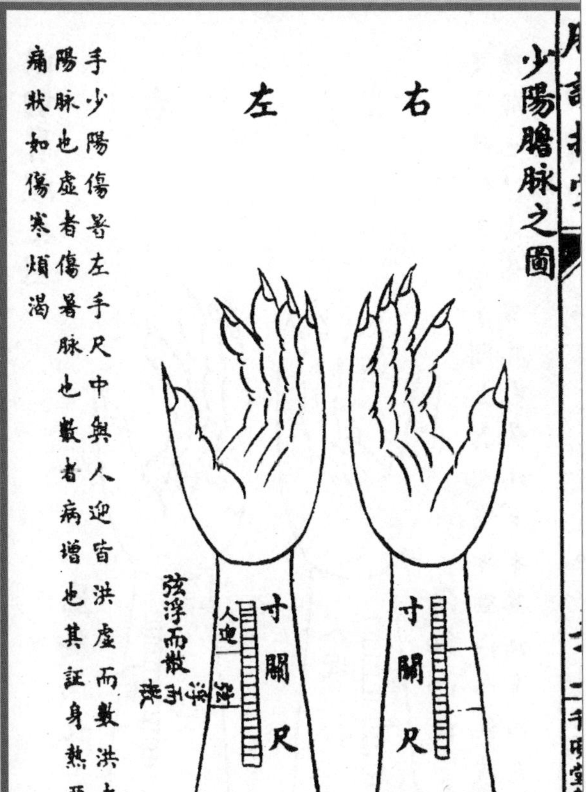
少陽膽脉之圖

右　左

手少陽傷暑左手尺中與人迎皆洪虛而數洪者手少陽脉也虛者傷暑脉也數者病增也其証身熱惡寒頭痛狀如傷寒煩渴

少阳胆脉之图

手少阳伤暑，左手尺中与人迎皆洪虚而数。洪者手少阳脉也，虚者伤暑脉也，数者病增也。其证身热、恶寒、头痛，状如伤寒、烦渴。

少陽三焦經脉之圖

右　　左

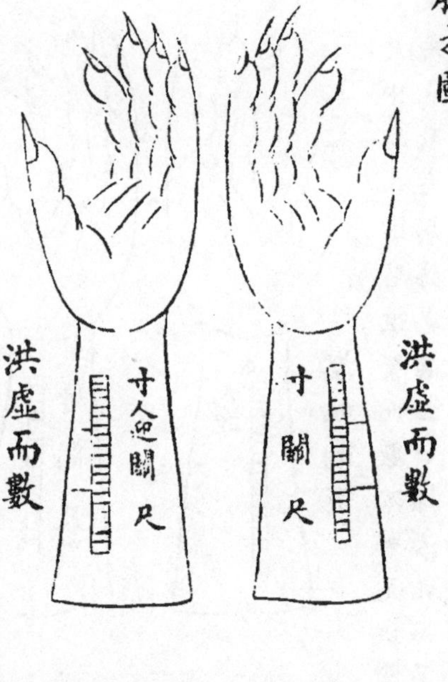

足太陰傷濕右手關上與人迎皆濡細而沉濡者太陰脉也細者濕脉也沉者病著也其証身熱脚弱關節頭痛冷痹脹滿，

上海三馬路中市

少阳三焦经脉之图

足太阴伤湿，右手关上与人迎皆濡细而沉濡者，太阴脉也，细者湿脉也，沉者病著也。其证身热、脚弱、关节头痛，冷痹胀满。

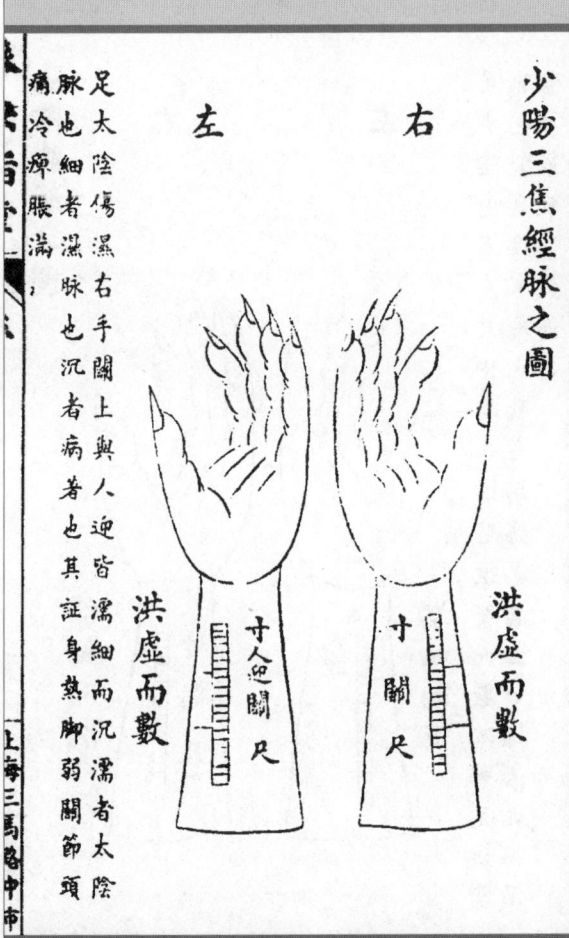

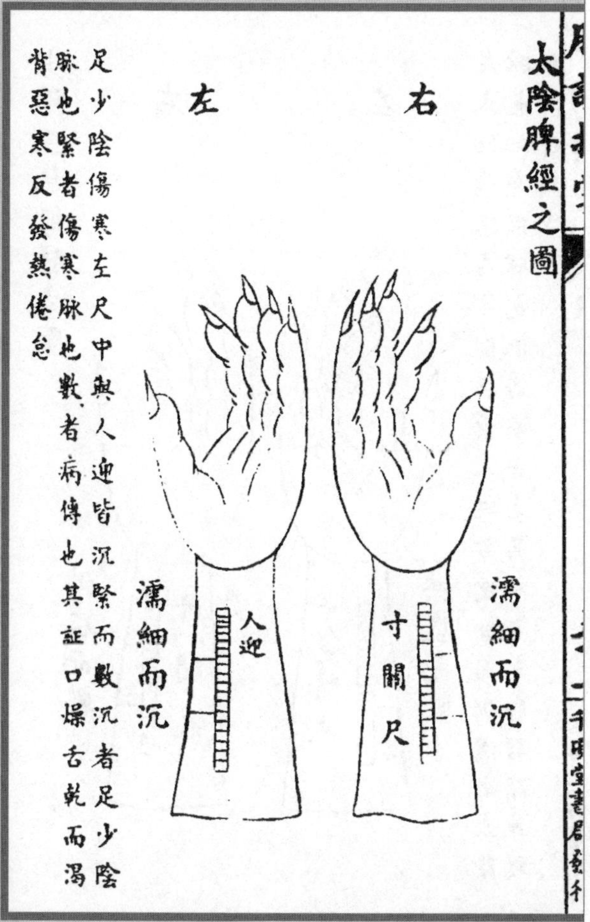
太陰脾經之圖
右
左
足少陰傷寒左尺中與人迎皆沉緊而數沉者足少陰脉也緊者傷寒脉也數者病傳也其証口燥舌乾而渴背惡寒反發熱倦怠
濡細而沉
寸
關
尺
人迎
濡細而沉

太阴脾经之图

足少阴伤寒，左尺中与人迎皆沉紧而数沉者，足少阴脉也。紧者伤寒脉也，数者病传也，其证口燥、舌干而渴，背恶寒反发热，倦怠。

少阴肾经之图

足厥阴伤风，左关上与人迎皆弦弱而急弦者，厥阴脉也。弱者风脉也，急者病变也。其证自汗、恶风而倦，小腹急满。

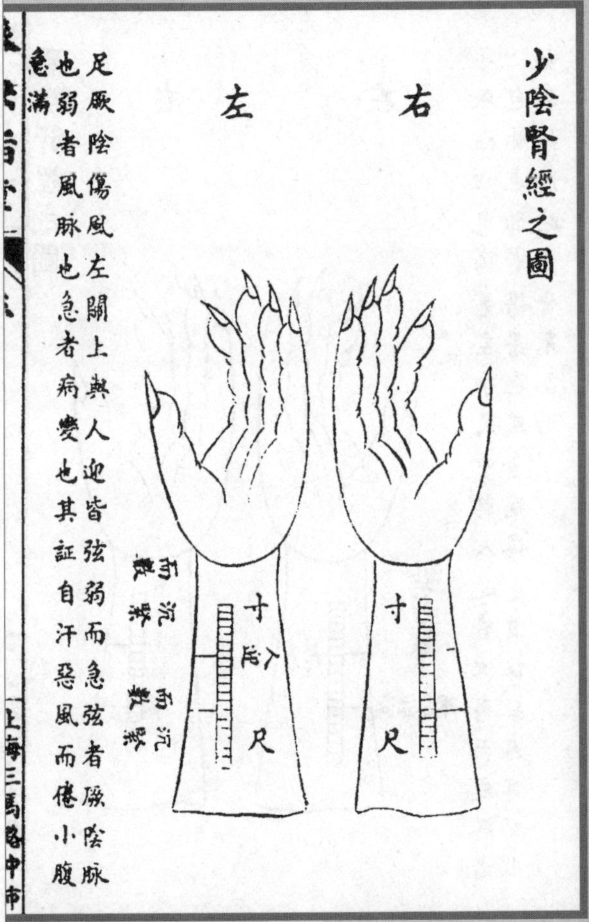
少陰腎經之圖
右
左
足厥陰傷風左關上與人迎皆弦弱而急弦者厥陰脉也弱者風脉也急者病變也其証自汗惡風而倦小腹急滿
寸
尺
人迎
沉緊而數
上海三馬路中市

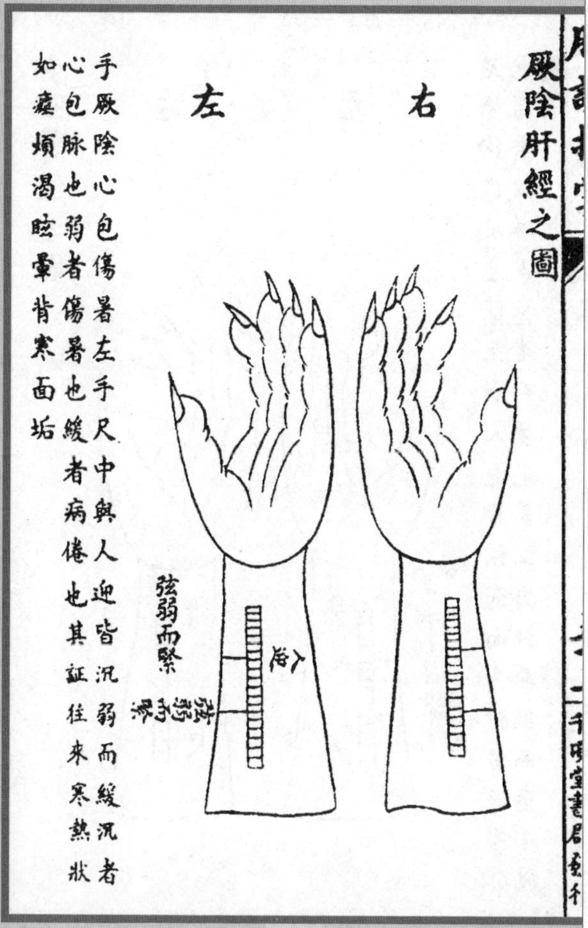

厥陰肝經之圖

右　左

手厥陰心包傷暑左手尺中與人迎皆沉弱而緩沉者心包脉也弱者傷暑也緩者病倦也其証往来寒熱狀如瘧煩渴眩暈背寒面垢

厥阴肝经之图

手厥阴心包伤暑，左手尺中与人迎皆沉弱而缓沉者，心包脉也。弱者伤暑也，缓者病倦也。其证往来寒热，状如疟，烦渴眩晕，背寒面垢。

厥阴心包络之图

此已上分布六经感伤外邪之脉也，除燥热外，叙此四气，揭图于左，以为宗兆，使学者易见，不必再三伸问，若

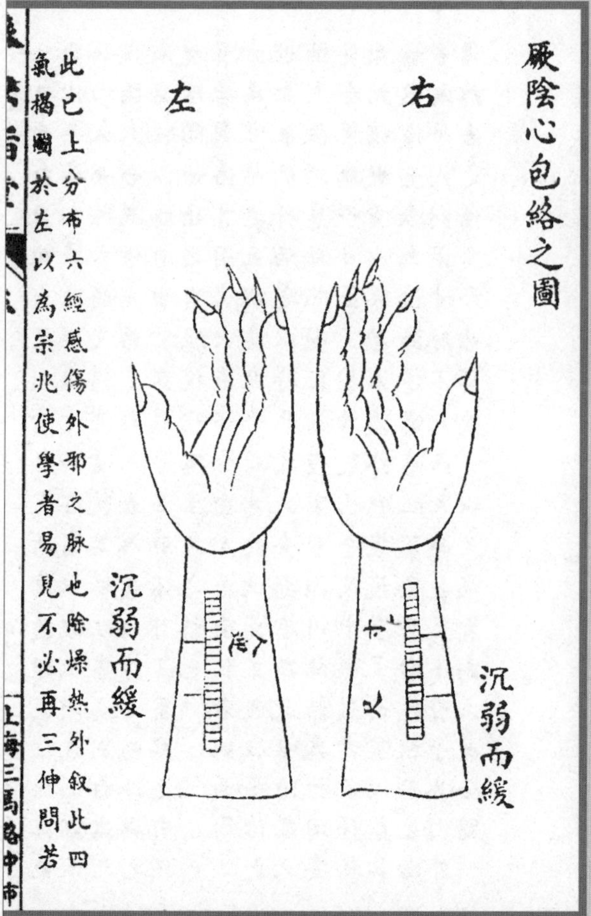
厥陰心包絡之圖
右
左
此已上分布六經感傷外邪之脉也除燥熱外敘此四氣揭圖於左以為宗兆使學者易見不必再三伸問若
沉弱而緩
沉弱而緩
寸
尺
關
上海三馬路中市

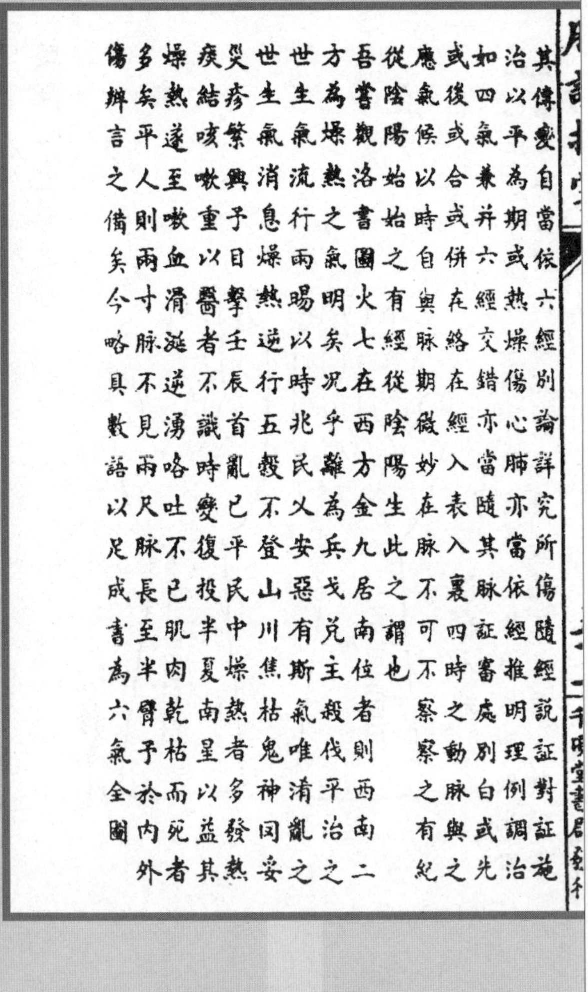
其傳變自當依六經別論詳究所傷隨經說證對證施治以平為期或熱燥傷心肺亦當依經推明理例調治如四氣兼并六經交錯亦當隨其脉證審處別白或先或後或合或併在絡在經入表入裏四時之動脉與之應氣候以時自與脉期微妙在脉不可不察察之有紀從陰陽始始之有經從陰陽生此之謂也

吾嘗觀洛書圖火七在西方金九居南位者則西南二方為燥熱之氣明矣況乎離為兵戈兑主殺伐平治之世生氣流行雨暘以時兆民乂安惡有斯氣唯淆亂之世生氣消息燥熱逆行五穀不登山川焦枯鬼神冈妥災疹繁興予目擊壬辰首亂已平民中燥熱者多發熱痰結咳嗽重以醫者不識時變復投半夏南星以益其燥熱遂至嗽血滑涎逆湧咯吐不已肌肉乾枯而死者多矣平人則兩寸脉不見兩尺脉長至半臂予於內外傷辨言之備矣今略具數語以足成書為六氣全圖

其传变自当依六经别论详究，所伤随经说。证对证施治以平为期，或热燥伤心，肺亦当依经推，明理例调治。如四气兼并六经交错，亦当随其脉证审处别白，或先，或后，或合，或并，在络在经，入表入里，四时之动脉与之应，气候以时，自与脉期微妙，在脉不可不察，察之有纪，从阴阳始，始之有经从阴阳生，此之谓也。

吾尝观洛书图，火七在西方金，九居南位者，则西南二方为燥热之气明矣。况乎离为兵戈，况主杀伐，平治之世，生气流行雨暘以时兆民，又安恶有斯气，唯淆乱之世生气消息，燥热逆行，五谷不登，山川焦枯，鬼神冈妥灾疹繁兴，予目击壬辰首乱已平，民中燥热者，多发热，痰结咳嗽重，以医者，不识时变，复投半夏、南星，以益其燥热，遂至嗽血，滑涎逆涌，咯吐不已，肌肉干枯而死者多矣。平人则两寸脉不见，两尺脉长至半臂，予于内外伤辨言之备矣。今略具数语，以足成书为六气全图。

少阴、太阴心肺二经伤燥热脉图

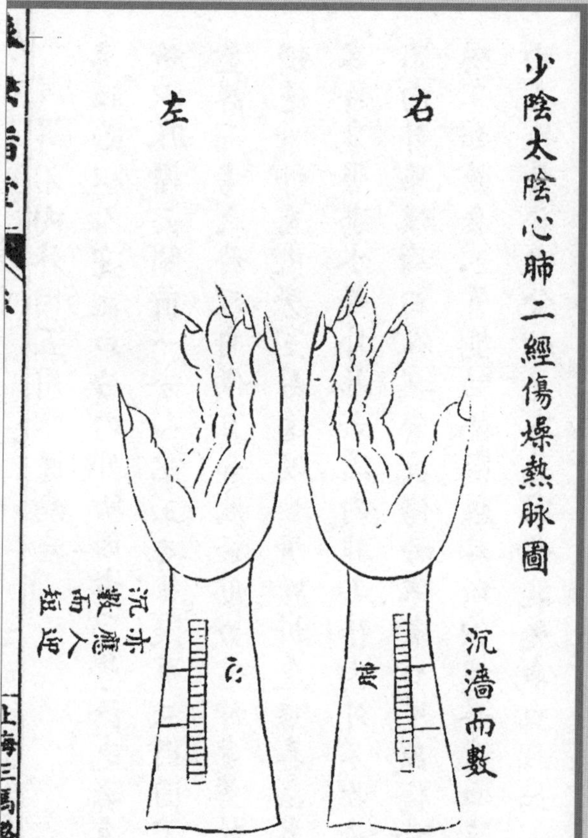

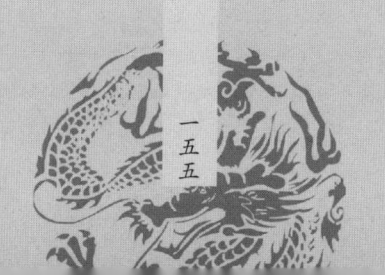

辯不内外因五用乖違病症

察脈必以人迎氣口分内外所因者乃學診之要道也所以脈讃云關前一分人迎主之然既有三因固不可盡詳而考之於理自備且如疲極筋力盡神度量飲食饑飽叫呼走氣房室勞逸及金瘡踒折虎狼毒蟲鬼疰客忤鬼壓溺水等外非六淫内非七情内外不收必屬不内外雖漢論曰人迎緊盛傷於寒氣口緊盛傷於食殊不知飲食入胃能助發宿蘊其所以應於氣口者正由七情鬱發因食助見本非宿食能應氣口且如

辩不内外因五用乖达病症

察脉必以人迎、气口分内外，所因者乃学诊之要道也。所以《脉赞》云：关前一分人迎主之。然既有三因，固不可尽详而考之于理自备。且如疲极筋力，尽神度量，饮食饥饱，叫呼走气，房室劳逸，及金疮踒折，虎狼毒虫，鬼疰客忤，鬼压溺水等。外非六淫，内非七情，内外不收，必属不内外。虽《汉论》曰：人迎紧盛，伤于寒，气口紧盛，伤于食，殊不知饮食入胃能助发宿蕴。其所以应于气口者，正由七情郁发，因食助见，本非宿食能应气口，且如

宿食｛陽／陰｝則脈｛浮大而微濇／數而滑實｝宿食｛不化／成瘕｝脈則｛沉緊／沉重｝皆傷胃也

宿食窒塞則上部有脈下部無脈其人當吐不吐者死
此等名証何曾應於氣口又如疲極筋力其脈弦數
而實筋痛則動皆傷肝也　凝思則滑神耗則散皆傷
心也　吟誦耗氣氣濡而弱叫呼走氣脈散而急皆傷
肺也　房勞失精兩尺脈浮散男子遺精女子半產弦
大而革皆傷腎也右件明文氣日何與況藏寒蛔厥脈
自微浮及為腎滑　胃虛不食其脈必緩亦有微濡

宿食窒塞，则上部有脉，下部无脉，其人当吐不吐者死。此等名证何曾应于气口，又如疲极筋力，其脉弦数而实，筋痛则动，皆伤肝也。

凝思则滑，神耗则散，皆伤心也。

吟诵耗气，气濡而弱，叫呼走气，脉散而急，皆伤肺也。

房劳失精，两尺脉浮散，男子遗精，女子半产，弦大而革，皆伤肾也。右件明文，气日何与，况藏寒蛔厥，脉自微浮及为肾滑。

胃虚不食，其脉必缓，亦有微濡。

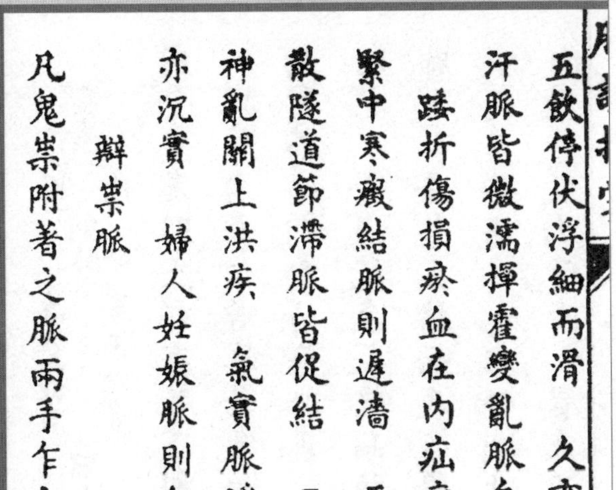
五飲停伏浮細而滑　久畜沉積沉細而軟　形虛自汗脈皆微濡揮霍變亂脈自沉伏僵仆墜下脈則細滑　踒折傷損瘀血在內疝瘕癥癖並五內作痛脈皆弦緊中寒癥結脈則遲濇　五積六聚食飲痰氣伏留不散隧道節滯脈皆促結　三消熱中尺中洪大　癲狂神亂關上洪疾　氣實脈浮血實脈滑　氣血相搏脈亦沉實　婦人妊娠脈則和滑

辯祟脈

凡鬼祟附著之脈兩手乍大乍小乍長乍短乍密乍疎

五饮停伏，细而滑。

久畜沉积，沉细而软；

形虚自汗，脉皆微濡，挥霍变乱，脉自沉伏，僵仆坠下，脉则细滑。

踒折伤损，瘀血在内，疝瘕癥癖，并五内作痛，脉皆弦紧，中寒瘕结，脉则迟涩。

五积六聚，食饮痰气，伏留不散，隧道节滞，脉皆促结。

三消热中，尺中洪大。

癫狂神乱，关上洪疾。

气实脉浮，血实脉滑。

气血相搏，脉亦沉实。

妇人妊娠，脉则和滑。

辩祟脉

凡鬼祟附著之脉，两手乍大乍小、乍长乍短、乍密乍疏、

乍沈乍浮陽邪來見脈則浮洪陰邪來見脈則沉緊鬼疰客忤三部皆滑洪大嫋嫋沉沉澤澤但與病症不相應者皆五尸鬼邪遁疰之所為也又如遁尸尸疰脈沈而不至寸或三部皆緊急如診得此等脈証雖與人迎氣口相應亦當分數推尋三因交結四季料簡所謂俾內俾外不內不外亦內亦外亦不內外脈理微妙藝能難精學然後知所因此之謂也然形於朕兆墮於數義未有不學而能者未有學而不成者宜留心焉人如忽見異像驚惑眩亂脈多失次急虛卒中五藏閉絕脈不

乍沈乍浮。阳邪来见，脉则浮洪；阴邪来见，脉则沉紧。鬼疰客忤，三部皆滑。洪大嫋嫋，沉沉泽泽。但与病症不相应者，皆五尸鬼邪遁疰之所为也。又如遁尸尸疰，脉沈而不至寸，或三部皆紧急。如诊得此等脉证，虽与人迎、气口相应，亦当分数推寻，三因交结，四季料简。所谓俾内俾外，不内不外，亦内亦外，亦不内外。脉理微妙，艺能难精学，然后知所因此之谓也。然形于朕兆，堕于数义，未有不学而能者，未有学而不成者。宜留心焉，人如忽见异像，惊惑眩乱，脉多失次。急虚卒中，五藏闭绝，脉不

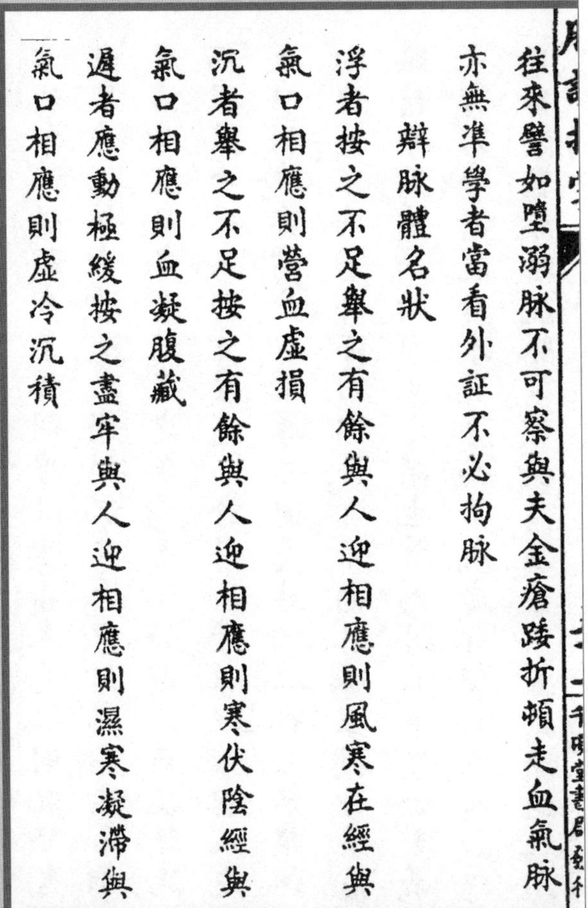
往來譬如墮溺脉不可察與夫金瘡踒折頓走血氣脉
亦無準學者當看外証不必拘脉
辯脉體名狀
浮者按之不足舉之有餘與人迎相應則風寒在經與
氣口相應則營血虛損
沉者舉之不足按之有餘與人迎相應則寒伏陰經與
氣口相應則血凝腹藏
遲者應動極緩按之盡牢與人迎相應則濕寒凝滯與
氣口相應則虛冷沉積

往来。譬如堕溺，脉不可察，与夫金疮踒折、顿走血气，脉亦无准。学者当看外证，不必拘脉。

辩脉体名状

浮者按之不足，举之有余，与人迎相应，则风寒在经；与气口相应，则营血虚损。

沉者举之不足，按之有余，与人迎相应，则寒伏阴经；与气口相应，则血凝腹藏。

迟者应动极缓，按之尽牢，与人迎相应，则湿寒凝滞；与气口相应，则虚冷沉积。

數者去來促急一息數至與人迎相應則風燥熱煩與
氣口相應則陰虛陽盛
虛者遲大而軟按之豁然與人迎相應則經絡傷暑與
氣口相應則榮衛失本
實者按舉有力不疾不遲與人迎相應則風寒貫經與
氣口相應則氣血壅脉
緩者浮大而軟去來微遲與人迎相應則風熱入藏與
氣口相應則怒極傷筋
緊者動轉無常如紉箄線與人迎相應則經絡傷寒與

上海三馬路中市

数者去来促急，一息数至，与人迎相应，则风燥热烦；与气口相应，则阴虚阳盛。

虚者迟大而软，按之豁然，与人迎相应，则经络伤暑；与气口相应，则荣卫失本。

实者按举有力，不疾不迟，与人迎相应，则风寒贯经；与气口相应，则气血壅脉。

缓者浮大而软，去来微迟，与人迎相应，则风热入藏；与气口相应，则怒极伤筋。

紧者动转无常，如纫箄线，与人迎相应，则经络伤寒；与

氣口相應則臟腑作痛
洪者來之至大去之且長與人迎相應則寒壅諸陽與
氣口相應則氣攻百脉
細者指下尋之來往如線與人迎相應則諸經中濕與
氣口相應則五臟凝涎
滑者往來流利有如貫珠與人迎相應則風痰潮溢與
氣口相應則涎飲凝滯
濇者參五不調如雨沾沙與人迎相應則風濕寒痺與
氣口相應則津汗血枯

气口相应，则脏腑作痛。

洪者来之至大，去之且长，与人迎相应，则寒壅诸阳；与气口相应，则气攻百脉。

细者指下寻之来往如线，与人迎相应，则诸经中湿；与气口相应，则五脏凝涎。

滑者往来流利，有如贯珠，与人迎相应，则风痰潮溢；与气口相应，则涎饮凝滞。

涩者参五不调，如雨沾沙，与人迎相应，则风湿寒痹；与气口相应，则津汗血枯。

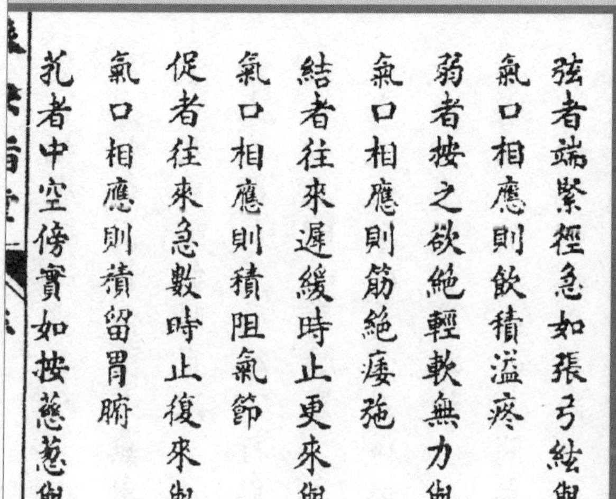
弦者端緊徑急如張弓絃與人迎相應則風走疰痛與
氣口相應則飲積溢疼
弱者按之欲絶輕軟無力與人迎相應則風濕緩縱與
氣口相應則筋絶痿弛
結者往來遲緩時止更來與人迎相應則陰散陽生與
氣口相應則積阻氣節
促者往來急數時止復來與人迎相應則痰壅陽經與
氣口相應則積留胃腑
芤者中空傍實如按慈葱與人迎相應則邪壅吐衄與

弦者端紧，径急如张弓弦，与人迎相应，则风走疰痛；与气口相应，则饮积溢疼。

弱者按之欲绝，轻软无力，与人迎相应，则风湿缓纵；与气口相应，则筋绝痿弛。

结者往来迟缓，时止更来，与人迎相应，则阴散阳生；与气口相应，则积阻气节。

促者往来急数，时止复来，与人迎相应，则痰壅阳经；与气口相应，则积留胃腑。

芤者中空傍实，如按慈葱，与人迎相应，则邪壅吐衄；与

氣口相應則榮虛妄行
微者極細而軟似有若無與人迎相應則風暑自汗與
氣口相應則微陽脱泄
動者在關如豆厥厥不行與人迎相應則寒疼冷痛與
氣口相應則心驚膽寒
伏者沉伏不出着骨乃得與人迎相應則寒濕痼閉與
氣口相應則凝思凝神
長者往來流利出於三關與人迎相應則微邪自愈與
氣口相應則藏氣平治

气口相应，则荣虚妄行。

微者极细而软，似有若无，与人迎相应，则风暑自汗；与气口相应，则微阳脱泄。

动者在关，如豆厥厥不行，与人迎相应，则寒疼冷痛；与气口相应，则心惊胆寒。

伏者沉伏不出，着骨乃得，与人迎相应，则寒湿痼闭；与气口相应，则凝思凝神。

长者往来流利，出于三关，与人迎相应，则微邪自愈；与气口相应，则藏气平治。

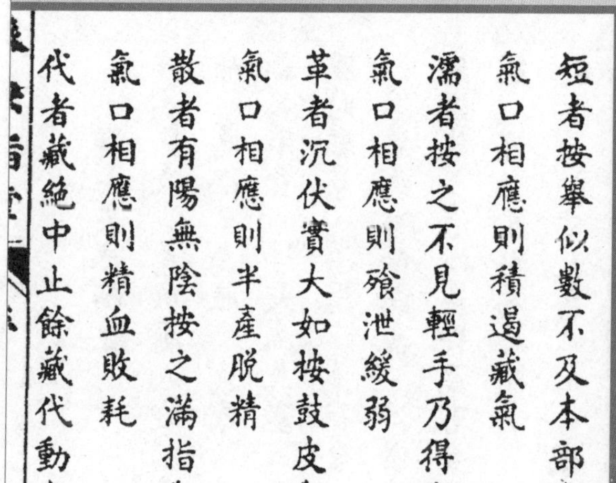
短者按舉似數不及本部與人迎相應則邪閉經脉與
氣口相應則積遏藏氣
濡者按之不見輕手乃得與人迎相應則寒濕散漫與
氣口相應則飧泄緩弱
革者沉伏實大如按鼓皮與人迎相應則中風暑濕與
氣口相應則半産脱精
散者有陽無陰按之滿指與人迎相應則淫邪脱泄與
氣口相應則精血敗耗
代者藏絶中止餘藏代動無問内外所因得此必死

短者按举似数，不及本部，与人迎相应，则邪闭经脉；与气口相应，则积遏藏气。

濡者按之不见，轻手乃得，与人迎相应，则寒湿散漫；与气口相应，则飧泄缓弱。

革者沉伏实大，如按鼓皮，与人迎相应，则中风暑湿；与气口相应，则半产脱精。

散者有阳无阴，按之满指，与人迎相应，则淫邪脱泄；与气口相应，则精血败耗。

代者藏绝中止，余藏代动，无问内外所因，得此必死。

辯七表脉病證

浮爲在表　爲風應人迎　爲氣應氣口　爲熱　爲痛　爲嘔　爲脹　爲痞　爲喘　爲厥　爲內結　爲滿不食　浮大爲鼻塞　浮緩爲不仁　浮大長爲風眩癲疾　浮滑疾爲宿食　浮大而濇爲宿食滯氣　浮短爲肺傷諸氣　浮滑爲走刺爲飲　浮細而滑爲傷飲　浮滑疾緊爲百合病　浮數爲大便堅小便數　浮緊爲淋爲癃閉

芤主血　寸芤爲吐血　微芤爲衄血　關芤爲大便

辩七表脉病证

浮为在表，为风应人迎，为气应气口，为热，为痛，为呕，为胀，为痞，为喘，为厥，为内结，为满不食。浮大为鼻塞；浮缓为不仁；浮大长为风眩癫疾；浮滑疾为宿食。浮大而涩为宿食滞气；浮短为肺伤诸气；浮滑为走刺为饮；浮细而滑为伤饮；浮滑疾紧为百合病；浮数为大便坚小便数；浮紧为淋为癃闭。

芤主血，寸芤为吐血，微芤为衄血，关芤为大便

出血爲腸癰　尺芤爲下焦虛小便出血
滑爲吐　爲滿爲欬爲熱　爲伏痰　爲宿食　爲蓄
血　爲經閉　爲鬼疰　爲血氣俱實　滑散爲癱緩
滑數爲結熱　滑實爲胃熱　和滑爲姙娠　滑而
大小不勻必吐爲病進爲泄痢　滑而浮大小腹痛
弱則陰中痛小便亦然
實爲熱　爲嘔　爲痛　爲氣塞　爲喘欬　爲大便
不禁　實緊爲陰不勝陽爲胃寒　爲腰痛
弦爲寒　爲痛　爲飲　爲瘧　爲水氣　爲中虛

出血，为肠痛。尺芤为下焦虚，小便出血。

滑为吐，为满为欬为热，为伏痰，为宿食，为蓄血，为经闭，为鬼疰，为血气俱实。滑散为瘫缓；滑数为结热；滑实为胃热；和滑为妊娠；滑而大小不匀，必吐为病，进为泄痢；滑而浮大小腹痛，弱则阴中痛，小便亦然。

实为热，为呕，为痛，为气塞，为喘欬，为大便不禁。实紧为阴，不胜阳为胃寒，为腰痛。

弦为寒，为痛，为饮，为疟，为水气，为中虚，

為厥逆　為拘急　為寒癖　弦緊為惡寒　為疝瘕
為癖　為瘀血　雙弦脇急痛　弦而鉤為脇下刺
痛　弦長為積隨左右上下
緊為寒　為痛頭骨肉等　為欬　為喘　為滿　浮
緊為肺有水　緊滑為蛔動　為宿食　為逆吐　緊
急為遁尸　緊數為寒熱
洪為脹為滿為痛為熱為煩　洪實為癲　洪緊為癰
疽為喘急亦為脹　洪大為祟　洪浮為陽邪來見
辯八裏脉病証

为厥逆，为拘急，为寒癖。弦紧为恶寒，为疝瘕，为癖，为瘀血。双弦胁急痛；弦而鉤为胁下刺痛；弦长为积，随左右上下。

紧为寒，为痛头骨肉等，为欬，为喘，为满。浮紧为肺有水；紧滑为蛔动。为宿食，为逆吐；紧急为遁尸，紧数为寒热。

洪为胀，为满，为痛，为热，为烦。洪实为癫；洪紧为痈疽，为喘急，亦为胀。洪大为祟，洪浮为阳邪来见。

辩八里脉病证

微為虛為弱為衄為嘔為泄為亡汗為拘急　微弱為少氣為中寒

沉為在裏為實為水為寒為喘為癥為瘕　沉弱為寒熱　沉細為少氣臂不能舉　沉滑為風水為下重　沉緊為上熱下冷　沉重而直前絶者為瘀血　沉重而中散為寒食成瘕　沉重不至寸徘徊絶者為遁尸　沉緊為懸飲　沉遲為痼冷　沉重為傷暑發熱

緩為在下為風為寒為弱為痺為疼為不仁為氣不足

微为虚，为弱，为衄，为呕，为泄，为亡汗，为拘急。微弱为少气，为中寒。

沉为在里，为实，为水，为寒，为喘，为癥，为瘕。沉弱为寒热；沉细为少气，臂不能举；沉滑为风水，为下重；沉紧为上热下冷；沉重而直前绝者，为瘀血；沉重而中散，为寒食成瘕；沉重不至寸，徘徊绝者，为遁尸；沉紧为悬饮；沉迟为痼冷；沉重为伤暑发热。

缓为在下，为风，为寒，为弱，为痹，为疼，为不仁，为气不足，

為眩暈　緩而滑為熱中　緩而遲為虛寒相搏食
冷則咽痛
濇為少血為亡汗熱氣不足為逆冷為下痢為心痛
濇而緊為痺為寒濕　濇細為大寒
遲為寒為痛　遲而濇為癥瘕咽酸　遲滑為脹　遲
緩為寒
伏為霍亂為疝瘕為水氣為溏泄為停痰為宿食為諸
氣上衝為惡膿貫肌
濡為虛為痺為自汗為氣弱為下重　濡而弱為內熱

为眩晕；缓而滑为热中；缓而迟为虚寒相搏，食冷则咽痛。

涩为少血，为亡汗，热气不足，为逆冷，为下痢，为心痛；涩而紧为痹，为寒湿；涩细为大寒。

迟为寒，为痛；迟而涩为癥瘕咽酸；迟滑为胀；迟缓为寒。

伏为霍乱，为疝瘕，为水气，为溏泄，为停痰，为宿食，为诸气上冲，为恶脓贯肌。

濡为虚，为痹，为自汗，为气弱，为下重；濡而弱为内热

外冷自汗爲小便難
弱爲虛爲風熱爲自汗

辯九道脉病症

細爲氣血俱虛爲病在内爲積爲傷濕爲後泄爲寒爲神勞爲憂傷過度爲腹滿　細而緊爲癥瘕積聚爲刺痛　細而滑爲僵仆爲發熱爲嘔吐
數爲熱爲虛爲吐爲痛爲煩渴爲煩滿
動爲痛爲驚爲痹爲泄爲恐
虛爲寒爲虛爲脚弱爲食不消化爲傷暑

外冷，自汗为小便难。

弱为虚，为风热，为自汗。

辩九道脉病症

细为气血俱虚，为病在内，为积，为伤湿，为后泄，为寒，为神劳，为忧伤过度，为腹满；细而紧为癥瘕积聚，为刺痛；细而滑为僵仆，为发热，为呕吐。

数为热，为虚，为吐，为痛，为烦渴，为烦满。

动为痛，为惊，为痹，为泄，为恐。

虚为寒，为虚，为脚弱，为食不消化，为伤暑。

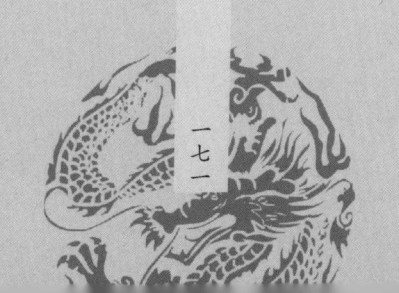

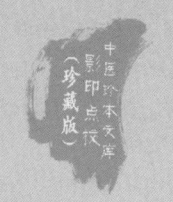

促脈經並無文　釋曰其促有五一曰氣二曰血三曰飲四曰食五曰痰但藏熱則脈數以氣血痰飲留滯不行則止促止促非惡脈也

結為痰為飲為血為積為氣

釋曰氣寒脈緩則為結數則為促雖緩數不同結亦當如促脈分則可也

散脈經無文　釋曰六腑氣絕於内則手足寒上氣五臟氣絕於内則下利不禁甚者不仁其脈皆散散則不聚病亦危矣

促脉经并无文。释曰：其促有五：一曰气；二曰血；三曰饮；四曰食；五曰痰。但藏热则脉数，以气血痰饮留滞不行，则止促，止促非恶脉也。

结为痰，为饮，为血，为积，为气。

释曰：气寒脉缓，则为结数，则为促，虽缓数不同，结亦当如促脉分则可也。

散脉经无文。释曰：六腑气绝于内，则手足寒，上气五脏气绝于内，则下利不禁，甚者不仁，其脉皆散，散则不聚病，亦危矣。

革爲滿爲急爲虛寒相搏婦人半産漏下
釋曰革者革也固結不移之狀三部應之皆危脉也
代者一藏絶他藏代至
釋曰代其死脉不分三部隨應皆是
如前所説凡例皆本聖經學者當熟讀令心開眼明識取體狀然後交結互究與夫六經外感五臟內傷參以四時旺相依各部位推尋所因必使了然不疑方爲盡善其如隨病分門諸脉諸証尤當參對詳審如是精研方可爲醫門萬分之一否則倚傍聖教欺妄

革为满，为急，为虚寒相搏，妇人半产漏下。

释曰：革者革也，固结不移之状，三部应之，皆危脉也。

代者一藏绝，他藏代至。

释曰：代其死脉，不分三部，随应皆是。

如前所说，凡例皆本圣经，学者当熟读，令心开眼明，识取体状。然后交结互究，与夫六经外感，五脏内伤，参以四时旺相，依各部位推寻所因，必使了然，不疑方为尽善。其如随病分门，诸脉诸证尤当参对详审，如是精研，方可为医门万分之一，否则倚傍圣教欺妄。

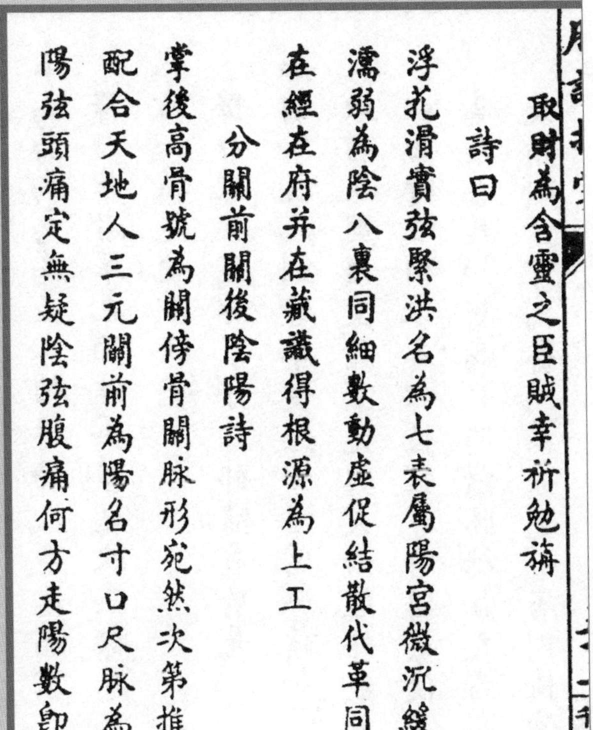
取財爲含靈之臣賊幸祈勉旃
詩曰
浮芤滑實弦緊洪名爲七表屬陽宮微沉緩濇遲并伏
濡弱爲陰八裏同細數動虛促結散代革同歸九道中
在經在府并在藏識得根源爲上工
分關前關後陰陽詩
掌後高骨號爲關傍骨關脉形宛然次第推排寸關尺
配合天地人三元關前爲陽名寸口尺脉爲陰在關後
陽弦頭痛定無疑陰弦腹痛何方走陽數即吐兼頭痛

取财为含灵之臣，贼幸祈勉旃。

诗曰

浮芤滑实弦紧洪，名为七表属阳宫。微沉缓涩迟并伏，濡弱为阴八里同。细数动虚促结散，代革同归九道中。在经在府并在藏，识得根源为上工。

分关前关后阴阳诗

掌后高骨号为关，傍骨关脉形宛然。次第推排寸关尺，配合天地人三元。关前为阳名寸口，尺脉为阴在关后。阳弦头痛定无疑，阴弦腹痛何方走。阳数即吐兼头痛，

關微卽瀉腸中吼陽實應知面赤風陰微盗汗勞兼有
陽實大滑應舌强關數脾熱并口臭陽微浮弱定心寒
關滑食注脾家咎關前關後別陰陽察得病源為國手

定息數詩

先賢切脉論太素遇行一身五十度晝則行陽自陰出
夜則行陰自陽入晝夜各行二十五上合天度為常則
血榮氣衛定息數一萬三千五百息此是平人脉行度
太過不及皆非吉一息四至平無他更加一至身安和
三遲二敗冷為甚七數六極熱生多八脫九死十歸墓

上海三馬路中市

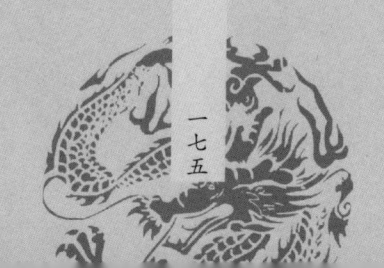

关微即泻肠中吼。阳实应知面赤风，阴微盗汗劳兼有。阳实大滑应舌强，关数脾热并口臭。阳微浮弱定心寒，关滑食注脾家咎。关前关后别阴阳，察得病源为国手。

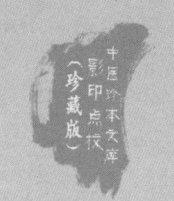

定息数诗

先贤切脉论太素，周行一身五十度。昼则行阳自阴出，夜则行阴自阳入。昼夜各行二十五，上合天度为常则。血荣气卫定息数，一万三千五百息。此是平人脉行度，太过不及皆非吉。一息四至平无他，更加一至身安和。三迟二败冷为甚，七数六极热生多。八脱九死十归墓，

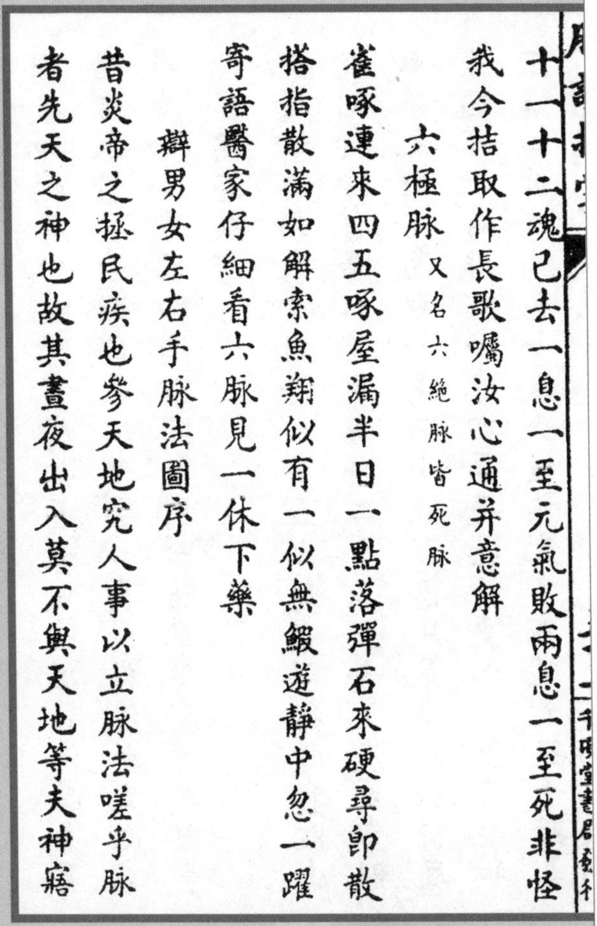
十一十二魂已去一息一至元氣敗兩息一至死非怪
我今括取作長歌囑汝心通并意解
六極脉又名六絶脉皆死脉
雀啄連來四五啄屋漏半日一點落彈石來硬尋即散
搭指散滿如解索魚翔似有一似無鰕遊靜中忽一躍
寄語醫家仔細看六脉見一休下藥
辯男女左右手脉法圖序
昔炎帝之拯民疾也參天地究人事以立脉法嗟乎脉
者先天之神也故其晝夜出入莫不與天地等夫神寤

十一十二魂已去。一息一至元气败，两息一至死非怪。我今括取作长歌，嘱汝心通并意解。

六极脉又名六绝脉，皆死脉

雀啄连来四五啄，屋漏半日一点落。弹石来硬寻即散，搭指散满如解索。鱼翔似有一似无，虾游静中忽一跃。寄语医家仔细看，六脉见一休下药。

辩男女左右手脉法图序

昔炎帝之拯民疾也，参天地，究人事，以立脉法，嗟乎！脉者先天之神也，故其昼夜出入，莫不与天地等夫神寤则出于心而见于眼，故脉昼行阳二十五度。寐则栖于胃而息于精，故脉夜行阴，亦二十五度。其动静栖息，皆与天地昼夜四时相合，且以天道右旋而主乎生化。则男子先生右肾，右属阳，为三，魂降精气，赤以镇丹田，故男子命脉在右手尺部。地道左旋主乎成物，则女子先生左肾，左属阴，为七，魄降真气，黑以镇子宫，故女子命脉在左手尺部。若男子病，右尺部命脉好，病虽危不死。若女子病，左尺部命脉好，病虽然危亦不死。天之阳在南而阴在北，故男子寸脉盛而尺脉弱，阳在寸阴在尺也。

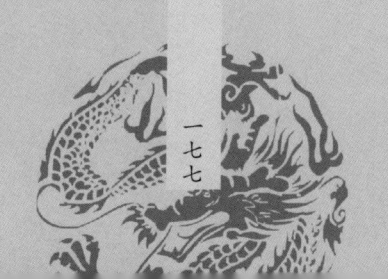

則出於心而見於眼故脉晝行陽二十五度寐則棲於胃而息於精故脉夜行陰亦二十五度其動静棲息皆與天地晝夜四時相合且以天道右旋而主乎生化則男子先生右腎右屬陽為三魂降精氣赤以鎮丹田故男子命脉在右手尺部地道左旋主乎成物則女子先生左腎左屬陰為七魄降真氣黑以鎮子宫故女子命脉在左手尺部若男子病右尺部命脉好病雖危不死若女子病左尺部命脈好病雖危亦不死天之陽在南而陰在北故男子寸脉盛而尺脉弱陽在寸陰在尺也

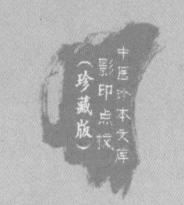

地之陽在北而陰在南故女子尺脈盛而寸脈弱陽在尺陰在寸也陽強陰弱天之道也非反也反之者病故男得女脈為不足女得男脈為太過左得之病在左右得之病在右男左女右者地之定位也非天也蓋人立形於地故從地化楚人尚右者夷道也地道也故男子左脈強而右脈弱女子則右脈強而左脈弱天以陰為用故人之左耳目明於右耳目地以陽為使故人之右手足強於左手足陰陽互用也非反也凡男子診脈必先伸左手女子診脈必先伸右手男子得陽氣多故左

千頃堂書局發行

地之阳在北而阴在南，故女子尺脉盛而寸脉弱，阳在尺阴在寸也。阳强阴弱天之道也，非反也，反之者病。故男得女脉为不足，女得男脉为太过，左得之病在左，右得之病在右，男左女右者，地之定位也，非天也。盖人立形于地，故从地化。楚人尚右者，夷道也，地道也，故男子左脉强而右脉弱；女子则右脉强而左脉弱，天以阴为用，故人之左耳目明于右耳目。地以阳为使，故人之右手足强于左手足。阴阳互用也，非反也。凡男子诊脉，必先伸左手；女子诊脉，必先伸右手。男子得阳气多，故在左脉盛女子得陰氣多故右脉盛若反者病脉也男子以左尺爲精腑女子以右尺爲血海此天地之神化也所以別男女決死生者也苟不知此則男女莫辯而生死瞶然矣於是列圖於左以詔來者李希范曰近年以來人心巇嶮習俗刁薄有兩手瑩淨男子往往居幃帳之中面目爲蔽伸手求診粗工受欺遂致嗤笑噫昔諸葛公嘗以巾幗婦人之服遺司馬將軍天下恥之況乎甘心臥幃帳作婦人以自欺耶斯亦不足稱也矣

傍通五臟法　橫看

脉盛；女子得阴气多，故右脉盛。若反者，病脉也。男子左尺为精腑，女子以右尺为血海，此天地之神化也。所以别男女，决死生者也。苟不知此，则男女莫辩，而生死瞶然矣。于是列图于左，以诏来者。李希范曰：近年以来，人心巇崄，习俗刁薄，有两手莹净，男子往往居帏帐之中，面目为蔽，伸手求诊，粗工受欺，遂致嗤笑。噫！昔诸葛公尝以巾帼妇人之服，遗司马将军，天下耻之，况乎心卧帏帐，作妇人以自欺耶？斯亦不足称也矣。

傍通五脏法　横看

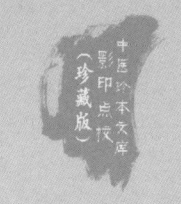

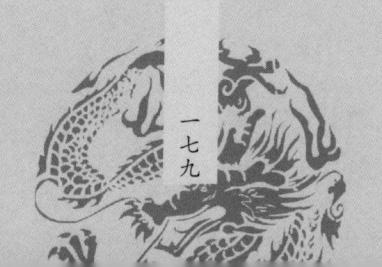

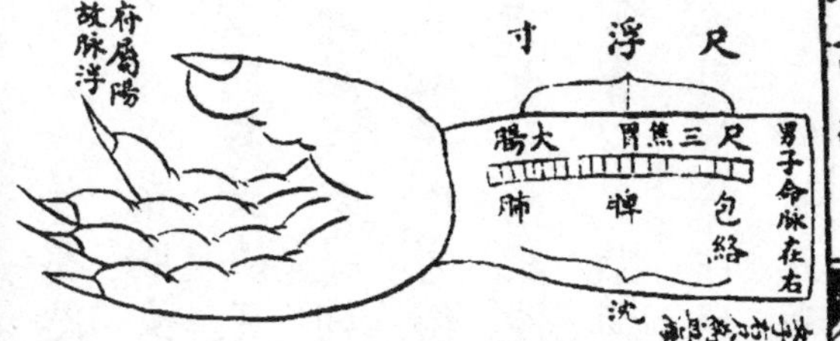

肝膽	心小腸	脾胃	肺大腸	腎膀胱
肝為藏	心為藏	脾為藏	肺為藏	腎為藏
膽為府	腸為府	胃為府	大腸為府	膀胱為府
象木	象火	象土	象金	象水
王春	王夏	王長夏四季	王秋	王冬
絶秋	絶冬	絶春	絶夏	絶長夏四季
色青	色赤	色黄	色白	色黑
性暄仁	性暑禮	性兼静信	性涼義	性凜智
音角	音徵	音宫	音商	音羽
味酸	味苦	味甘	味辛	味鹹
臭羶	臭焦	臭香	臭腥	臭腐

肝胆　心小肠　脾胃　肺大肠　肾膀胱

肝为藏　心为藏　脾为藏　肺为藏　肾为藏

胆为府　小肠为府　胃为府　大肠为府　膀胱为府

象木　象火　象土　象金　象水

王春　王夏　王长夏四季　王秋　王冬

绝秋　绝冬　绝春　绝夏　绝长夏四季

色青　色赤　色黄　色白　色黑

性暄仁　性暑礼　性兼静信　性凉义　性凛智

音角　音徵　音宫　音商　音羽

味酸　味苦　味甘　味辛　味咸

臭膻　臭焦　臭香　臭腥　臭腐

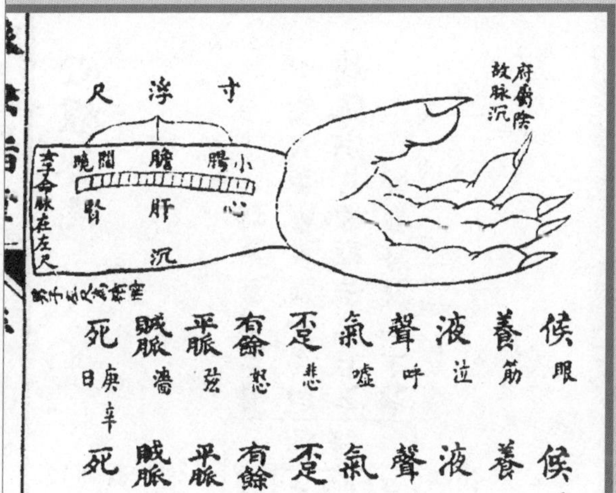

候眼　候舌　候唇　候鼻　候耳

养筋　养血　养肉　养皮毛　养骨

液泣　液汗　液涎　液涕　液唾

声呼　声笑　声歌　声哭　声呻

气嘘　气呼　气呵　气咽　气吹欠

不足悲　不足忧　不足利少气　不足息　不足厥

有余怒　有余笑不止　有余胀溢　有余喘嗽　有余肠泄

平脉弦　平脉洪　平脉缓　平脉浮短　平脉沉

贼脉涩　贼脉沉　贼脉弦　贼脉洪　贼脉缓

死庚辛日　死壬癸日　死甲乙日　死丙丁日　死戊己日

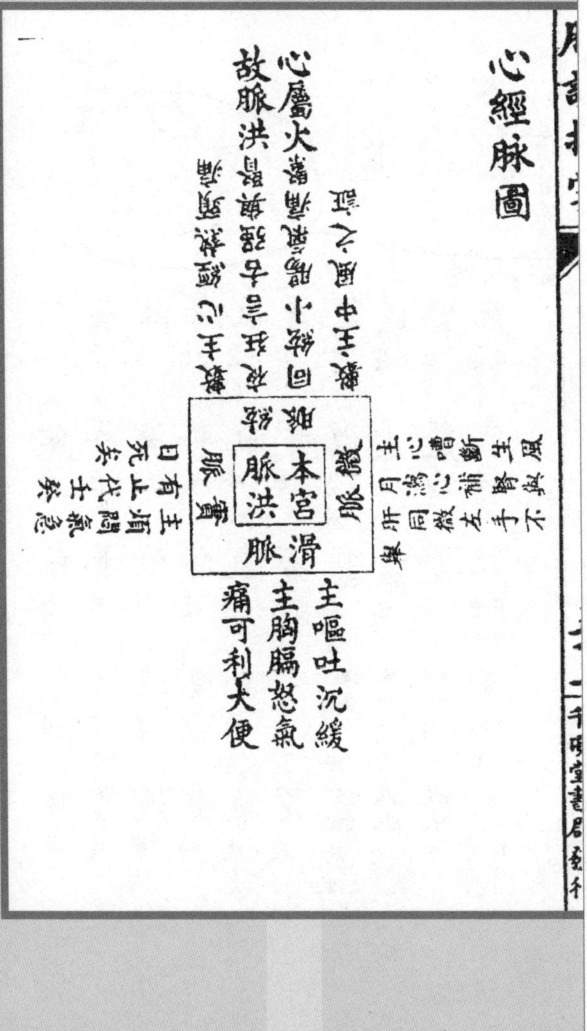
心經脉圖
心屬火故脈洪
數主心經熱頭痛
夜狂言舌强與腎
同絃小腸氣痛
數主中風之証
本宮脉洪
滑脉
主嘔吐沉緩
主胸膈怒氣
痛可利大便
實脉

心经脉图

心属火，故脉洪。

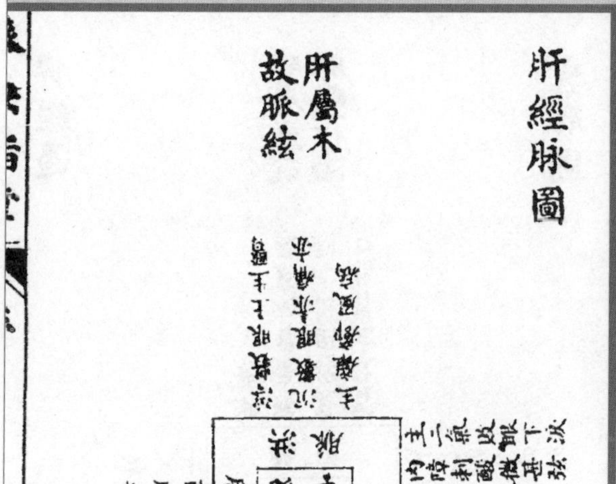

肝经脉图

肝属木，故脉弦。

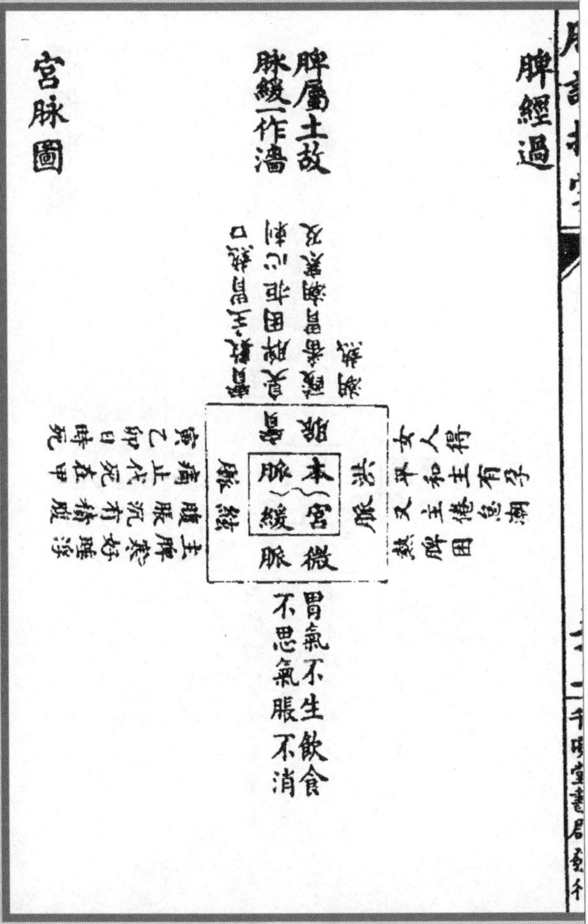

脾经过

脾属土，故脉缓，一作涩。

宫脉图

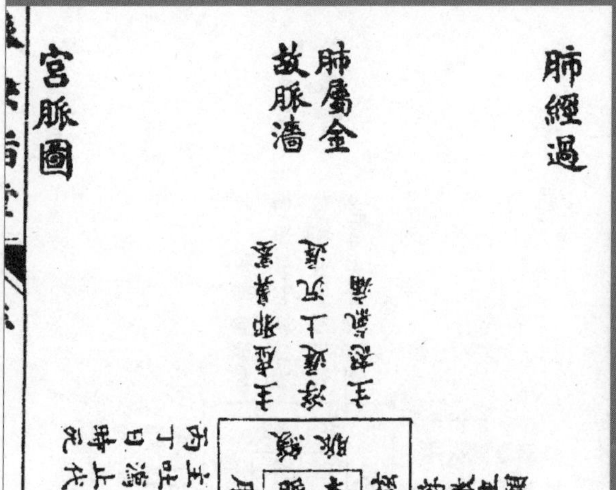
肺經過

肺屬金　故脈濇

宮脈圖

肺经过

肺属金，故脉涩。

宫脉图

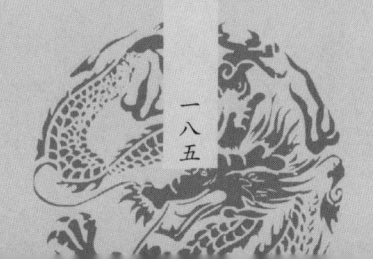

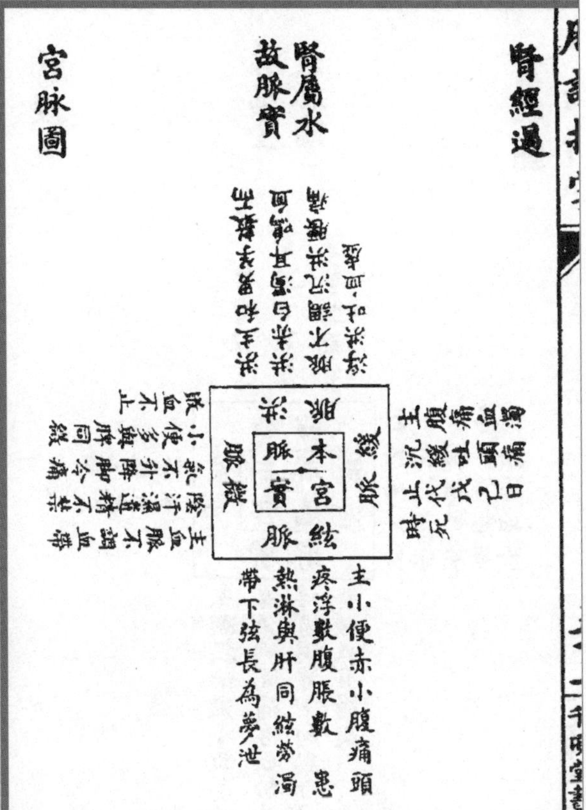
腎經過
腎屬水
故脈實
宮脈圖
本宮
脈實
主小便赤小腹痛頭
疼浮數腹脹數　患
熱淋與肝同絃勞濁
帶下弦長為夢泄

肾经过

肾属水，故脉实。

宫脉图

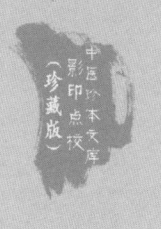

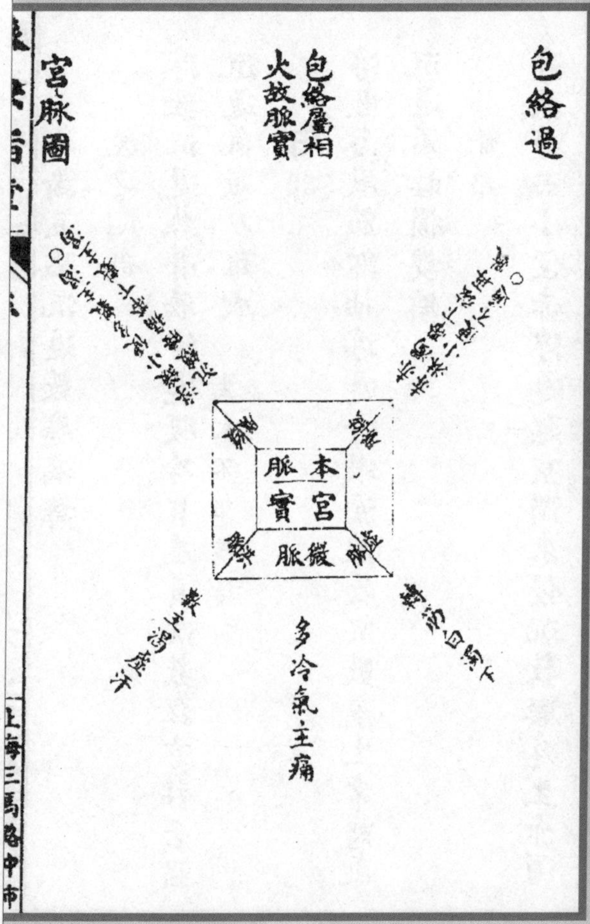

包络过

包络属相火，故脉实。

宫脉图

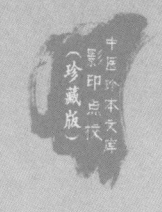

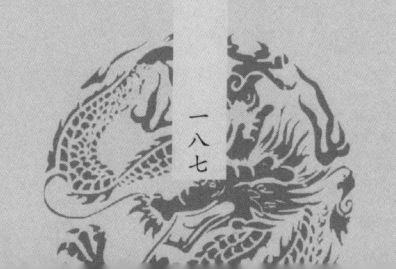

論五臟沉遲數應病詩

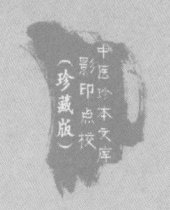

左手心部

浮數沉遲熱膂騰浮遲腹冷胃虛真沉數狂言并舌强

沉遲氣短力難成 生氣不相接續

肝部

浮數患風筋即抽浮遲冷眼淚難收沉數疾生常怒氣

沉遲不睡損雙眸

腎部

浮數勞熱小便赤浮遲聽重濁來侵沉數腰疼生赤濁

论五脏沉迟数应病诗

左手心部

浮数沉迟热膂腾，浮迟腹冷胃虚真。沉数狂言并舌强，沉迟气短力难成。生气不相接续。

肝部

浮数患风筋即抽，浮迟冷眼泪难收。沉数疾生常怒气，沉迟不睡损双眸。

肾部

浮数劳热小便赤，浮迟听重浊来侵。沉数腰疼生赤浊，

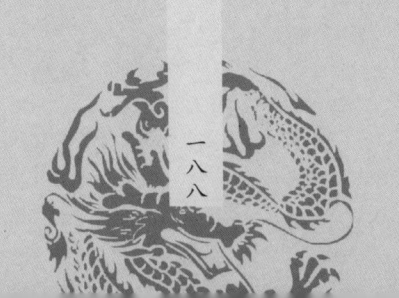

沉迟白浊耳虚鸣。

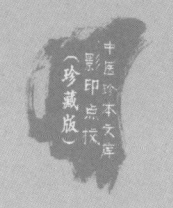

右手肺部

浮数中风兼热秘，浮迟冷气泻难禁。沉数风痰并气喘，沉迟气弱冷涎停。

脾部

浮数龈宣并盗汗，浮迟胃冷气虚膨。沉数热多并口臭，沉迟腹满胀坚生。

包络部

浮数精泄三焦热，浮迟冷气浊难任。沉数渴来小便数，

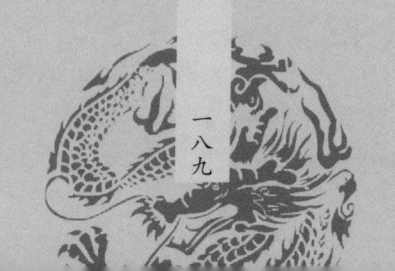

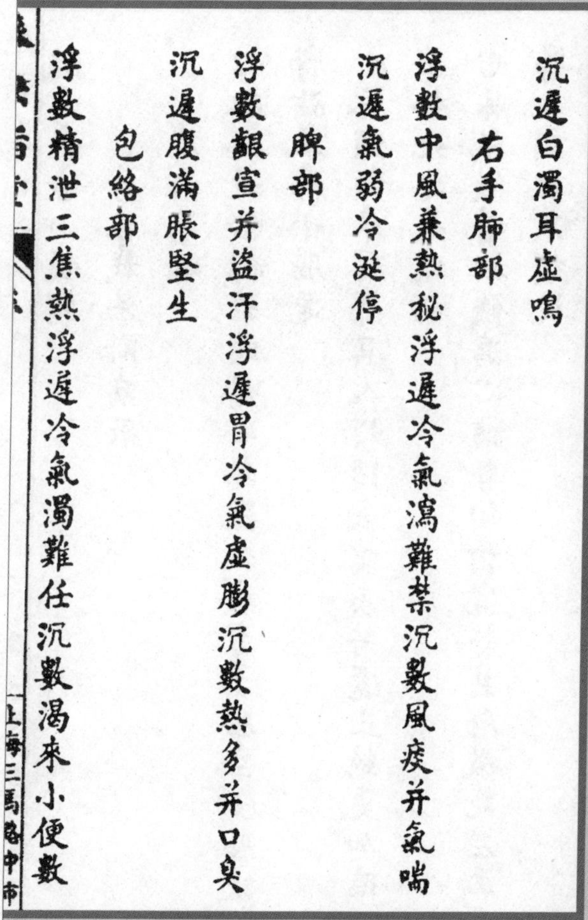
沉遲白濁耳虛鳴
右手肺部
浮數中風兼熱秘浮遲冷氣瀉難禁沉數風痰并氣喘
沉遲氣弱冷涎停
脾部
浮數齦宣并盜汗浮遲胃冷氣虛膨沉數熱多并口臭
沉遲腹滿脹堅生
包絡部
浮數精泄三焦熱浮遲冷氣濁難任沉數渴來小便數
上海三馬路中市

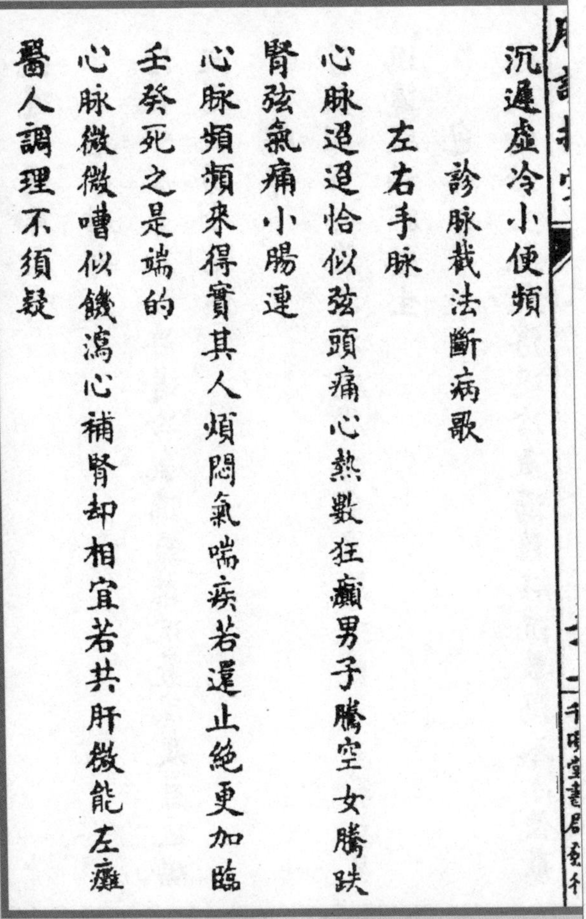
沉遲虛冷小便頻

診脉截法斷病歌

左右手脉

心脉迢迢恰似弦頭痛心熱數狂癲男子騰空女騰跌
腎弦氣痛小腸連

心脉頻頻來得實其人煩悶氣喘疾若還止絶更加臨
壬癸死之是端的

心脉微微嘈似饑瀉心補腎却相宜若共肝微能左癱
醫人調理不須疑

沉迟虚冷小便频。

诊脉截法断病歌

左右手脉

心脉迢迢恰似弦，头痛心热数狂癫。男子腾空女腾跌，肾弦气痛小肠连。

心脉频频来得实，其人烦闷气喘疾。若还止绝更加临，壬癸死之是端的。

心脉微微嘈似饥，泻心补肾却相宜。若共肝微能左瘫，医人调理不须疑。

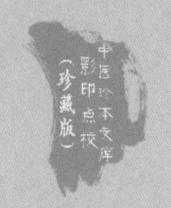

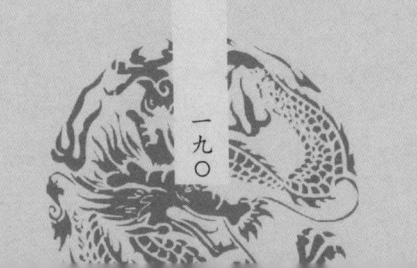

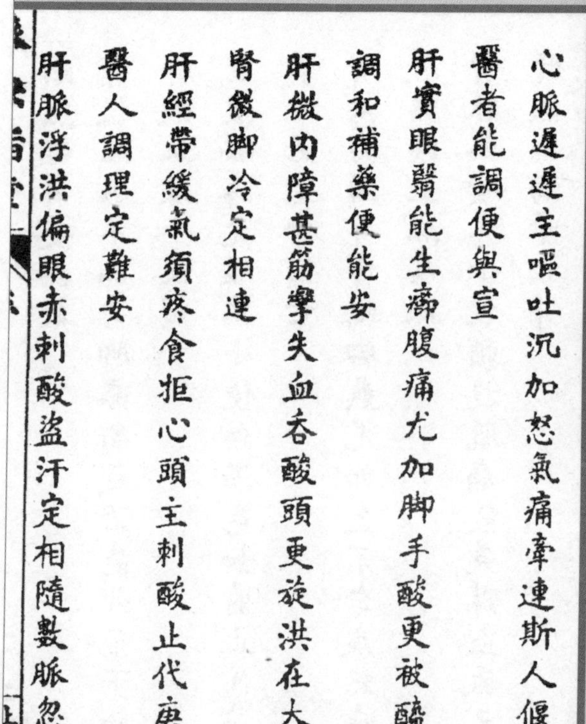
心脈遲遲主嘔吐沉加怒氣痛牽連斯人偃息雖無事
醫者能調便與宣
肝實眼翳能生瘡腹痛尤加脚手酸更被醯酸來刺也
調和補藥便能安
肝微内障甚筋攣失血吞酸頭更旋洪在大腸能泄利
腎微脚冷定相連
肝經帶緩氣須疼食拒心頭主刺酸止代庚申辛酉死
醫人調理定難安
肝脈浮洪偏眼赤刺酸盗汗定相隨數脈忽然潮熱至
上海三馬路中市

心脉迟迟主呕吐，沉加怒气痛牵连。斯人偃息虽无事，医者能调便与宣。

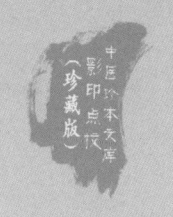

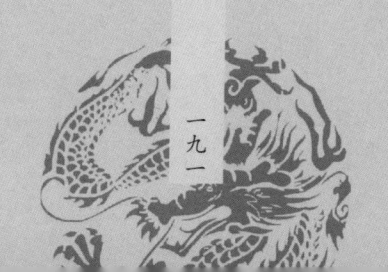

肝实眼翳能生疖，腹痛尤加脚手酸。更被醯酸来刺也，调和补药便能安。

肝微内障甚筋挛，失血吞酸头更旋。洪在大肠能泄利，肾微脚冷定相连。

肝经带缓气须疼，食拒心头主刺酸。止代庚申辛酉死，医人调理定难安。

肝脉浮洪偏眼赤，刺酸盗汗定相随。数脉忽然潮热至，

断然翻胃更無疑
腎微經脈不調匀脚疼衛氣不能升帶下肝陰精不禁
肝微血敗小便頻
腎緩腰疼尤腹痛小便白濁色如霜止代若遲時戊己
其人必定命傾亡
腎洪白濁耳蟬鳴脚熱尤加血不匀虛熱瘖生虛又瘇
沉腰浮主血虛人
腎脈琴絃赤小便頭旋腹痛數兼淋血氣又來浮腹脹
肝微白濁帶相并

断然翻胃更无疑。

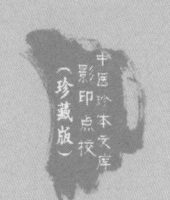

肾微经脉不调匀，脚疼卫气不能升。带下肝阴精不禁，肝微血败小便频。

肾缓腰疼尤腹痛，小便白浊色如霜。止代若迟时戊己，其人必定命倾亡。

肾洪白浊耳蝉鸣，脚热尤加血不匀。虚热瘖生虚又瘇，沉腰浮主血虚人。

肾脉琴弦赤小便，头旋腹痛数兼淋。血气又来浮腹胀，肝微白浊带相并。

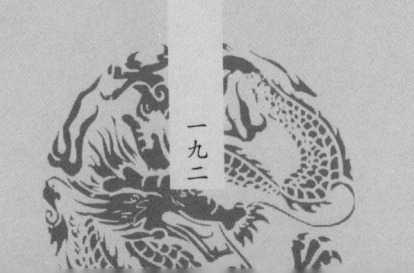

右手

肺緩虛邪鼻塞時失聲颯颯好猜疑緩脉浮遲能吐瀉
沉遲怒氣痛難支
肺洪勞倦兼痰熱潮熱尤兼吐瀉來大數中風兼鼻塞
丙丁止代已焉哉
肺脉弦來元主嗽平時氣急喘呼呼頭痛更加身發熱
十分重病也能甦
肺實冷嗽胸中痛倦勞寒熱不曾停浮數大腸能秘結
浮遲冷痢更來侵

右手

肺缓虚邪鼻塞时，失声飒飒好猜疑。缓脉浮迟能吐泻，沉迟怒气痛难支。

肺洪劳倦兼痰热，潮热尤兼吐泻来。大数中风兼鼻塞，丙丁止代已焉哉。

肺脉弦来元主嗽，平时气急喘呼呼。头痛更加身发热，十分重病也能苏。

肺实冷嗽胸中痛，倦劳寒热不曾停。浮数大肠能秘结，浮迟冷痢更来侵。

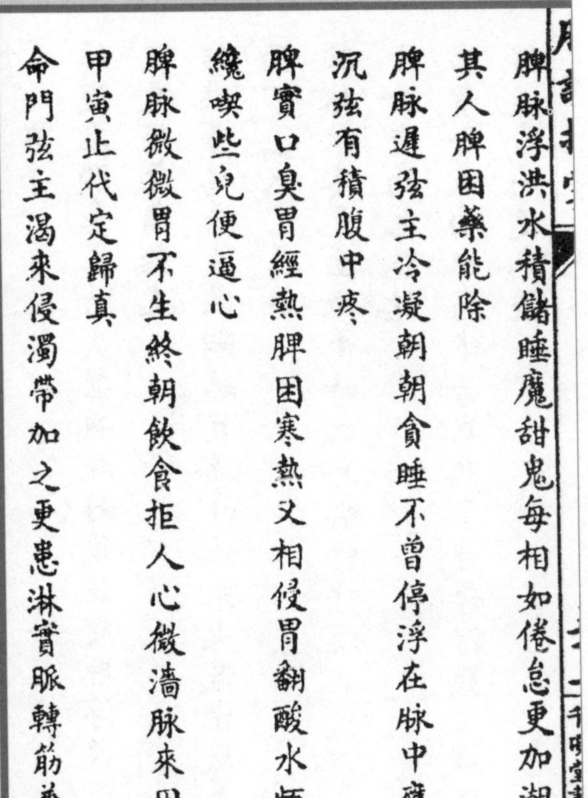
脾脈浮洪水積儲睡魔甜鬼每相如倦怠更加潮熱至
其人脾困藥能除
脾脈遲弦主冷凝朝朝貪睡不曾停浮在脈中應腹脹
沉弦有積腹中疼
脾實口臭胃經熱脾困寒熱又相侵胃翻酸水頻頻吐
纔喫些兒便逼心
脾脈微微胃不生終朝飲食拒人心微濇脈來因腹脹
甲寅止代定歸真
命門弦主渴來侵濁帶加之更患淋實脈轉筋兼帶濁

脾脉浮洪水积储，睡魔甜鬼每相如。倦怠更加潮热至，其人脾困药难除。

脾脉迟弦主冷凝，朝朝贪睡不曾停。浮在脉中应腹胀，沉弦有积腹中疼。

脾实口臭胃经热，脾困寒热又相侵。胃翻酸水频频吐，才吃些儿便逼心。

脾脉微微胃不生，终朝饮食拒人心。微涩脉来因腹胀，甲寅止代定归真。

命门弦主渴来侵，浊带加之更患淋。实脉转筋带浊，

脉洪虚汗渴將臨
命門微細小便頻緩脉膀胱冷氣侵沉緩腰疼浮緩渴
更兼遲緩小便生

診暴病歌

兩動一止或三四三動一止六七死四動一止即八朝
以此推排但依次

池氏曰暴病者喜怒驚恐其氣暴逆致風寒暑濕所
侵病生卒暴損動胃氣而絕即死不過日也脉兩動
而一止乃胃氣相絕猶三四日方死三動一止而胃

上海三馬路中市

脉洪虚汗渴将临。

命门微细小便频，缓脉膀胱冷气侵。沉缓腰疼浮缓渴，更兼迟缓小便生。

诊暴病歌

两动一止或三四，三动一止六七死。四动一止即八朝，以此推排但依次。

池氏曰：暴病者，喜怒惊恐，其气暴逆，致风、寒、暑、湿所侵，病生卒暴，损动胃气而绝，即死不过日也。脉两动而一止，乃胃气相绝，犹三四日方死。三动一止而胃

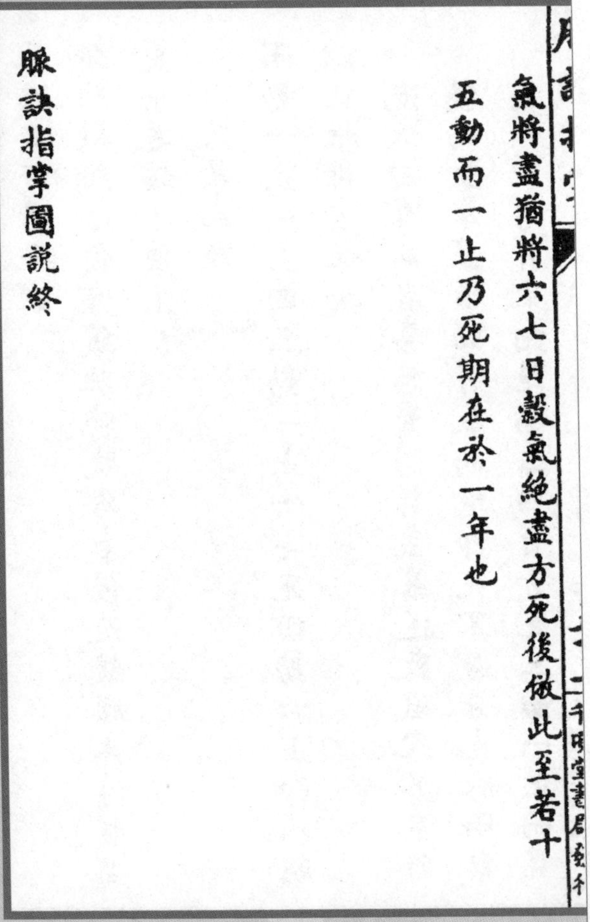
氣將盡猶將六七日穀氣絶盡方死後倣此至若十五動而一止乃死期在於一年也

脈訣指掌圖說終

气将尽，犹将六七日谷气绝尽方死。后仿此至若十五动而一止，乃死期在于一年也。

脉诀指掌图说终

三指禅

(清)周学霆 撰

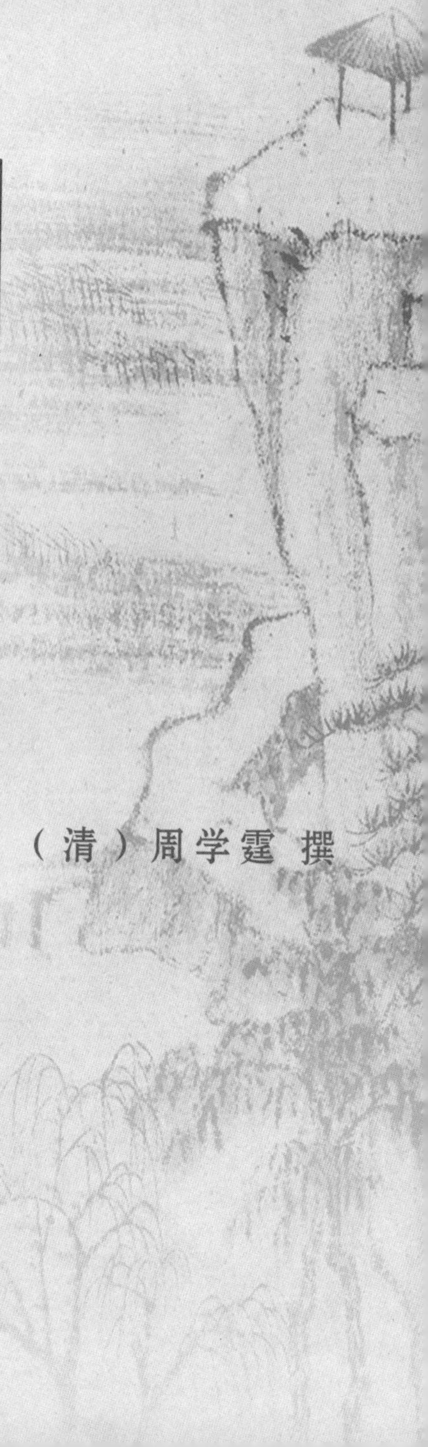

续刊校正三指禅序

曩岁梦觉道人所著三指禅医书问世，（愚）曾读而叙之评之。刻甫竣，不翼而飞，不胫而走，三年之内，几遍海隅。第书中以元风而阐医理，即以医理而寓元风，其引用故，实原本圣贤经传，而体裁半仿儒先诗赋文章。窃恐僻壤遐陬，不读东观未见之书，奚必贯通乎奥义。不受北面真传之钵，罕能斟酌夫良方。将了于目，了于口，而究无以了于心，几何不转为书诟病耶？（愚）是以殷然有注释之思，适承乏滨江司训，有志未逮，心甚悬悬，迄交卸旋省，时加繙阅。凡遇有精深之处，辄蝇头细注，逾岁之久，秩然成观。（愚）心为之少慰，惜经验药方，尚未之采录也。居无何，道人一瓶一钵，假道省垣，栖身试馆，（愚）匆忙晋接，方欲伸两地之绸缪，叙三年之契阔，而道人乍附耳飏言曰："前书未就，其奈之何？"（愚）曰："书已盛

續刊校正三指禪序

曩歲夢覺道人所著三指禪醫書問世。愚曾讀而敍之評之。刻甫竣。不翼而飛。不脛而走。三年之內。幾遍海隅。第書中以元風而闡醫理。卽以醫理而寓元風。其引用故實。原本聖賢經傳。而體裁半倣儒先詩賦文章。竊恐僻壤遐陬。不讀東觀未見之書。奚必貫通乎奧義。不受北面眞傳之鉢。罕能斟酌夫良方。將了於目。了於口。而究無以了於心。幾何不轉爲書詬病耶。愚是以殷然有註釋之思。適承乏濱江司訓。有志未逮。心甚懸懸。迄交卸旋省。時加繙閱。凡遇有精深之處。輒蠅頭細註。逾歲之久。秩然成觀。愚心爲之少慰。惜經驗藥方。尚未之採錄也。居無何。道人一瓶一鉢。假道省垣。棲身試館。愚匆忙晉接。方欲伸兩地之綢繆。敍三年之契闊。而道人乍附耳颺言曰。前書未就。其奈之何。愚曰書已盛

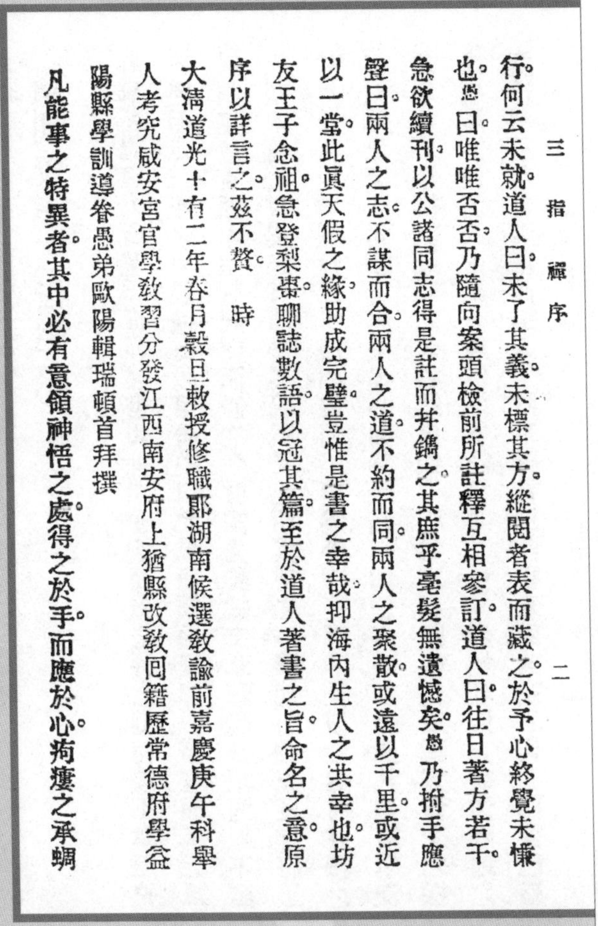
三　指禪序　二

行。何云未就。道人曰。未了其義。未標其方。縱閱者表而藏之。於予心終覺未慊也。(愚)曰。唯唯否否。乃隨向案頭檢前所註釋。互相參訂。道人曰。往日著方若干。急欲續刊。以公諸同志。得是註而并鐫之。其庶乎毫髮無遺憾矣。(愚)乃拊手應聲曰。兩人之志。不謀而合。兩人之道。不約而同。兩人之聚散。或遠以千里。或近以一堂。此眞天假之緣。助成完璧。豈惟是書之幸哉。抑海內生人之共幸也。坊友王子念祖。急登梨棗。聊誌數語。以冠其篇。至於道人著書之旨。命名之意。原序以詳言之。茲不贅。　時

大清道光十有二年春月穀旦敕授修職耶湖南候選敎諭前嘉慶庚午科舉人考究咸安宮官學敎習分發江西南安府上猶縣改敎回籍歷常德府學益陽縣學訓導眷愚弟歐陽輯瑞頓首拜撰

凡能事之特異者。其中必有意領神悟之處。得之於手。而應於心。痀瘻之承蜩

行，何云未就。”道人曰：“未了其义，未标其方，纵阅者表而藏之，于予心终觉未慊也。”（愚）曰：“唯唯否否。”乃随向案头检前所注释互相参订。道人曰：“往日著方若干，急欲续刊，以公诸同志得是注而并镌之，其庶乎毫发无遗憾矣。”（愚）乃拊手应声曰。两人之志，不谋而合；两人之道，不约而同；两人之聚散，或远以千里，或近以一堂，此真天假之缘，助成完璧，岂惟是书之幸哉。抑海内生人之共幸也。坊友王子念祖，急登梨枣，聊志数语，以冠其篇。至于道人著书之旨，使名之意，原序以详言之，兹不赘。时

大清道光十有二年春月，谷旦敕授修职郎湖南候选教谕，前嘉庆庚午科举人考究咸安宫，官学教习分发江南西安府上犹县改教回籍，历常德府学益阳县学训导，眷愚弟欧阳辑瑞顿首拜撰

凡能事之特异者，其中必有意领神悟之处，得之于手，而应于心，痀瘘之承蜩

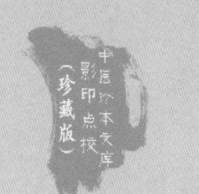

也。疱丁之奏刀也技也。而皆進於道。況乎丁神大隱之場。積悟金丹之室。以修生之妙術。探生生之元機。有不默契主眞超通無上者哉。予始悟建州周夢覺見其診視方脈舉手卽得略無停指。好事者或試以雜症亂以多人頃刻之間。無不奇中。以爲別有經驗之法。初不關脈之診視也。及叩其所蘊。乃知究心脈理已卅餘年。張朱李劉。莫不抉其精而窮其奧要其通元會竅。得力於禪家之鍊已一節。工云蓋於禪悟醫。故醫亦入禪也。予於醫未嘗有得。讀三指禪於我心有戚戚焉。於二十七脈中。獨提緩字爲決誠。可謂挈領振綱。權度在我。主於七診之法。直指禪機奇經。八脈暢明禪經。尤屬傾囊倒篋。一片婆心。其以津逮後學而仁壽斯民也。又豈度脈訣之金針。而正醫宗之圭臬已哉。

賜進士出身江西鹽法兼巡瑞袁臨道前翰林院編修雲南迤西兵備道陝西兵備道星堂余正煥序於聽雪齋

也。疱（庖）丁之奏刀也，技也，而皆进于道，况乎丁神大隐之场，积悟金丹之室，以修生之妙术，探生生之元机，有不默契主真超通无上者哉。予始悟建州周梦觉，见其诊视方脉举手即得，略无停指，好事者或试以杂症，乱以多人，顷刻之间，无不奇中。以为别有经验之法，初不关脉之诊视也，及叩其所蕴，乃知究心脉理已卅余年。张、朱、李、刘，莫不抉其精而究其奥，要其通元会窍，得力于禅家之炼已一节。工云盖于禅悟医，故医亦入禅也。予于医未尝有得，读三指禅于我心有戚戚焉，于二十七脉中，独提缓字为决诚，可谓挈领振纲，权度在我。主于七诊之法，直指禅机奇经。八脉阳明禅经，尤属倾囊倒箧，一片婆心，其以津逮后学而仁寿斯民也。又岂度脉诀之金针，而正医宗之圭臬已哉。

赐进士出身，江西盐法兼巡瑞袁临道，前翰林院编修，云南迤西兵备道，陕西兵备道，星堂余正焕序于听雪斋易曰。正其本萬事理。差之毫釐。謬以千里。此易之精言。卽醫之精言也。余嘗謂易通於醫。不通陰陽五行造化之理。不可與言易。卽不可與言醫。脈者病之本。指又脈之本。夢覺道人取緩字爲本脈。以定病脈。固已探其本矣。而又於夜半初覺時。凝神鍊指。取脈於眞。故脈一遇指。而其脈立見。如虛堂懸鏡。無所遁其妍媸焉。指於物化而不以心稽。此易之惟深惟幾。而又進於惟神者乎。不疾而速。不行而至。其神也。有何以神之者也。則本之說也。道人又謂春肝脈弦。五脈皆帶弦象。夏心脈洪。五脈皆帶洪象。則又直截了當。一以貫之。易簡而天下之理。得其運用之妙。存乎一心。道人蓋用法而恆得法外言。而其著於一本。靈素難經。原文絕無一字杜撰。又豈私心自用者比乎。人但見其立起沉疴。用閑脈出思議之表。遂謂韜險出奇。得未曾有。實則無奇非庸。無險非易。跡若變化不測。理則一定不移。特不知者自相駭詫耳。而道人何容心乎。余非知醫者。謬特

《易》曰：正其本万事理，差之毫厘，谬以千里，此《易》之精言，即医之精言也。余尝谓易通于医，不通阴阳五行造化之理，不可与言易，即不可与言医。脉者病之本，指又脉之本，梦觉道人取缓字为本脉，以定病脉，固已探其本矣，而又于夜半初觉时，凝神炼指，取脉于真。故脉一遇指，而其脉立见，如虚堂悬镜，无所遁其妍媸焉。指于物化而不以心稽，此易之惟深惟几，而又进于惟神者乎？不疾而速，不行而至，其神也。有何以神之者也，则本之说也。道人又谓春肝脉弦，五脉皆带弦象；夏心脉洪，五脉皆带洪象。则又直截了当，一以贯之，易简而天下之理，得其运用之妙，存乎一心。道人盖用法，而恒得法外言，而其著于一本，《灵》、《素》、《难经》，原文绝无一字杜撰，又岂私心自用者此乎。人但见其立起沉疴，用闲脉出思议之表，遂谓韬险出奇。得未曾有，实则无奇非庸，无险非易，迹若变化不测，理则一定不移。特不知者自相骇诧耳，而道人何容心乎。余非知医者，谬特

此说以质之，道人其以为何如也。时

大清道光十有三年，岁在癸巳，秋九月，前翰林编修，左春坊左中允，江西南昌府知府，山东沂曹济道，江苏按察使，苏州、江宁、山东布政使护理，山东巡抚兼担督军门，嘉庆庚午广西乡试副考官提督，山西学政善化贺长龄拜撰

原序

医者意也，至于脉理，尤以意会。梦觉道人弃儒业医四十余年，奇奇怪怪，以活无算，其特脉也。曾不一瞬，病情万变，便已了了。人感深之，因出《脉诀》一书问世，特拈出缓字为主，取生意也。余比象绘形，言简意合，而议论透辟，发前人之以未发，惟其理精，是以意会。然非致虚岑寂，精神之极，未有如此之神且速者，此中大有禅机焉。合因题之曰《三指禅》，禅者元也，元之又元，众妙之门。

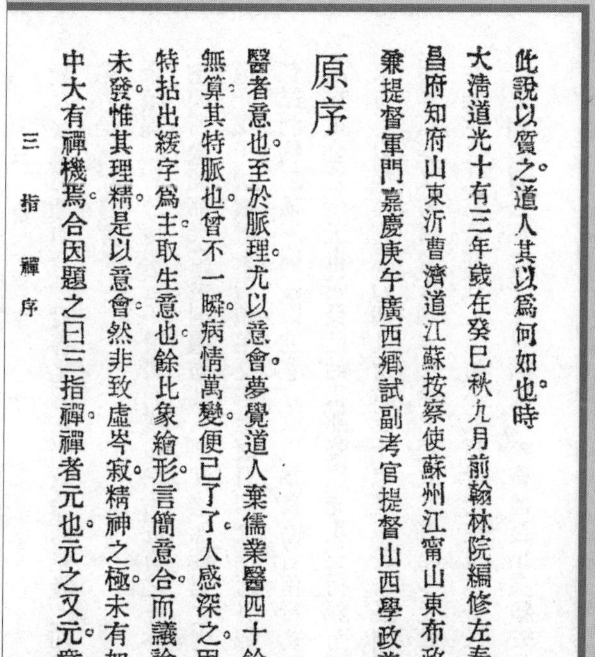
此說以質之道人其以爲何如也。時
大清道光十有三年歲在癸巳秋九月前翰林院編修左春坊左中允江西南昌府知府山東沂曹濟道江蘇按察使蘇州江甯山東布政使護理山東巡撫兼提督軍門嘉慶庚午廣西鄉試副考官提督山西學政善化賀長齡拜撰

原序

醫者意也。至於脈理。尤以意會。夢覺道人棄儒業醫四十餘年。奇奇恠恠。以活無算。其特脈也。曾不一瞬。病情萬變。便已了了。人感深之。因出脈訣一書問世。特拈出緩字爲主。取生意也。餘比象繪形。言簡意合。而議論透闢。發前人之以未發。惟其理精。是以意會。然非致虛岑寂。精神之極。未有如此之神且速者。此中大有禪機焉。合因題之曰三指禪。禪者元也。元之又元。衆妙之門。

三指禪 序 五

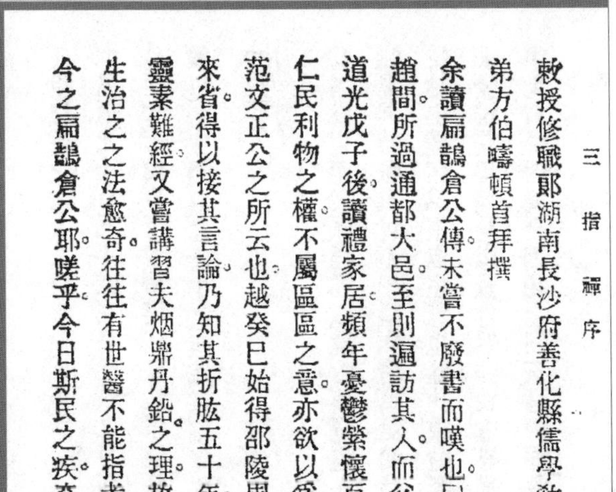

敕授修職郎湖南長沙府善化縣儒學教諭前乾隆乙卯科亞元大挑二等愚
弟方伯疇頓首拜撰
余讀扁鵲倉公傳。未嘗不廢書而嘆也。曰古固有之。今亦宜然。既而游齊梁燕趙間。所過通都大邑。至則遍訪其人。而父老無能言之者。蓋醫學之失傳久矣。道光戊子後。讀禮家居。頻年憂鬱縈懷。百病交作。輒思究心此道。爲養生計。且仁民利物之權。不屬區區之意。亦欲以爲良醫者。稍行其術於鄉鄙之間。庶幾范文正公之所云也。越癸巳始得邵陵周先生三指禪而讀之。先生亦於是秋來省。得以接其言論。乃知其折肱五十年。貫串於朱張劉李之學。而歸其本於靈素難經。又嘗講習夫烟鼎丹鉛之理。故其書語多元妙。其治疾症也愈怪。先生治之之法愈奇。往往有世醫不能指者。先生輒以一二劑奏功。然則先生其今之扁鵲倉公耶。嗟乎。今日斯民之疾。奇怪百出矣。顧安得先生之爲醫者而

敕授修职郎，湖南长沙府善化县儒学教谕，前乾隆乙卯科亚元大挑二等，愚弟方俾畴顿道拜撰。

余读扁鹊仓公传，未尝不废书而叹也。曰古固有之，今亦宜然，既而游齐、梁、燕、赵间，所过通都大邑，至则遍访其人，而父老无能言之者，盖医学之失传久矣。道光戊子后，读礼家居，频年忧郁萦怀，百病交作，辄思究心此道。为养生计，且仁民利物之权，不属区区之意，亦欲以为良医者，稍行其术于乡邻之间，庶几范文正公之所云也。越癸巳始得邵陵周先生《三指禅》而读之，先生亦于是秋来省，得以接其言论，乃知其折肱五十年，贯串于朱、张、刘、李之学，而归其本于《灵》、《素》、《难经》。又尝讲习夫烟鼎丹铅之理。故其书语多元妙，其治疾症，也愈怪。先生治之之法愈奇，往往有世医不能指者，先生辄以一二剂奏功。然则先生其今之扁鹊仓公耶？嗟乎！今日斯民之疾，奇怪百出矣，顾安得先生之为医者而

医之乎！

赐进士出身，诰授奉政大夫，吏部候选郎中，前工部虞冲司主事加二级纪录，四次善化陈岱霖拜撰。

南坡居士欧阳聘侯原序

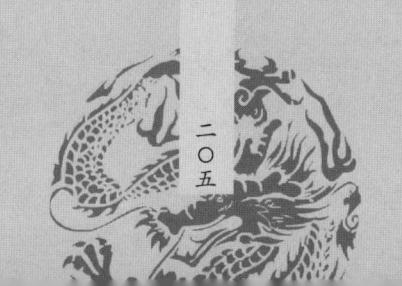

同邑周君，仙骨珊珊，以医道活人多矣。凡所经历之区，类皆颂再造恩于弗替，观其脍炙人口，非可以道里计，其所由来者渐矣。乙酋侨寓省垣，适愚以江右今改官回籍耳，饮其名而究未及亲见之也，旋又承乏临江府学。越明年交卸赴省，同赴试馆，侧闻士大夫之叩门延请者，踵相接焉。周君方日无暇晷，愚亦弗得以究论其间，心窃恨之。盖蓄愿所未获伸者，已二年于兹矣。时或漏深归馆，闭户围炉，纵言至于医指其途径，定其要归，以为明医之著察。庸医之针砭是周君之医理，诚有大过人者。惜粗识其梗概，尚未悉其渊微，其如欲其入而

醫之乎。
賜進士出身誥授奉政大夫吏部候選郎中前工部虞衡司主事加二級紀錄
四次善化陳岱霖拜撰
南坡居士歐陽聘侯原序
同邑周君仙骨珊珊以醫道活人多矣凡所經歷之區類皆頌再造恩於弗替
觀其膾炙人口非可以道里計其所由來者漸矣乙酉僑寓省垣適愚以江右
令改官回籍耳歆其名而究未及親見之也旋又承乏臨江府學越明年交卸
赴省同赴試館側聞士大夫之叩門延請者踵相接焉周君方日無暇晷愚亦
弗得以究論其間心竊恨之蓋蓄願所未獲伸者已二年於茲矣時或漏深歸
館閉戶圍爐縱言至於醫指其途徑定其要歸以爲明醫之著察庸醫之鍼砭
是周君之醫理誠有大過人者惜粗識其梗概尚未悉其淵微其如欲其入而

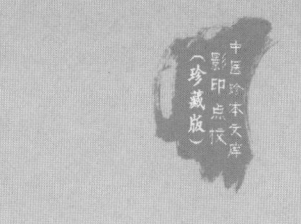

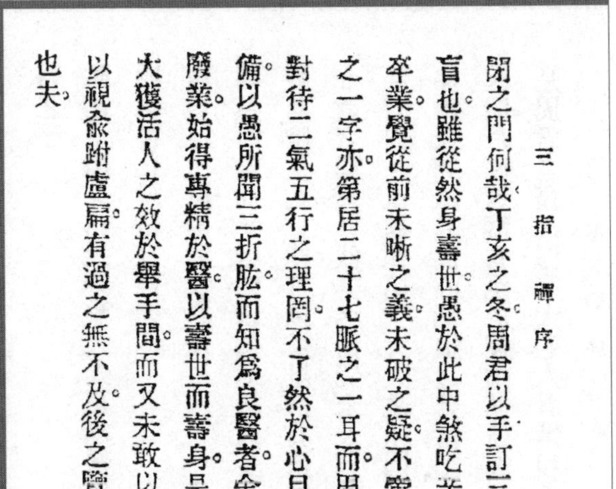
三指禪序　八

閉之門何哉丁亥之冬周君以手訂三指禪脈訣問字於愚於曰是問殆道於盲也雖從然身壽世愚於此中煞吃辛苦一旦得是書而讀壽目心謀之刻期卒業覺從前未晰之義未破之疑不啻迎刃而解毫髮無恨快也何如竊意緩之一字亦第居二十七脈之一耳而周君融會貫通獨有心得始爲提綱次爲對待二氣五行之理罔不了然於心目間誠足以闡前人所未發補前人所未備以愚所聞三折肱而知爲良醫者舍斯人其奚適也抑周君束髮受書因病廢業始得專精於醫以壽世而壽身是直以良相之經綸運諸良醫之呼吸乃大獲活人之效於舉手間而又未敢以自私也筆之於書嘉惠來學好生之德以視俞跗盧扁有過之無不及後之覽是書者其亦興起於茲編而定所法守也夫

闭之门何哉。丁亥之冬，周君以手订《三指禅》，脉诀问字于愚。于曰：是问殆道于盲也，虽从然身寿世，愚于此中煞吃辛苦，一旦得是书而读寿，目心谋之。刻期卒业，觉从前未晰之义，未破之疑，不啻迎刃而解。毫发无恨，快也何如！窃意缓之一字，亦第居二十七脉之一耳，而周君融会贯通，独有心得，始为提纲。次为对待二气五行之理罔，不了然于心目间，诚足以阐前人所未发，补前人所未备。以愚所闻三折肱，而知为良医者，舍斯人其奚适也。抑周君束发受书，因病废业，始得专精于医，以寿世而寿身。是直以良相之经纶，运诸良医之呼吸，乃大获活人之效于举手间，而又未敢以自私也。笔之于书，嘉惠来学好生之德，以视俞跗卢扁，有过之无不及。后之览是书者，其亦兴起于兹编，而定所法守也夫。

凡 例

一、叔和《脉经》，兵燹之后，无复睹其全本。五代迄今，千有余年，《脉诀》迭出，尽失《灵》、《素》、《难经》原文。是编取缓字为平脉，以定病脉，根抵《内经》以平人，定病脉之谛，其余阴阳对待，恰好安置二十七脉，一奇一偶，配合天成。

一、《灵》、《素》、《难经》，词旨深邃，非后学所能蠡测管窥，是编一字一句，悉宗经文。编中相为表里，六部脉位，三焦包络，极力将经文阐发明晰，以辨宋明改擿之非。

一、生人性发为情，情莫著于欣戚，而修仙修佛之基，以身为本，即皆寓于膻中、丹田中。从未有疏明其义，如数掌上罗纹者，是编畅发《内经》未发之旨，透写世人难写之情，而金液还丹之说，只知其非自外来。

一、论症首列男女异尺，剖别阴阳之蕴，即《周易》上卷首，乾坤下卷首，咸恒之义。

凡例

一叔和脈經兵燹之後。無復睹其全本。五代迄今。千有餘年。脈訣迭出。盡失靈素難經原文。是編取緩字爲平脈。以定病脈。根抵內經以平人定病脈之諦。其餘陰陽對待。恰好安置二十七脉。一奇一耦。配合天成。

一靈素難經詞旨深邃。非後學所能蠡測管窺。是編一字一句。悉宗經文。編中相爲表裏。六部脈位。三焦包絡。極力將經文闡發明晰。以辨宋明改擿之非。

一生人性發爲情。情莫著於欣戚。而修仙修佛之基。以身爲本。卽皆寓於膻中。丹田中。從未有疏明其義。如數掌上羅紋者。是編暢發內經未發之旨。透寫世人難寫之情。而金液還丹之說。只知其非自外來。

一論症首列男女異尺。剖別陰陽之蘊。卽周易上卷首。乾坤下卷首。咸恒之義。

一論症自癆至咳嗽篇。溯源先天主宰。以通元之妙手。寫濟世之婆心。語語自聖經出。却語語從心坎中出。醫見之爲醫。元見之爲元。

一論症自泄至哮喘篇。發揮後天功用。飲食勞役。病有四百四種。立論難於悉備。而大端却已隱括無遺。

一論症自春温至温疫篇。帝有外感諸症。率根據於四序。乘除五行衰旺之理。經經緯史。抉漢分章。是儒家吐屬。是醫家經綸。是草元家作用。令人把玩不盡。

一論症。自室女以後。凡雜症亦略見一班。可引伸而觸類。無得以掛漏。議之其所著之方。皆道人四十餘年之經驗。因統名之曰經驗方。

以上八則。實道人得心應手。有功世道之作。特爲表出。用公諸同志云。

南坡居士識

一、论症自痨至咳嗽篇，溯源先天主宰，以通元之妙手，写济世之婆心，语语自圣经出，却语语从心坎中出，医见之为医，元见之为元。

一、论症，自泄至哮喘篇，发挥后天功用，饮食劳役，病有四百四种，立论经难于悉备，而大端却已隐括无遗。

一、论症，自春温至温疫篇，帝有外感诸症，率根据于四序，乘除五行衰旺之理，经经纬史，抉汉分章，是儒家吐属，是医家经纶，是草元家作用，令人把玩不尽。

一、论症，自室女以后，凡杂症亦略见一班（斑），可引伸而触类，无得以挂漏。议之其所著之方，皆道人四十余年之经验，因统名之曰经验方。

以上八则，实道人得心应手，有功世道之作，特为表出，用公诸同志云。

南坡居士识

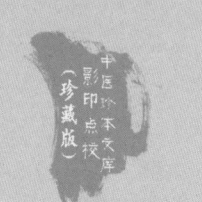

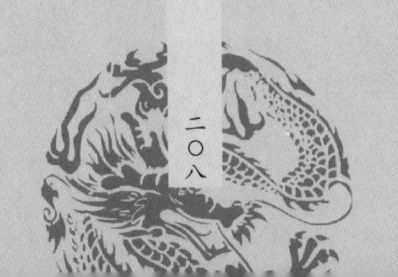

校正三指禪目録

卷上

校正三指禅目录

卷上

三指禪卷上

楚郡夢覺道人著　陳振奇重訂

總論

醫理無窮。脈學難曉。會心人一旦豁然。全憑禪悟。余未及冠。因病棄儒。留心醫學。研究諸書。並無一字之師。獨於脈稍得異人指示。提一緩字而融會之。全身脈症。於瞬息間盡歸三指之下。距今四十餘年。所過通都大邑。探取病情。無一不驗。今不敢以自私。立爲主腦。對以陰陽。註釋多本古人。體裁實非臆造。就正同學。幸其教我。

脈學源流

軒轅使伶倫截嶰谷之竹。作黃鐘律管。以候天地之節氣。使岐伯取氣口作脈。

三指禅卷上

楚郡梦觉道人著
陈振奇重订

总论

医理无穷，脉学难晓，会心人一旦豁然，全凭禅悟，余未及冠，因病弃儒，留心医学，研究诸书，并无一字之师，独于脉稍得异人指示，提一缓字，而融会之。全身脉症，于瞬息间尽归三指之下，距今四十余年所过通都大邑，探取病情，无一不验。今不敢以自私，立为主脑，对以阴阳，注释多本古人，体裁实非臆造，就正同学，幸其教我。

脉学源流

轩辕使伶伦截嶰谷之竹，作黄钟律管，以候天地之节气，使岐伯以气口作脉，

以候人之動氣。黃鍾之數九分。氣口之數亦九分。律管具而寸之數始形。故脈之動也。陽浮九分。陰得一寸。合於黃鍾。黃鍾者。氣之先兆。能測天地之節候。氣口者脈之要會。能知人命之死生。本律管以定脈。軒岐之微蘊。誠未易窺測者。越人著難經。推明十變。故叔和撰脈經。演成十卷。而脈始得燦明於世。迄五代高陽生脈訣出。士大夫多議之。由是才人傑士。咸馳驟於筆墨之間。各據其理。各抒其見。而眞訣幾幾乎晦矣。齊褚澄論脈。女子陰逆。自上生下。左寸爲受命之根。心肺脈診於兩尺。倒裝五臟。謬妄已極。趙維宗論脈。心肺在上。爲浮爲陽。肝腎在下。爲沉爲陰。脾居中州。半浮半沉。半陰半陽。意義膚淺。更屬無稽。吳草廬宗內經。取之於氣口。未盡內經之奧。朱考亭推內經。求之於遍身。未達內經之專。若二李者。（瀕湖士材）將前人所傳流之脈。依樣畫葫蘆。演成詩句。字字曉暢。叔和而後。幸有傳人。究未得平脈訣。醫無權度。殊失內經以平人定脈之旨。是編

以候人之动气。黄钟之数九分，气口之数亦九分，律管具而寸之数始形，故脉之动也。阳浮九分，阴得一寸，合于黄钟。黄钟者，气之先兆，能测天地之节候。气口者脉之要会，能知人命之死生。本律管以定脉，轩岐之微蕴，诚未易窥测者。越人者著《难经》，推明十变。故叔和撰《脉经》，演成十卷，而脉始得灿明于世。迄五代高阳生《脉诀》出，士大夫多议之，由是才人杰士，咸驰骤于笔墨之间，各据其理，各抒其见，而真诀几几乎晦矣。齐褚澄论脉，女子阴逆，自上生下，左寸为受命之根，心肺脉诊于两尺，倒装五脏，谬妄已极。赵维宗论脉，心肺在上，为浮为阳；肝肾在下，为沉为阴。脾居中州，半浮半沉，半阴半阳，意义肤浅，更属无稽。吴草庐宗《内经》，取之于气口，未尽《内经》之奥。朱考亭推《内经》，求之于遍身，未达《内经》之专。若二李者（濒湖士才），将前人所传流之脉，依样画葫芦，演成诗句，字字晓畅。叔和而后，幸有传人，究未得平脉诀，医无权度，殊失《内经》，以平人定脉之旨，是编

揆之前哲，虽则别开生面，实亦不过发明《内经》及《难经》、《脉经》之义云尔。

定脉部位

晦庵朱子，跋郭长杨医书云，予尝谓古人之于脉，其察之固非一道矣。然今世通行，惟寸、关、尺之法为最要，且其说具于《难经》之首篇。则亦非平空结撰也。故郭公此书，备载其语，而并取丁德用，密排三指之法以释之，夫《难经》夐乎尚矣。至于丁德用之法，则予窃意诊者之指有肥瘠，病者之臂有长短，以是相求，或未为定论也。盖常考经之所以分尺寸者，皆自关而前却是，则所谓关者，必有一定之处，亦若鱼际、尺泽之可以外见而先识也。然考诸书，皆无的论，惟《千金方》内，以为寸口之处，其骨自高，而关尺由是而却取焉。则其言之先后，位之进退，若与经文相合，独俗间所传脉诀，五七韵语，其词浅陋，非叔和本书明甚，乃能直指高骨为关，而分其前后，以为尺寸阴阳之位，似得《难经》本旨。余非精于

揆之前哲。雖則別開生面。實亦不過發明內經。及難經脈經之義云爾。

定脈部位

晦菴朱子跋郭長楊醫書云予嘗謂古人之於脈。其察之固非一道矣。然今世通行。惟寸關尺之法爲最要且其說具於難經之首篇則亦非平空結撰也。故郭公此書備載其語。而并取丁德用。密排三指之法以釋之。夫難經夐乎尚矣。至於丁德用之法。則予竊意診者之指有肥瘠。病者之臂有長短。以是相求。或未爲定論也。蓋常考經之所以分尺寸者。皆自關而前却。是則所謂關者。必有一定之處。亦若魚際尺澤之可以外見而先識也。然考諸書。皆無的論。惟千金方內以爲寸口之處。其骨自高。而關尺由是而却取焉。則其言之先後。位之進退。若與經文相合。獨俗間所傳脈訣。五七韻語。其詞淺陋。非叔和本書明甚。乃能直指高骨爲關。而分其前後。以爲尺寸陰陽之位。似得難經本旨。余非精於

道者。不能有以正也。姑附於此。以俟明者而折衷焉。按內經十八卷。即三墳古書。既未經孔子刪定。復未經朱子集註。醫喙爭鳴。互相排詆。分門別戶。莫知適從。獨指高骨爲關。以定尺寸。得朱子之跋。而脈之部位。始得其準。

寸尺解

高骨爲關。從關至魚際得一寸。（脈浮九分）而寸以名。從關至尺澤得一尺。（脈見一寸）而尺以名。以關爲間膈。而尺寸不得混爲一家。合寸關尺爲三部。其解最爲直捷。不得曲爲分晰。

六部脈解

六部之脈。候之寸關尺。出於脈要精微篇。左寸以候心。左關以候肝。左尺以候腎。右寸以候肺。右關以候脾。右尺以候命門。以明六部各有所屬。究之候脈。分而不分。不分而分。則得訣矣。脈經曰。春弦夏洪。秋似毛冬石。依經分節氣。婀婀

道者，不能有以正也，姑附于此，以俟明者而折衷焉。按《内经》十八卷，即三坟古书，既未经孔子删定，复未经朱子集注，医喙争鸣，互相排诋，分门别户，莫知适从，独指高骨为关，以定尺寸，得朱子之跋，而脉之部位，始得其准。

寸尺解

高骨为关，从关至鱼际得一寸（脉浮九分），而寸以名，从关至尺泽得一尺（脉见一寸），而尺以名，以关为半膈，而尺寸不得混为一家，合寸、关、尺为三部，其解最为直捷，不得曲为分晰。

六部脉解

六部之脉，候之寸、关、尺，出于《脉要精微》篇，左寸以候心，左关以候肝，左尺以候肾，右寸以候肺，右关以候脾，右尺以候命门，以明六部，各有所属。究之候脉，分而不分，不分而分，则得诀矣。《脉经》曰：春弦夏洪，秋似毛冬石，依经分节气，婀婀

媛若春杨柳，此是脾家居四季。假如春脉弦，岂有肝脉弦而余脉不弦之理乎？弦则俱弦，不过言春乃肝气主事，非谓独候之左关。但得浮洪，即属于（心火），不必（定拘）左寸。但得短涩，即属肺金，不必（定拘）右寸，但得沉细，即属肾水，不必定拘左尺。但得和缓，即属脾土，不必定拘右关。五脏之脉分，五脏之部不分也。是以伤寒之脉，仲景一书，曰浮曰紧，曰长曰弦，曰沉曰微，曰伏曰代，但统分脉之浮、紧、长、、弦、沉、微、伏代，并未专指何经。内伤之脉，又叔和一书，失血宜沉细，不宜浮紧；水症宜浮大，不宜沉伏；上气宜浮滑，不宜沉数；腹痛宜沉伏，不宜浮洪；消渴宜数大，不宜虚细；咳嗽宜浮缓，不宜细数。但分脉之宜与不宜，亦不必辨其何脏？此其明白可证者也。要须知先天一点真阳之火，潜于水中，寄居两尺，在右，火用事，水之为涵。火生土，是为脾土，居右关。土生金，是为肺金，居右寸，在左，水用事，火为之温。水生木，是为肝木，居左关，木生火，是为心火，居左寸，自无而生有，由

媛若春楊柳。此是脾家居四季。假如春脈弦。豈有肝脈弦而餘脈不弦之理乎。弦則俱弦。不過言春乃肝氣主事。非謂獨候之左關。但得浮洪。卽屬於炏。不必[illegible]左寸。但得短濇。卽屬肺金。不必[illegible]右寸。但得沉細。卽屬腎水。不必定拘左尺。但得和緩。卽屬脾土。不必定拘右關。五臟之脈分。五臟之部不分也。是以傷寒之脈。仲景一書。曰浮曰緊。曰長曰弦。曰沉曰微。曰伏曰代。但統分脈之浮緊長弦沉微伏代。并未專指何經。內傷之脈。又叔和一書。失血宜沉細。不宜浮緊。水症宜浮大。不宜沉伏。上氣宜浮滑。不宜沉數。腹痛宜沉伏。不宜浮洪。消渴宜數大。不宜虛細。咳嗽宜浮緩。不宜細數。但分脈之宜與不宜。亦不必辨其何臟。此其明白可證者也。要須知先天一點眞陽之火。潛於水中。寄居兩尺。在右。火用事。水之爲涵。火生土。是爲脾土。居右關。土生金。是爲肺金。居右寸。在左。水用事。火爲之溫。水生木。是爲肝木。居左關。木生火。是爲心火。居左寸。自無而生有。由

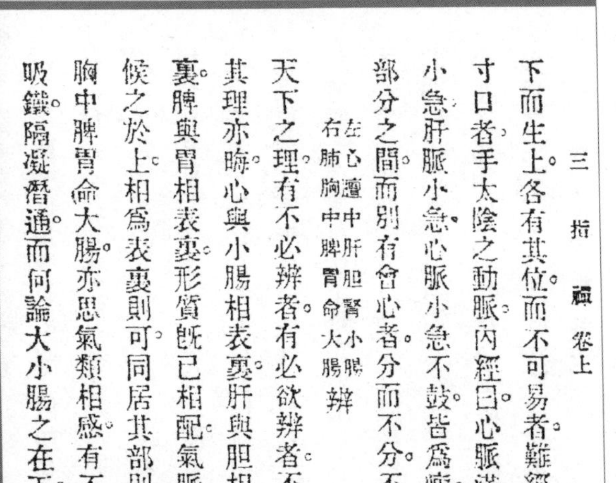
三指禪 卷上 六

下而生上。各有其位。而不可易者。難經曰。取寸口以決五臟。六腑之死生吉凶。寸口者手太陰之動脈。內經曰。心脈滿大。癇瘛筋攣。肝脈小急。癇瘛筋攣。腎脈小急肝脈小急。心脈小急不鼓。皆為瘕。腎肝並沉。為石水。并浮為風水。此又於部分之間而別有會心者。分而不分。不分而分。神而明之。存乎其人。

左心膻中肝膽腎小腸 右肺胸中脾胃命大腸 辨

天下之理。有不必辨者。有必欲辨者。不必辨而辨則其理晦。必欲辨而不辨。則其理亦晦。心與小腸相表裏。肝與膽相表裏。肺與大腸相表裏。腎與膀胱相表裏。脾與胃相表裏。形質既已相配。氣脈自然相通。而以為大小腸之在下。不得候之於上。相為表裏則可。同居其部則不可。易為左心膻中肝膽腎小腸。右肺胸中脾胃命大腸。亦思氣類相感。有不見其端倪者。琥珀拾芥。懸空亦起。磁石吸鐵。隔凝潛通。而何論大小腸之在下。心肺之在上也乎。且胸中膻中。間不能

下而生上，各有其位，而不可易者。《难经》曰：取寸口以决五脏，六腑之死生吉凶，寸口者，手太阴之动脉。《内经》曰：心脉满大，痫瘛筋挛。肝脉小急，痫瘛筋挛。肾脉小急，肝脉小急，心脉小急不鼓，皆为瘕。肾肝并沉，为石水，并浮为风水，此又于部分之间，而别有会心者，分而不分，不分而分，神而明之，存乎其人。

左心膻中肝、胆、肾、小肠，右肺胸中脾、胃、命、大肠 辨

天下之理，有不必辨者，有必欲辨者，不必辨而辨，则其理晦，必欲辨而不辨，则其理亦晦。心与小肠相表里；肝与胆相表里；肺与大肠相表里；肾与膀胱相表里；脾与胃相表里。形质既已相配，气脉自然相通，而以为大小肠之在下，不得候之于上，相为表里则可。同居其部则不可，易为左心膻中肝、胆、肾、小肠。右肺胸中脾、胃、命、大肠。亦思气类相感，有不见其端倪者。琥珀拾芥，悬空亦起，磁石吸铁，隔凝潜通，而何论大小肠之在下，心肺之在上也乎？且胸中膻中，间不能

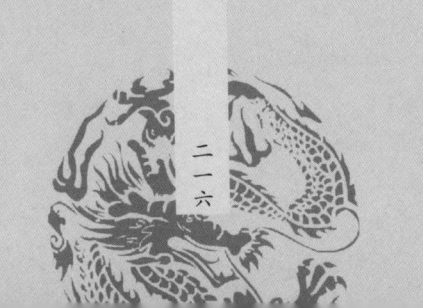

寸。小腸丙火。何得與腎水同居。大腸庚金。何得與命門同宿乎。此則不必爲之穿鑿而辨者也而有不得不辨者左腎以藏水。右腎以藏火。既已力辨其非。何以兩腎俱藏水。列諸左右。獨候之左尺。有是理乎。不知兩腎者。藏水卽皆藏火。不過左以水爲主右以火爲主耳。吾爲之正其名曰左心小腸肝胆腎膀胱右肺大腸脾胃腎命門。

定至數

持脈之初先看至數欲知至數先平己之呼吸。以己之呼吸定人之呼吸。未嘗不同蓋人之五臟不可見所可見者脈而已呼出於心肺心一至肺一至吸入於肝腎肝一至腎一至一呼一吸脈來四至名一息。脾脈不見者以土旺四季也是爲平脈惟是邪擾於中斯脈不得其正耳亦有平人脈來五至而無病者。

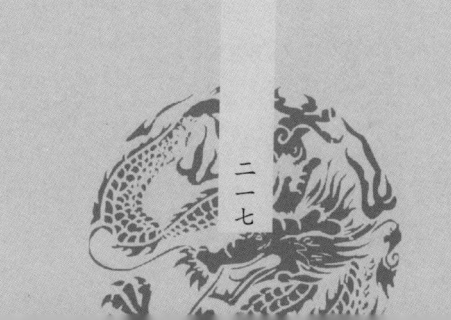

二十七脈名目

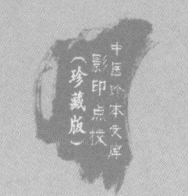

寸，小肠丙火，何得与肾水同居。大肠庚金，何得与命门同宿乎？此则不必为之穿凿而辨者也。而有不得不辨者，左肾以藏水，右肾以藏火，既已力辨其非，何以两肾俱藏水。列诸左右，独候之左尺，有是理乎？不知两肾者，藏水即皆藏火，不过左以水为主，右以火为主耳。吾为之正其名曰：左心小肠、肝、胆、肾、膀胱，右肺、大肠、脾、胃、肾、命门。

定至数

持脉之初，先看至数，欲知至数，先平己之呼吸，以己之呼吸，定人之呼吸，未尝不同。盖人之五脏不可见，所可见者脉而已。呼出于心肺，心一至，肺一至。吸入于肝肾，肝一至，肾一至。一呼一吸，脉来四至，名一息。脾脉不见者，以土旺四季也，是为平脉。惟是邪扰于中，斯脉不得其正耳。亦有平人，脉来五至而无病者。

二十七脉名目

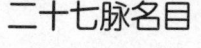

緩（弦弱 濡牢 浮沉 微細 滑濇 洪伏 虛實 遲數 長短 芤革 結促 緊散 動代）

訣以緩爲極平脈。餘二十六爲病脈。定清緩脈方可定諸病脈。精熟緩脈。即可以知諸病脈。脈之有緩。猶權度之有定平星也。劉介卿評診家和緩即吾儒之時中古之名醫命名和緩者明有取義

緩 和緩也張太素曰應指和緩往來甚勻楊元操曰如春初楊柳舞風之象也

四至調和百脈通。渾涵元氣此身中。消融宿疾千般苦。保合先天一點紅。露顆圓勻宜夜月。柳條搖曳趁春風。欲求極好爲權度。緩字醫家第一功。

缓（弦弱 濡牢 浮沉 微细 滑涩 洪伏 虚实 迟数 长短 芤革 结促 聚散 动代）

诀以缓为极平脉，余二十六为病脉，定清缓脉，方可定诸病脉。精熟缓脉，即可以知诸病脉。脉之有缓，犹权度之有定平星也（刘介卿评诊家和缓，即吾儒之时中，古之名医命名和缓者，明有取义）。

缓（和缓也。张太素曰：应指和缓，往来甚匀。杨元操曰：如春初杨柳舞风之象也）。

四至调和百脉通，浑涵元气此身中。消融宿疾千般苦，保合先天一点红。露颗圆匀宜夜月，柳条摇曳趁春风。欲求极好为权度，缓字医家第一功。

不浮不沉。恰在中取。不遲不數正好四至。欣欣然。悠悠然。洋洋然。從容柔順圓淨分明。微於緩者卽爲微。細於緩者卽爲細。虛實長短弦弱滑濇。無不皆然。至於芤革緊散濡牢洪伏促結動代以緩爲權度尤其顯而易見者也。

有胃氣生

四時之脈。和緩爲宗。緩卽爲有胃氣也。萬物皆生於土。久病而稍帶一緩字是爲有胃氣。其生可預卜耳。統六脈而言不得獨診右關

脈貴有神

無病之脈。不求神而神在。緩卽爲有神也。方書乃以有力訓之。豈知有力。未必遂爲有神而有神正不定在有力。精熟緩字。自知所別裁。

讀緩字法

焚香趺坐。靜氣凝神。將緩字口誦之。心維之手摩之。反覆而詳玩之。久之緩歸指上。以

不浮不沉，恰在中取；不迟不数，正好四至。欣然然，悠悠然，洋洋然，从容柔顺，圆净分明，微于缓者即为微，细于缓者即为细。虚实长短，弦弱滑涩，无不皆然。至于芤革紧散，濡牢洪伏，促结动代，以缓为权度，尤其显而易见者也。

有胃气生

四时之脉，和缓为宗，缓即为有胃气也。万物皆生于土，久病而稍带一缓字是为有胃气，其生可预卜耳（统六脉而言，不得独诊右关）。

脉贵有神

无病之脉，不求神而神在，缓即为有神也。方书乃以有力训之，岂知有力，未必遂为有神，而有神正不定在有力，精熟缓字，自知所别裁。

读缓字法

焚香趺坐，静气凝神，将缓字口诵之，心维之手摩之，反覆而详玩之，久之缓归指上，以

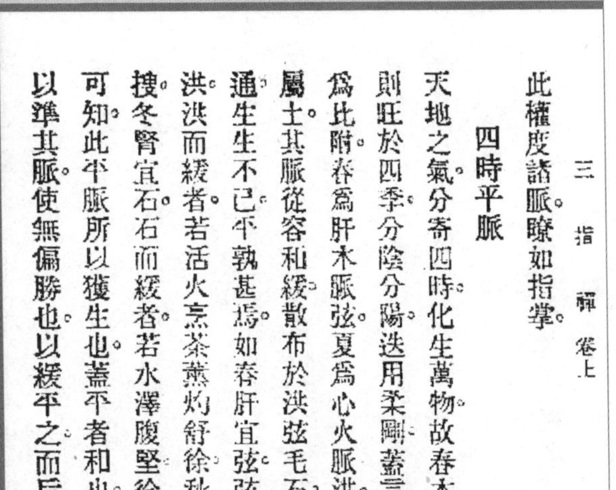

此權度諸脈瞭如指掌

四時平脈

天地之氣分寄四時化生萬物故春木夏火秋金冬水皆乘其令以分司獨土則旺於四季分陰分陽迭用柔剛蓋言平也人得天地之氣以生而脈卽與之爲比附春爲肝木脈弦夏爲心火脈洪秋爲肺金脈毛冬爲腎水脈石惟胃氣屬土其脈從容和緩散布於洪弦毛石以默運於春夏秋冬渾淪元氣流暢貫通生生不已平孰甚焉如春肝宜弦弦而緩者若風颭柳梢搖抑宛轉夏心宜洪洪而緩者若活火烹茶薰灼舒徐秋肺宜毛毛而緩者若揀金砂礫漸次披搜冬腎宜石石而緩者若水澤腹堅徐行紬透四季脾胃用事厥脈宜緩不問可知此平脈所以獲生也蓋平者和也所以和其脈使無急躁也平者準也所以準其脈使無偏勝也以緩平之而后四時之脈得其平耳夫緩卽胃氣原稟

此权度诸脉，了如指掌。

四时平脉

天地之气，分寄四时，化生万物，故春木、夏火、秋金、冬水，皆乘其令以分司。独土则旺于四季，分阴分阳，迭用柔刚，盖言平也。人得天地之气以生，而脉即与之为比附。春为肝木脉弦；夏为心火脉洪；秋为肺金脉毛；冬为肾水脉石。惟胃气属土，其脉从容和缓，散布于洪、弦、毛、石，以默运于春、夏、秋、冬。浑沦元气，流畅贯通，生生不已。平孰甚焉，如春肝宜弦，弦而缓者。若风飐柳梢，扬抑宛转。夏心宜洪，洪而缓者，若活火烹茶薰灼舒徐。秋肺宜毛，毛而缓者，若拣净金砂砾，渐次披搜。冬肾宜石，石而缓者，若水泽腹坚，徐行绉透。四季脾胃用事，厥脉宜缓，不问可知，此平脉所以获生也。盖平者和也，所以和其脉，使无急躁也。平者准也，所以准其脉，使无偏胜也。以缓平之，而后四时之脉，得其平耳。夫缓即胃气，原秉天生地成，与诸脉互相主辅，而不可须臾离焉者。经所云春弦、夏洪、秋毛、冬石，皆以胃气为本，诚得诊脉之大宗也。惜医不知察，囫囵读过，毫无心得，未知有胃气者，为平为生。无胃气者，为病为死。遂使一成不易之理，徒蓄千载莫破之疑。余因揭而论定，以著是编。

浮、沉、迟、数四大纲

立缓为标，言平脉，既统该乎弦、洪、毛、石，提病脉，先分著于数、迟、沉，而二十二脉之旁见侧出者，无不寓于其中，举其纲而目自见。

浮（《脉经》曰：举之有余，按之不足。崔氏曰：如水上标木主表）。

浮从水面悟轻舟，总被风寒先痛头。里病而浮精血脱，药非无效病难瘳。

浮肾伤寒；浮虚伤暑；浮数伤风；浮迟伤湿。亦有里病脉浮者，浮而云腾蜃起，多属阴虚。浮而棉软葱空，半由失血；浮而月荡星摇，预知精败；浮而羽铩毛

天生地成與諸脈互相主輔而不可須臾離焉者經所云春弦夏洪秋毛冬石皆以胃氣爲本誠得診脈之大宗也惜醫不知察囫圇讀過毫無心得未知有胃氣者爲平爲生無胃氣者爲病爲死遂使一成不易之理徒蓄千載莫破之疑余因揭而論定以著是編

浮沉遲數四大綱

立緩爲標言平脈既統該乎弦洪毛石提病脈先分著於浮數遲沉而二十二脈之旁見側出者無不寓於其中舉其綱而目自見

浮 脈經曰舉之有餘按之不足 崔氏曰如水上標木主表

浮從水面悟輕舟總被風寒先痛頭裏病而浮精血脫藥非無效病難瘳

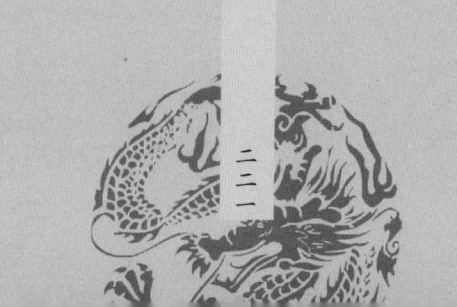

浮緊傷寒浮虛傷暑浮數傷風浮遲傷溼亦有裏病脈浮者浮而雲騰蜃起多屬陰虛浮而棉軟葱空半由失血浮而月蕩星搖預知精敗浮而羽鎩毛

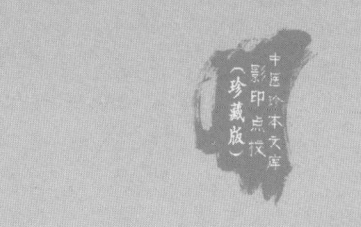

散可卜神消。

沉（脈經曰重手按至筋骨乃得 楊氏曰如沉石水底主裏）

沉居筋骨有無痾。着骨推筋仔細摩。有病而沉兼別脈。沉而無病世人多。

沉遲痼冷。沉數內熱。沉滑痰積。沉緊冷痛。多有無病脈沉者。沉居命脈悠長。足徵壽考。沉居腎脈恬靜。咸頌仁人。沉居關脈調勻。允稱秀士。沉居寸脈圓活。定是名姝。

遲（脈經曰一息三至去來極慢 遲爲陽不勝陰脈來不及）

遲爲三至欲亡陽。好與醫家仔細詳。總是沉寒侵臟腑。只宜溫藥不宜涼。

浮遲表寒。沉遲裏寒。有力積寒。無力虛寒。未有無寒脈遲者。遲爲內病壅閼。溫養陽剛。遲爲外病侵凌。溫消陰翳。遲爲緩病纏綿。溫補元氣。遲爲急病馳驟。溫散客邪。

散，可卜神消。

沉（《脉经》曰：重手按至筋骨乃得。杨氏曰：如沉石水底主里）

沉居筋骨有无痾，着骨推筋仔细摩。有病而沉兼别脉，沉而无病世人多。

沉迟痼冷；沉数内热；沉滑痰积；沉紧冷痛。多有无病脉沉者，沉居命脉悠长，足徵寿考。沉居肾脉恬静，咸颂仁人。沉居关脉调匀，允称秀士。沉居寸脉圆活，定是名姝。

迟（《脉经》曰：一息三至去来极慢，迟为阳不胜，阴脉来不及）

迟为三至欲亡阳，好与医家仔细详。总是沉寒侵脏腑，只宜温药不宜凉。

浮迟表寒，沉迟里寒。有力积寒，无力虚寒，未有无寒脉迟者。迟为内病壅阏，温养阳刚。迟为外病侵凌，温消阴翳。迟为缓病缠绵，温补元气。迟为急病驰骤，温散客邪。

数（《脉经》曰：一息常六至。《素问》曰：脉流薄疾，数为阴，为不胜阳）

数脉为阳至倍三，脉中数脉实难谙，而今始识诸般数，嘱咐医人莫乱探。

五行之中，金、木、水、土，各居其一。维火则有二，而推其火之类，不待本经之火，海枯被火，则为肾火。榆能生火，则为肝火。石可取火，则为肺火。壤内藏火，则为脾火，不止有二而为主矣，而充其火之尽，不特当时之火。风热而炽，则为风火。寒郁而热，则为寒火。暑伤而温，则为暑火。湿积而蒸，则为湿火。燥过而枯，则为燥火。是内有六，外亦有六矣，而穷其火之变，不独五运六气之火。又有无根之火；痰结之火；血燥之火；莫可名状，莫可纪极之火。综此以观，无病不有火，无火不脉数，无药不可以治数。君火而数，芩连固为折；火之正敌，相火而数；桂附亦为归火之灵丹。脾倦生火，数非参芪莫疗；肝盛生火，数惟柴勺可除。数缘肾虚，两地滋阴，不必降火；数缘肺损，二冬泄热，即以清金，解痰

數（脈經曰一息常六至素問曰脈流薄疾數爲陰不勝陽）

數脈爲陽至倍三脈中數脈實難諳而今始識諸般數囑咐醫人莫亂探。

五行之中金木水土各居其一。維火則有二。而推其火之類不待本經之火。海枯被火。則爲腎火。榆能生火。則爲肝火。石可取火。則爲肺火。壤內藏火。則爲脾火。不止有二而爲六矣。而充其火之盡不特當時之火。風熱而熾則爲風火。寒鬱而熱則爲寒火。暑傷而溫則爲暑火。溼積而蒸則爲濕火。燥過而枯則爲燥火。是內有六。外亦有六矣。而窮其火之變。不獨五運六氣之火。又有無根之火。痰結之火。血燥之火。莫可名狀。莫可紀極之火。綜此以觀。無病不有火。無火不脈數。無藥不可以治數。君火而數。芩連固爲折。火之正敵。相火而數。桂附亦爲歸火之靈丹。脾倦生火。數非參芪莫療。肝盛生火。數惟柴勺可除。數緣腎虛。兩地滋陰。不必降火。數緣肺損。二冬洩熱。即以清金解痰

火之數。惟恃法夏。潤血燥之數。須用當歸。傷風發熱。可以去風。即可以治數。防風羌活傷寒發熱。於焉去寒。即於焉治數。麻黃桂枝。療暑熱之數脈。焦朮川烏。極爲妙品。調溼熱之數脈。蒼朮黃柏。實有神功。阿膠養秋燥之金。脈數自減。元參洩無根之火。脈數以除。區別內外。分晰經絡。以脈診病。以病證脈。斯得之矣。安得有心人與之對數脈哉。

對待總論

人之一身。不離陰陽。而見之於脈。亦不離陰陽。浮沉遲數。陰陽相配之大者也。舉其餘而對待訓之。事以相形而易明。理亦對勘而互見。

微與細對

微爲陽弱欲絕。細乃陰虛至極。二脈實醫家剖白陰陽關健。最宜分曉。故繼浮沉遲數後。舉以爲對。以冠諸脈。

火之数，惟恃法夏。润血燥之数，须用当归。伤风发热，可以去风，即可以治数。防风、羌活，伤寒发热，于焉去寒，即于焉治数。麻黄、桂枝，疗暑热之数脉。焦术、川乌，极为妙品，调湿热之数脉。苍术、黄柏，实有神功。阿胶养秋燥之金，脉数自减。元参泄无根之火，脉数以除。区别内外，分晰经络，以脉诊病，以病证脉，斯得之矣，安得有心人与之对数脉哉。

对待总论

人之一身，不离阴阳，而见之于脉，亦不离阴阳。浮、沉、迟、数，阴阳相配之大者也。举其余而对待训之，事以相形而易明，理亦对勘而互见。

微与细对

微为阳弱欲绝，细乃阴虚至极。二脉实医家剖白阴阳关健（键），最宜分晓。故继浮、沉、迟、数后，举以为对，以冠诸脉。

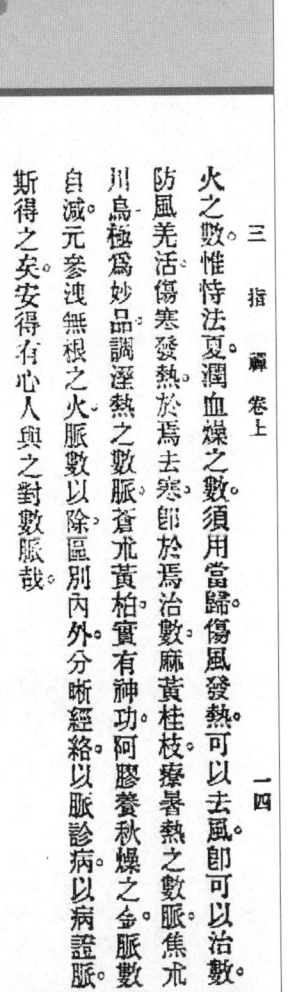

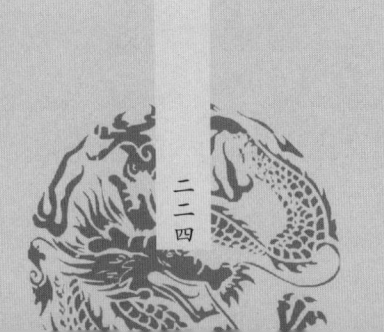

微

微脉有如无，难容一吸呼；阳微将欲绝，峻补莫踟蹰。

轻诊犹见，重按全无。黄芪、白术，益气归元。附片干姜，回元反本。

细

细脉一丝牵，余音不绝然。真阴将失守，加数断难痊。

举之极微，按之不绝。天麦二冬，清金生水。生熟两地，滋阴养阳。

虚举实对

二脉举按皆得，而刚柔异质，实为邪气实，虚乃本气虚。

虚

虚脉大而松，迟柔力少充，多因伤暑毒，亦或血虚空。

迟大而软，按之无力。

【按】《脉经》言，陷指豁空，非是。诸脉中惟芤革，二脉言空，以虚脉而言空，能别乎革难别乎芤。频

微

微脈有如無。難容一吸呼。陽微將欲絕。峻補莫踟躕。　輕診猶見。重按全無。黃芪白朮。益氣歸元。附片乾薑。回元反本。

細

細脈一絲牽。餘音不絕然。眞陰將失守。加數斷難痊。　舉之極微。按之不絕。天麥二冬。清金生水。生熟兩地。滋陰養陽。

虛舉實對

二脈舉按皆得。而剛柔異質。實爲邪氣實。虛乃本氣虛。

虛

虛脈大而鬆。遲柔力少充。多因傷暑毒。亦或血虛空。　遲大而耎。按之無力。按脈經言隱指豁空。非是。諸脈中惟芤革二脈言空。以虛脈而言空。能別乎革。難別乎芤。頻

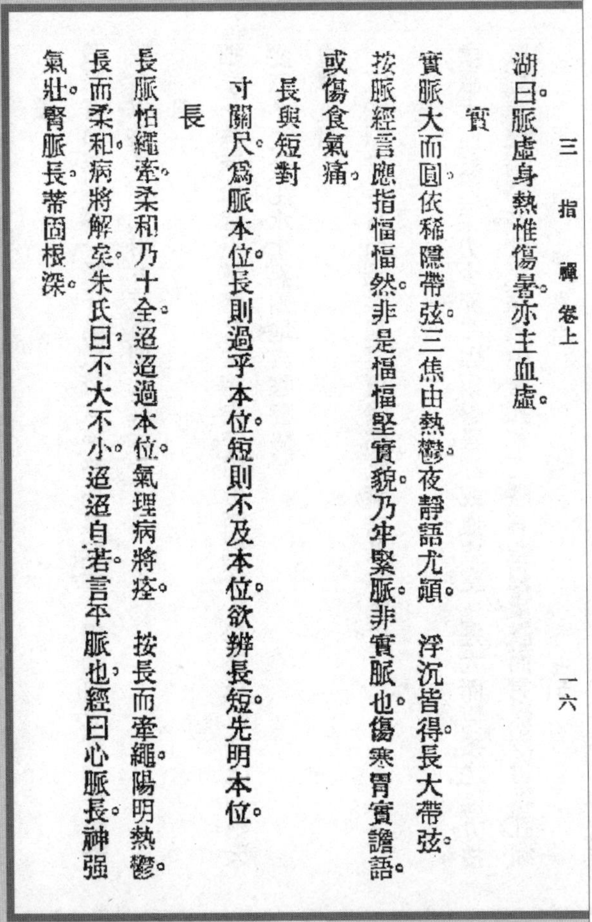

湖曰。脈虛身熱惟傷暑。亦主血虛。

實

實脈大而圓。依稀隱帶弦。三焦由熱鬱。夜靜語尤顛。 浮沉皆得。長大帶弦。

按脈經言。應指愊愊然。非是愊愊堅實貌。乃牢緊脈。非實脈也。傷寒胃實譫語。或傷食氣痛。

長與短對

寸關尺。爲脈本位。長則過乎本位。短則不及本位。欲辨長短。先明本位。

長

長脈怕繩牽。柔和乃十全。迢迢過本位。氣理病將痊。 按長而牽繩。陽明熱鬱。長而柔和。病將解矣。朱氏曰。不大不小。迢迢自若。言平脈也。經曰。心脈長。神强氣壯。腎脈長。蒂固根深。

湖曰：脉虚身热惟伤暑，亦主血虚。

实

实脉大而圆，依稀隐带弦。三焦由热郁，夜静语尤颠。

浮沉皆得，长大带弦。

【按】《脉经》言，应指愊愊然，非是愊愊坚亦实貌，乃牢紧脉，非实脉也。伤寒胃实谵语，或伤食气痛。

长与短对

寸、关、尺，为脉本位，长则过乎本位，短则不及本位，欲辨长短，先明本位。

长

长脉怕绳牵，柔和乃十全。迢迢过本位，气理病将痊。

【按】长而牵绳，阳明热郁。长而柔和，病将解矣。朱氏曰：不大不小，迢迢自若，言平脉也。经曰：心脉长，神强气壮，肾脉长，蒂固根深。

短

短脉部无余，犹疑动宛如。酒伤神欲散，食宿气难舒。

【按】短与动为邻，形与动实别，动则圆转如豆，短则需滞而艰。

濒湖曰：短而滑数酒伤神。滑氏曰：短脉为阴中伏阳，三焦气壅，宿食不消。

弦与弱对

脉而弦，脉之有力者也。雄姿猛态，可以举百钧。脉而弱，脉之无力者也。纤质柔容，不能举一羽。

弦　同一绘也，在肝经是泻之攻之，在胆经则和之解之。

弦脉似长弓，肝经并胆宫。疝癞如癥瘕，疟象伤寒同。

《素问》曰：脉端直以长。刊误曰：从中直过，挺然指下。

【按】弦属肝胆经，疝癞癥瘕疟，肝胆经病，肝胆经有泄无补。

短

短脈部無餘。猶疑動宛如。酒傷神欲散。食宿氣難舒。　按短與動爲隣。形與動實別。動則圓轉如豆。短則需滯而艱。

瀕湖曰。短而滑數酒傷神。滑氏曰短脈爲陰中伏陽。三焦氣壅。宿食不消。

弦與弱對

脈而弦。脈之有力者也。雄姿猛態。可以舉百鈞。脈而弱。脈之無力者也。纖質柔容。不能舉一羽。

弦　同一絃也。在肝經則瀉之攻之。在胆經則和之解之。

弦脈似長弓。肝經並胆宮。疝癩如癥瘕。瘧象傷寒同。　素問曰。脈端直以長。刊誤曰。從中直過。挺然指下。　按弦屬肝胆經。疝癩癥瘕瘧。肝胆經病。肝胆經有洩無補。

弱

弱脈按來柔柔沉不見浮形枯精日減急治可全瘳 脈經曰極耎而沉按之乃得舉手無有 弱宜分滑濇脈弱而滑是有胃氣淸秀人多有此脈脈弱而濇是爲病脈

滑與濇對

脈之往來一則流利一則艱滯滑濇形狀對面看來便見

滑

滑脈走如珠往來極流利氣虛多生痰女得反爲吉 沈薇垣曰滑主痰飲浮滑風痰沉滑食痰滑數痰火亦有嘔吐蓄血宿食而脈滑者萬氏云脈尺數關滑而寸盛爲有胎

濇

弱

弱脉按来柔，柔沉不见浮。形枯精日减，急治可全瘳。

《脉经》曰：极软而沉，按之乃得，举手无有。

弱宜分滑涩，脉弱而滑，是有胃气，清秀人多有此脉。脉弱而涩，是为病脉。

滑与涩对

脉之往来，一则流利，一则艰滞，滑涩形状，对面看来便见。

滑

滑脉走如珠，往来极流利。气虚多生痰，女得反为吉。

沈薇垣曰：滑主痰饮，浮滑风痰，沉滑食痰，滑数痰火，亦有呕吐、蓄血、宿食而脉滑者。万氏云：脉尺数关滑，而寸盛，为有胎。

涩

涩脉往来，难参差应指端，只缘精血少，时热或纯寒。

《脉经》云：涩脉细而迟，往来艰短且散，或一止复来。

《素问》云：参五不调。

【按】血不流通，故脉来艰滞。

芤与革对

同一中空，而产实两分焉，虚而空者为芤，实而空者为革。悟透实与虚，旁通芤与革。

芤

芤字训慈葱，中央总是空。医家特拟脉，血脱满江红。

戴同父曰：营行脉中，脉以血为形，芤脉中空，血脱之象也。

革

革脉惟旁实，形同按鼓皮。劳伤神恍惚，梦破五更遗。

【按】革主亡精，芤主亡血。《脉经》言：均为失血之候，混淆莫别。不过革亦有亡血者。

濇脈往來難。參差應指端。只緣精血少。時熱或純寒。 脈經云。濇脈細而遲往來艱短且散。或一止復來。 素問云參五不調。 按血不流通故脈來艱滯。

芤與革對

同一中空。而産實兩分焉。虛而空者爲芤。實而空者爲革。悟透實與虛。旁通芤與革。

芤

芤字訓慈葱。中央總是空。醫家特擬脈。血脫滿江紅。 戴同父曰。營行脈中。脈以血爲形。芤脈中空。血脫之象也。

革

革脈惟旁實。形同按鼓皮。勞傷神恍惚。夢破五更遺。 按革主亡精。芤主亡血。脈經言均爲失血之候。混淆莫別。不過革亦有亡血者。

緊與散對

鬆緊聚散。物理之常。散即鬆之極者也。緊則聚之極者也。緊如轉索。散似飛花。緊散相反、形容如生。

緊

緊脈彈人手。形如轉索然。熱為寒所束。溫散藥居先。

諸緊為寒為痛。人迎緊盛傷於寒。氣口緊盛傷於食。腹痛尺緊。中惡浮緊。咳嗽沉緊者主死症。

按　浮緊宜散。沉緊宜溫。

散

散脈最難醫。本離少所依。往往至無定。一片楊花飛。

柳氏云。無統紀。無拘束。至數不齊。或來多去少。或去多來少。渙散不收。

濡與牢對

紧与散对

松紧聚散，物理之常，散即松之极者也；紧则聚之极者也。紧如转索，散似飞花，紧散相反，形容如生。

紧

紧脉弹人手，形如转索然。热为寒所束，温散药居先。

诸紧为寒为痛，人迎紧盛伤于寒。气口紧盛伤于食，腹痛尺紧，中恶浮紧，咳嗽沉紧者，主死症。

【按】浮紧宜散，沉紧宜温。

散

散脉最难医，本离少所依。往往至无定，一片杨花飞。

柳氏云：无统纪，无拘束，至数不齐，或来多去少，或去多来少，涣散不收。

濡与牢对

浮之轻者为濡，平沙面雨霏千点。沉之重者为牢，锦匣内绵裹一针。

濡

濡脉按须轻，萍浮水面生。平人多损寿，莫作病人评。

《脉经》曰：濡脉极软而浮，如帛在水中，轻手乃得，按之无有。

【按】濡主血虚之病，又主伤湿，平人不宜见此脉。

濒湖曰：平人若见似无根。

牢

牢脉实而坚，当居沉伏边。疝癞犹右治，失血命难延。

《脉经》曰：似沉似伏，实大弦长。仲景曰：寒则牢坚，有牢固之象。

【按】牢长属肝，疝癞肝病实，病见实脉可治。扁鹊曰：失血脉，脉宜沉细，反浮大而牢者死，虚病见实脉也。

洪与伏对

浮之輕者爲濡。平沙面雨霏千點。沉之重者爲牢。錦匣內綿裹一針。

濡

濡脈按須輕。萍浮水面生。平人多損壽。莫作病人評。 脈經曰濡脈極耎而浮如帛在水中。輕手乃得。按之無有。 按濡主血虛之病又主傷溼平人不宜見此脈。 瀕湖曰平人若見似無根。

牢

牢脈實而堅。當居沉伏邊。疝癩猶可治。失血命難延。 脈經曰似沉似伏實大弦長。仲景曰寒則牢堅。有牢固之象。

按牢長屬肝。疝癩肝病實病見實脈可治。扁鵲曰失血脈脈宜沉細。反浮大而牢者死。虛病見實脈也。

洪與伏對

浮之最著者爲洪。水面上波翻浪湧。沉之至隱者爲伏。石脚下迹遁蹤潛。

洪

洪脈脹兼嘔。陰虛火上浮。應時惟夏月。來盛去悠悠。 經曰。諸腹脈大。皆屬於熱。嘔初起爲寒。鬱則爲熱。經曰。諸逆上衝。皆屬於火。陰虛陽盛。脈多洪。惟夏日應時。 瀕湖曰。拍拍而浮是洪脈。素問曰。來盛去衰。

伏

伏脈症宜分。傷寒醞汗深。浮沉俱不得。着骨始能尋。 傷寒一手伏曰單伏。兩手伏曰雙伏。乃火邪內鬱。不得發越。陽極似陰。故脈伏必大汗而解。又有夾陰傷寒。先有伏陰在內。外復感寒。陰盛陽衰。四肢厥逆。六脈沉伏。須投薑附。炙關元。脈乃出。 按二症極宜分。

結與促對

浮之最著者为洪，水面上波翻浪涌。沉之至隐者为伏，石脚下迹遁踪潜。

洪

洪脉胀兼呕，阴虚火上浮。应时惟夏月，来盛去悠悠。

经曰：诸腹脉大，皆属于热呕初起为寒，郁则为热。经曰：诸逆上冲，皆属于火，阴虚阳盛，脉多洪，惟夏日应时。

濒湖曰：拍拍而浮是洪脉。《素问》曰：来盛去衰。

伏

伏脉症宜分，伤寒酿汗深。浮沉俱不得，着骨始能寻。

伤寒一手伏曰单伏，两手伏曰双伏，乃火邪内郁，不得发越，阳极似阴，故脉伏必大汗而解。又有夹阴伤寒，先有伏阴在内，外复感寒，阴盛阳衰，四肢厥逆，六脉沉伏，须投姜附，炙关元，脉乃出。

【按】二症极宜分。

结与促对

遲而一止爲結。數而一止爲促。遲爲寒結。則寒之極矣。數爲熱促。則熱之至矣。

結

結脈遲中止。陽微一片寒。諸般陰積症。溫補或平安。　越人曰。結甚則積甚。結微則積微。浮結外有積病。沉結內有積聚。

促

促脈形同數。須從一止看。陰衰陽獨盛。洩熱則宜寒。　瀕湖曰。三焦鬱火炎盛。進必無生。退有生。　按促則宜洩熱除蒸。誤用溫補立見危殆。

動與代對

動則獨勝爲陽。代則中止爲陰。動代變遷。陰陽迭見。

動

迟而一止为结，数而一止为促。迟为寒结，则寒之极矣。数为热促，则热之至矣。

结

结脉迟中止，阳微一片寒。诸般阴积症，温补或平安。

越人曰：结甚则积甚，结微则积微，浮结外，有积病，沉结内，有积聚。

促

促脉形同数，须从一止看。阴衰阳独盛，泄热则宜寒。

濒湖曰：三焦郁火炎盛。进必无生，退有生。

【按】促则宜泄热除蒸，误用温补，立见危殆。

动与代对

动则独胜为阳，代则中止为阴，动代变迁，阴阳迭见。

动

動脈陽陰搏。專司痛與驚。當關一豆轉。尺寸不分明。　脈經曰。動乃數脈見於關上下。無頭無尾如豆大厥厥動搖。仲景曰。陰陽相搏名曰動。陽動則汗出陰動則發熱。　瀕湖曰。動脈專司痛與驚汗因陽動熱因陰。

代

代脈動中看。遲遲止復還。平人多不利。惟有養胎間。　結促止無常數。或二動一止或三五動一止。即來。代脈之止有常數。必依數而止。還入尺中。良久方來。滑伯仁曰。若無病羸瘦脈代者危。有病而氣不能續者。代爲病脈。傷寒心悸脈代者。復脈湯主之。妊娠脈代者。其胎百日。代之生死不可不辨。

脈訣眞詮　余心脈學。未得其門。因貨殖湘江。讀三指禪而恍然。權衡之餘。仍習舊業。雙泉羅錫恆讀。

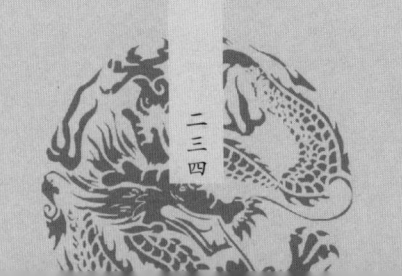

奇經八脈

动脉阳阴搏，专司痛与惊。当关一豆转，尺寸不分明。

《脉经》曰：动乃数脉，见于关上下，无头无尾，如豆大，厥厥动摇。仲景曰：阴阳相搏，名曰动，阳动则汗出，阴动则发热。

濒湖曰：动脉专司痛与惊，汗因阳动热因阴。

代

代脉动中看，迟迟止复还。平人多不利，惟有养胎间。

结促止无常数，或二动一止，或三五动一止即来。代脉之止有常数，必依数而止，还入尺中，良久方来。滑伯仁曰：若无病羸瘦脉代者危，有病而气不能续者，代为病脉。伤寒心悸脉代者，复脉汤主之。妊娠脉代者，其胎百日。代之生死，不可不辨。

脉诀真诠　余心脉学，未得其门，因贷殖湘江，读《三指禅》而恍然，权衡之余，仍习旧业，双泉罗锡恒读。

奇经八脉

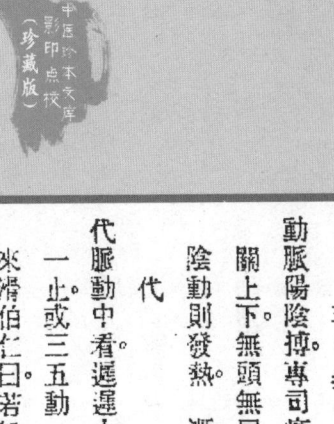

本来督任一身中，寻得仙源有路通。剖别阴阳维跻界，谓冲运带鼎炉红。

人脉者，督脉，任脉，阳维，阴维，阳跻，阴跻，冲脉，带脉，是也。以其不拘于经，故曰奇。督、任、冲起于会阴穴，一源而三脉。督脉由长强穴，贯脊上行，过巅顶，至龈交而止，为阳脉之总督，故曰阳脉之海。任脉上行脐腹过咽喉，至承浆而止，为阴脉之承任，故曰阴脉之海。阳维起于诸阳之会，由外踝之金门穴，而上行于卫分。阴维起于诸阴之会，由内踝之筑宾穴，而上行于营分。夫人身之经络繁密，二脉能阴交阳会之间，加一紧缚举纲齐目，而阴阳斯得维持之力。阳跻之脉，起于足跟，循外踝上行于身之左右。阴跻之脉，起于足跟，循内踝上行于身之左右，所以使机关之跻捷也。冲脉前行于腹，后行于背，上行于头，下行于足。凡筋骨肌肉，无处不到，十二经络上下之冲要，故曰十二经络之海。带脉横围于腰，状如束带，所以总束诸脉。医家知乎八脉，则十二经

本來督任一身中尋得仙源有路通剖別陰陽維蹻界謂衝運帶鼎爐紅

人脈者督脈任脈陽維陰維陽蹻陰蹻衝脈帶脈是也以其不拘於經故曰奇督任衝起於會陰穴一源而三脈督脈由長强穴貫脊上行過巔頂至齦交而止爲陽脈之總督故曰陽脈之海任脈上行臍腹過咽喉至承漿而止爲陰脈之承任故曰陰脈之海陽維起於諸陽之會由外踝之金門穴而上行於衛分陰維起於諸陰之會由內踝之築賓穴而上行於營分夫人身之經絡繁密二脈能陰交陽會之間加一緊縛舉綱齊目而陰陽斯得維持之力陽蹻之脈起於足跟循外踝上行於身之左右陰蹻之脈起於足跟循內踝上行於身之左右所以使機關之蹻捷也衝脈前行於腹後行於背上行於頭下行於足凡筋骨肌肉無處不到十二經絡上下之衝要故曰十二經絡之海帶脈橫圍於腰狀如束帶所以總束諸脈醫家知乎八脈則十二經

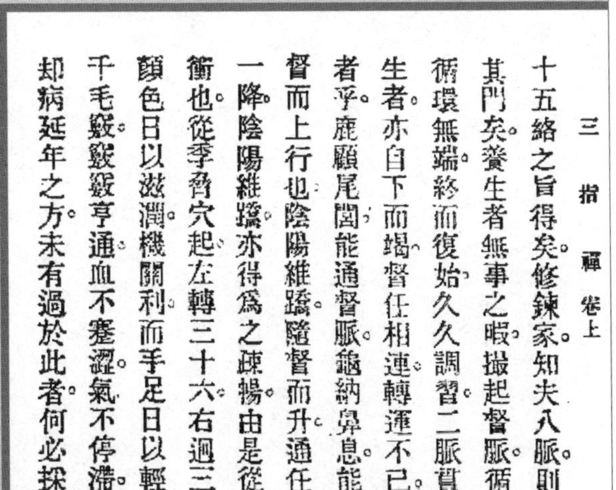

十五絡之旨得矣。修鍊家。知夫八脈。則龍虎升降元牝幽徵之竅妙於此入其門矣。養生者無事之暇。撮起督脈。循尾閭夾脊雙關上行腦頂。下通乎任。循環無端。終而復始。久久調習。二脈貫通。如一脈矣。人身元陽之氣。自下而生者。亦自下而竭。督任相連。轉運不已。有其生之。斷難竭之。而壽有不隱固者乎。鹿顧尾閭。能通督脈。龜納鼻息。能通任脈。二物俱得長壽。有明徵矣。提督而上行也。陰陽維蹻。隨督而升。通任而下行也。陰陽維蹻。隨任而降。一升一降。陰陽維蹻。亦得爲之疏暢。由是從會陰穴起。上至天。下至淵。所以運其衝也。從季脅穴起。左轉三十六。右迴三十六。所以運其帶也。第見榮衛和。而顔色日以滋潤。機關利。而手足日以輕捷。三百六十骨節。節節光瑩。八萬四千毛竅。竅竅亨通。血不蹇澀。氣不停滯。六淫不得而干之。七情不得而傷之。却病延年之方。未有過於此者。何必採商山之芝。貯銅盤之露。而後永其壽

十五络之旨得矣。修炼家，知夫八脉，则龙虎升降，元牝幽微之窍妙，于此入其门矣。养生者无事之暇，撮起督脉，循尾闾，夹脊双关，上行脑顶，下通乎任，循环无端，终而复始。久久调习，二脉贯通，如一脉矣。人身元阳之气，自下而生者，亦自下而竭。督任相连，转运不已，有其生之，断难竭之，而寿不隐固者乎？鹿顾尾闾，能通督脉；龟纳鼻息，能通任脉。二物俱得长寿，有明徵矣。提督而上行也，阴阳维跻，随督而升，通任而下行也。阴阳维跻，随任而降。一升一降，阴阳维跻，亦得为之疏畅。由是从会阴穴起，上至天，下至渊，所以运其冲也。从季胁穴起，左转三十六，右回三十六，所以运其带也。第见荣卫和，而颜色日以滋润，机关利，而手足日以轻捷。三百六十骨节，节节光莹，八万四千毛窍，窍窍亨通，血不蹇涩，气不停滞，六淫不得而干之，七情不得而伤之，却病延年之方，未有过于此者。何必采商山之芝，贮铜盘之露，而后永其寿

乎？从知紫府长，生诀尽在奇经八脉中（《参同契》曰：北方河车，即此法也，循而习之。疏经畅脉，可以养生，进而求之，还精摄气，可以延年。神而明之，进大退符，可以夺丹仙经所传抽铅添汞，降龙伏虎，擒乌捉兔，霏雪产莲，无不寓于其中。浅者得之为浅，深者得之为深）。

静照无知山人曰：凿破混沌。

脏腑说

人身一太极也，静而生阴，则为五脏。动生而阳，则为五腑。一动一静，互为其根，吸门内管气所系。手太阴肺，手少阴心，居于膈上。足太阴脾，足厥阴肝，足少阴肾，居于膈下。脏数五，形象地静而得安。食管所系，足阳明胃，手太阳小肠，手阳明大肠，一路贯通。足太阳膀胱（有下口而无上口），足少阳胆（有上口而无下口），两腑对照，腑数五，其气象天，动而行健。手少阳三焦，手厥阴心包络，有经无形。以五脏位置言，离为心火居南，坎为肾水居北，坤为脾土居中，肝不全居左，而震为肝木居左。气自行于左，肺本不居右，而兑为肺金居右。气自行于右，以五腑位置言，初以

乎從知紫府長生訣盡在奇經八脈中（參同契曰北方河車卽此法也循而習之疏經暢脈可以養生進而求之還精攝氣可以延年神而明之進大退符可以奪丹仙經所傳抽鉛添汞降龍伏虎擒烏捉兔霏雪產蓮無不寓于其中淺者得之爲淺深者得之爲深）

靜照無知山人曰鑿破混沌

臟腑說

人身一太極也靜而生陰則爲五臟動生而陽則爲五腑一動一靜互爲其根吸門內管氣所繫手太陰肺手少陰心居於膈上足太陰脾足厥陰肝足少陰腎居於膈下臟數五形象地靜而得安食管所繫足陽明胃手太陽小腸手陽明大腸一路貫通足太陽膀胱（有下口而無上口）足少陽胆（有上口而無下口）兩腑對照腑數五其氣象天動而行健手少陽三焦手厥陰心包絡有經無形以五臟位置言離爲心火居南坎爲腎水居北坤爲脾土居中肝不全居左而震爲肝木居左氣自行於左肺本不居右而兌爲肺金居右氣自行於右以五腑位置言初以

胃統納水穀。次以小腸分清水穀。於是大腸消其穀。膀胱滲其水。膽則司其事。以陰陽匹配言。心與小腸合。丁丙共宗。肺與大腸合。辛庚一本。脾與胃合。己戊伴居。肝與膽合。乙甲同體。腎與膀胱合。癸壬並源。包絡與三焦合。營衛相親。以陰陽交媾言。三陰從天降。手太陰肺。手少陰心。手厥陰心包絡。列之於上。三陽從地升。手陽明大腸。手太陽小腸。手少陽三焦。列之於下。其中脾陰胃陽。肝陰膽陽。腎陰膀胱陽。更迭相濟。以臟腑經絡言。手之三陰。從胸走手。（手太陰肺從中府而走手大指之少商手少陰心從極泉而走小指之少衝手厥陰心包絡從天池而走手中指之中衝）手之三陽。從手走頭。（手陽明大腸從手次指商陽而走頭之迎香手太陽小腸從手小指而走頭之聽宮手少陽三焦從手四指關衝而走頭之絲竹）所以肺心包絡大小腸三焦。稱皆之曰手。足之三陽。從頭走足。（足太陽膀胱從頭睛明而走足小指之至陰足陽明胃從頭頭維而走足次指之厲兌足少陽胆從頭瞳子窌而走足四指之竅陰）足之三陰。從足至腹。（足太陰脾從足大指隱白而走腹之大包足少陰腎從足心湧泉而走腹之俞府足厥陰肝從足大指大敦而走腹之期門）所以膀胱胃膽脾腎肝皆稱之曰足。以陰陽多少

胃统纳水谷，次以小肠分清水谷，于是大肠消其谷，膀胱渗其水，胆则司其事。以阴阳匹配，言心与小肠合。丁丙共宗，肺与大肠合，辛庚一本。脾与胃合，己戊伴居。肝与胆合，乙甲同体。肾与膀胱合，癸壬并源。包络与三焦合，营卫相亲。以阴阳交媾言，三阴从天降，手太阴肺，手少阴心，手厥阴心包络，列之于上。三阳从地升，手阳明大肠，手太阳小肠，手少阳三焦，列之于下，其中脾阴胃阳，肝阴胆阳，肾阴膀胱阳，更迭相济。以脏腑络言，手之三阴，从胸走手（手太阴肺从中府而走手大指之少商，手少阴心从极泉而走小指之少冲，手厥阴心包络从天池而走手中指之中冲）。手之三阳，从手走头（手阳明大肠从手次指商阳而走头之迎香；手太阳小肠从手小指而走头之听宫；手少阳三焦从手四指关冲而走头之丝竹）。所以肺心包络、大小肠、三焦，称皆之曰手。足之三阳，从头走足（足太阳膀胱从头睛明而走足小指之至阴。足阳明胃从头头维而走足次指之历兑。足少阳胆从头瞳子窌而走足四指之窍阴）。足之三阴，从足至腹（足太阴脾从足大指隐白而走腹之大包；足少阴肾从足心涌泉而走腹之俞府；足厥阴肝从足大指大敦而走腹之期门）。所以膀胱、胃、胆、脾、肾、肝，皆称之曰足。以阴阳多少

言，太阴、太阳为正，少阴、少阳次之，厥阴（阴尽也）、阳明（并左右之阳，两阳合明也）又次之（本王启元《内经》注），肺脾得正阴之气，以太阴称，心肾属少阴，包络与肝，则厥阴矣。受阴气以是为差，膀胱、小肠得正阳之气，以太阳称。三焦与胆属少阳，胃与大肠，则阳明矣。受阳气以是为差，以脏腑功用言，主宰一身者心，而小肠为受盛之官。宣布万事者肺，而大肠为传导之官，谋胜千里者肝，而胆为决断之官。颐养四体者脾，而胃为仓廪之官。精贯百骸者肾，而膀胱为津液之官。三焦为气之父，包络为血之母。夫一脏一腑，五脏而称六腑者，以三焦属腑，故言六腑。然三焦属腑，而称六腑。包络属脏，宜亦可称六脏。由斯而论，言六腑必言六脏，言五脏只可言五腑，以合天地之数，何必参差其说，而言五脏六腑哉。缕陈脏腑，灿然可考，而有不离乎脏腑，亦不杂乎脏腑，非形象之可会。言语之可传者，妙在元关一窍。

凿破混沌，将易象性理诸书，融贯分明，不支不蔓，的是岐黄伟人，南坡居士评。

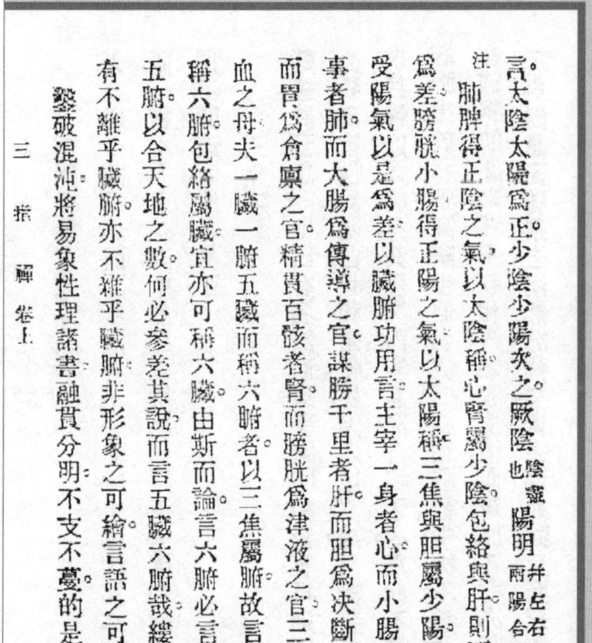
言太陰太陽爲正少陰少陽次之厥陰（陰盡也）陽明（并左右之陽兩陽合明也）又次之（本王啓元內經注）肺脾得正陰之氣以太陰稱心腎屬少陰包絡與肝則厥陰矣受陰氣以是爲差膀胱小腸得正陽之氣以太陽稱三焦與胆屬少陽胃與大腸則陽明矣受陽氣以是爲差以臟腑功用言主宰一身者心而小腸爲受盛之官宣佈萬事者肺而大腸爲傳導之官謀勝千里者肝而胆爲決斷之官頤養四體者脾而胃爲倉廩之官精貫百骸者腎而膀胱爲津液之官三焦爲氣之父包絡爲血之母夫一臟一腑五臟而稱六腑者以三焦屬腑故言六腑然三焦屬腑而稱六腑包絡屬臟宜亦可稱六臟由斯而論言六腑必言六臟言五臟祗可言五腑以合天地之數何必參差其說而言五臟六腑哉縷陳臟腑燦然可考而有不離乎臟腑亦不雜乎臟腑非形象之可繪言語之可傳者妙在元關一竅

鑿破混沌將易象性理諸書融貫分明不支不蔓的是岐黃偉人（南坡居士評）

三指禪 卷上 二九

命門提要詳後論中

人身以命門爲本。而論命門者不一。其處止此坎爲水。一言盡之。蓋坎陰包乎陽。一言水而火在其中。如必象坎之形。兩邊一畫爲陰。中間一畫爲陽。則拘矣。獨不聞畫前原有易乎。

三焦辨

難經註三焦。一則曰有名無形。與手厥陰相表裏。再則曰有名無形。其經屬手少陽。詞旨極爲明白。叔和定脈經。因之以立論。可謂善於祖述矣。辨脈訣者。不求甚解。以爲明有其經。又曰無其形。自相矛盾。爲此不經之談。而有爲之原者。訣脈出於六朝高陽生。假名僞撰。叔和脈經中。決不爲此語。不知叔和實根於難經脈訣。亦未背乎。叔和辨之者憒憒。而辨原之者亦冥冥。而原讀難經者。將三焦對諸臟腑讀之。渙然冰釋矣。腎之形如豇豆。而三焦之形何似。脾之形如

命门提要详后论中

人身以命门为本，而论命门者不一其处，止此坎为水，一言尽之，盖坎阴包乎阳。一言水而火在其中，如必象坎之形，两边一画为阴，中间一画为阳，则拘矣。独不闻画前原有易乎。

三焦辨

《难经》注三焦，一则曰有名无形，与手厥阴相表里。再则曰有名无形，其经属手少阳，词旨极为明白，叔和定《脉经》，因之以立论，可谓善于祖述矣。辨脉诀者，不求甚解，以为明有其经。又曰无其形，自相矛盾，为此不经之谈，而有为之原者。诀脉出于六朝高阳生，假名伪撰。叔和《脉经》中，决不为此语，不知叔和实根于《难经》脉诀，亦未背乎。叔和辨之者愦愦，而辨原之者亦冥冥，而原读《难经》者，将三焦对诸脏腑读之，涣然冰释矣。肾之形如豇豆，而三焦之形何似，脾之形如

馬蹄。而三焦之形何類。心之形如蓮苞。而三焦之形何若。肺六葉而形如華蓋。肝七葉而形如甲折。三焦亦有葉可數。形可擬乎。五臟無不皆然。經則起於關冲。終於絲竹。凡二十三穴。左右四十六穴。豈不有名無形而行經於上中下者乎。究其源濫觴於宋儒。將高陽生一闢。龐安常倡其端而指其暇。戴同父和其說而辨其謬。厥後一派名流。俱以耳讀書而不以心讀書。凡脈訣之本於靈素難經。微詞奥旨。有難曉者。概歸高陽生之潛擬。高陽生陽受其貶。陰實受其褒。夫高陽生立七表八裏九道之目。而遺數脈。其罪實無可逃。其餘不過文不雅馴。縉紳先生難言之。而乃於詞之曉暢者。亦謂高陽生杜撰。高陽生不應受如是之誣。學未深造而輕議古人。多見其不知量也。考三焦之功用。乃人身最關要者腑。如天地之三元。總領五臟六腑。營衛經絡之氣。而爲諸氣之宗。以其資生於腎。與腎合氣。腎爲原氣之正。三焦爲元氣之別。並命門而居候脈者。亦候

马蹄，而三焦之形何类？心之形如莲苞，而三焦之形何若？肺六叶而形如华盖，肝七叶而形如甲折，三焦亦有叶可数，形可拟乎？五脏无不皆然，经则起于关冲，终于丝竹。凡二十三穴，左右四十六穴，岂不有名无形，而行经于上、中、下者乎？究其源滥觞于宋儒，将高阳生一辟，庞安常倡其端而指其暇，戴同父和其说而辨其谬。厥后一派名流，俱以耳读书，而不以心读书。凡《脉诀》之本于《灵》、《素》、《难经》，微词奥旨，有难晓者，概归高阳生之潜拟。高阳生阳受其贬，阴实受其褒，夫高阳生立七表八里九道之目，而遗数脉。其罪实无可逃，其余不过文不雅驯，缙绅先生难言之，而乃于词之晓畅者，亦谓高阳生杜撰。高阳生不应受如是之诬，学未深造而轻议古人，多见其不知量也。考三焦之功用，乃人身最关要者腑，如天地之三元，总领五脏六腑，营卫经络之气，而为诸气之宗。以其资生于肾，与肾合气。肾为原气之正，三焦为元气之别，并命门而居候脉者，亦候

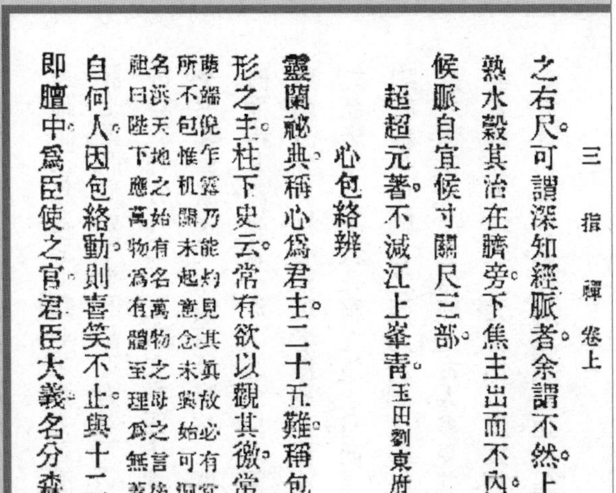

之右尺。可謂深知經脈者。余謂不然。上焦主內而不出。其治在膻中。中焦主腐熟水穀其治在臍旁。下焦主出而不內。其治在臍下一寸。既平列上中下三焦。候脈自宜候寸關尺三部。

超超元著。不減江上峯青。玉田劉東府評

心包絡辨

靈蘭祕典稱心爲君主。二十五難稱包絡爲心主。蓋心是有形之君。包絡是無形之主。柱下史云。常有欲以觀其徼。常無欲以觀其妙。（徼如游徼之徼中邊洞徹無所不周惟朕兆甫萌端倪乍露乃能灼見其眞故必有常有時觀之妙如元妙之妙宇宙洪荒無所不包惟機關未起意念未興始可洞觀其眞故必於常無時觀之亦仿佛無名洪天地之始有名萬物之母之言後世梁王份對高祖曰陛下應萬物爲有體至理爲無蓋正暗合此意耳）是也。宋元脈訣。不知仿自何人因包絡動。則喜笑不止。與十二官內膻中。喜樂出焉。相脗合遂以包絡即膻中。爲臣使之官。君臣大義名分森然。何以止知讀下一句而不知讀上一

之右尺，可谓深知经脉者。余谓不然，上焦主内而不出，其治在膻中。中焦主腐熟水谷，其治在脐旁。下焦主出而不内，其治在脐下一寸，既平列上、中、下三焦，候脉自宜候寸、关、尺三部。

超超元著，不减江上峰青，玉田刘东府评。

心包络辨

《灵兰秘典》称心为君主，二十五难称包络为心主，盖心是有形之君，包络是无形之主。柱下史云，常有欲以观其徼，常无欲以观其妙（徼，如游徼之徼。中边洞彻，无所不周，惟朕兆甫萌，端倪乍露，乃能灼见其真，故必有常有时观之，妙，如元妙之妙。宇宙洪荒，无所不包，惟机关未起，意念未兴，始可洞观其真，故必于常无时观之，亦仿佛无名。洪天地之始有名，万物之母之言。后世梁王份对高祖曰：陛下应万物为有体，至理为无。盖正暗合此意耳）是也。宋元《脉诀》，不知仿自何人，因包络动，则喜笑不止，与十二官内膻中，喜乐出焉，相吻合遂以包络即膻中，为臣使之官。君臣大义，名分森然，何以止知读下一句，而不知读上一

句乎？且将包络，绘其图于简编，独不闻心主与三焦相表里，俱有名无形。何以能知著诀脉，而不知读《难经》乎？包络之经，虽起膻中，以无职统众职，尊卑原自攸分。心有形，心主无形，天下惟无形者，其用最神。所以君主无为，心主用事，空空洞洞之中（天至地，八万四千里，空空洞洞，人心至肾八寸四分，空空洞洞），总视心主何如耳，心主泰然，志气日以清明，义理日以昭著。仰无所跼于天之高，俯无蹐于地之厚。率性而行，梦寐亦形其畅适，于其想见箪瓢陋巷之回，春风沂水之点焉。心主愦然，物欲莫辞其憧扰，精神莫定其从违，未尝临深，而若临渊将陨，未尝登高，而若登山将崩。任情而动，宴安亦露其张皇，于以想见困石据黎之象，噍杀啴缓之音焉。余用是而知天地之道，其犹橐籥乎？无底曰橐，有窍曰籥，中间一窍，无人摸着，指心包络也。解悟此窍璇玑，立跻天仙地位，其候脉也。菩提本无树，明镜亦非台（《传灯录》：五祖宏忠大师，心欲求法，嗣令寺僧各述一偈，时有上座神秀者，众所宗仰，于壁书曰：身是菩提树，心如明师镜台，时时勤拂拭，莫使惹尘埃，六

句乎。且將包絡。繪其圖於簡編。獨不聞心主與三焦相表裏。俱有名無形。何以能知著訣脈。而不知讀難經乎。包絡之經。雖起膻中。以無職統衆職。尊卑原自攸分。心有形。心主無形。天下惟無形者。其用最神。所以君主無爲。心主用事。空空洞洞之中（天至地八萬四千里空空洞洞人心至腎八寸四分空空洞洞）。總視心主何如耳。心主泰然。志氣日以清明。義理日以昭著。仰無所跼於天之高。俯無所蹐於地之厚。率性而行。夢寐亦形其暢適。於其想見簞瓢陋巷之回。春風沂水之點焉。心主憒然。物欲莫辭其憧擾。精神莫定其從違。未嘗臨深而若臨淵將隕。未嘗登高而若登山將崩。任情而動。宴安亦露其張皇。於以想見困石據黎之象。噍殺嘽緩之音焉。余用是而知天地之道。其猶橐籥乎。無底曰橐。有竅曰籥。中間一竅。無人摸着。指心包絡也。解悟此竅璇璣。立躋天仙地位。其候脈也。菩提本無樹。明鏡亦非臺。（傳燈錄五祖宏忠大師心欲求法嗣令寺僧各述一偈時有上座神秀者衆所宗仰於壁書曰身是菩提樹心如明師鏡台時時勤拂拭莫使惹塵埃六

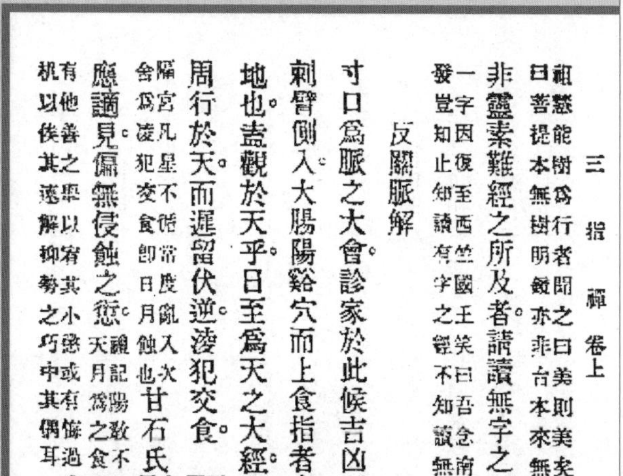
三指禪 卷上 三四

祖慧能樹爲行者聞之曰美則美矣了則未了至夜潛書一偈於秀偈旁曰菩提本無樹明鏡亦非台本來無一物何處惹塵埃五祖見之嗣乃定有非靈素難經之所及者。請讀無字之經。梵典南土遣使諸西竺取經國王將經秘函給使者還至中途開視書中並無一字因復至西竺國王笑曰吾念南土至誠不憚跋涉故將上乘無字經給發豈知止知讀有字之經不知讀無字之經故南土所傳皆有字下乘經

反關脈解

寸口爲脈之大會。診家於此候吉凶死生。間有脈不行於寸口。由肺列缺穴。斜刺臂側入大腸陽谿穴。而上食指者名曰反關。非絕無僅有之脈也。人一小天地也。盍觀於天乎。日至爲天之大經。七政爲緯。七政日月五星也二十八宿左轉爲經七政右旋而行爲緯周行於天。而遲留伏逆。淩犯交食。五星與日三合會則遲與日對沖或與日隔宮遇則留與日同度則伏逆亦在對沖隔宮凡星不循常度亂入次舍爲淩犯交食即日月蝕也甘石氏古之掌天文之官如周禮馮相保章之類可得而推之。若夫數應謫見。偏無侵蝕之愆。禮記陽教不條謫見于天日爲之食陰教不修謫見于天月爲之食則相侵相蝕也數應然而竟不然者或有他善之舉以宥其小愆或有悔過之機以俟其速解抑勢之巧中其偶耳之官設祇祲。果驗宿離之忒。周禮祇祲掌十輝之法以

祖慧能，树为行者，闻之曰：美则美矣，了则未了，至夜潜书。一偈于秀偈旁曰：菩提本无树，明镜亦非台，本来无一物，何处惹尘埃。五祖见之，嗣乃定）。有非《灵》、《素》、《难经》之所及者，请读无字之经（《梵典》南土遣使诸西竺取经，国王将经秘函给使者，还至中途，开视书中，并无一字，因复至西竺，国王笑曰：吾念南土至诚不惮跋涉，故将上乘无字经给发，岂知止知读有字之经，不知读无字之经，故南土所传，皆有字下乘经）。

反关脉解

寸口为脉之大会，诊家于此候吉凶死生，间有脉行于寸口，由肺列缺穴，斜刺臂侧入，大肠阳谿穴，而上食指者名曰反关，非绝无仅有之脉也。人一小天地也，盖观于天乎，日至为天之大经，七政为纬（七政日月五星也，二十八宿左转为经，七政右旋而行为纬），周行于天，而迟留伏逆，凌犯交食（五星与日三合会，则迟与日对冲，或与日隔宫遇，则留与日同度，则伏逆亦在对冲隔宫。凡星不循常度，乱入次舍，为凌犯交食，即日月蚀也）。甘石氏（古之掌天文之官，如《周礼》冯相保章之类），可得而推之。若夫数应谪见，偏无侵蚀之愆（《礼记》：阳教不条，谪见于天，日为之食；阴教不修，谪见于天，月为之食。食则相侵相蚀也。数应，然而竟不然者，或有他善之举，以宥其小愆，或有悔过之机，以俟其速解。抑势之巧中其偶耳）。官高祇祲，果验宿离之忒（《周礼》祇祲掌十辉之法，以

观妖祥，辨吉凶。若阴阳裹为祲赤，乌成象，镌而横刺，监而抱珥，蔽而昼，闇蒙而光瞢白虹弥贯，云气叙列，朝隮日上，推气可想，《月令》宿离不贷，宿星缠次，离星过舍，贷与忒同设官，如是而天象果如是者，抑势之会逢其适耳）。与夫景客孛彗（景星，德星也，太平之世，则德星见。又《天官书》：天晴则景星见，客星无常次。《汉书》：子陵与光武共卧，以足加帝腹，次日太史奏客星犯御座，孛彗妖星也。《春秋》：昭十七年冬，有孛星入于大辰。注：孛，彗星也。《尔雅》：彗星为搀抢，注亦谓之孛。又《汉书》文颖注：孛星光芒短，其光四出，蓬蓬孛孛也。彗星光芒长，参差如扫彗也。二星似少异）。徵休徵咎，应时而见，则势之适然者，甘石氏虽能洞悉其徵，而究莫能弥缝其阙，又不观于地乎？东向为水之大汇，决汝汉而排淮泗，顺其性而导之，因其壅而疏之，禹之行其无所事也。至如弱水入于流沙，反为导水之始，黑水入于南海，实居东流之先，虽禹亦不能强之使东。但有安澜有庆，亦不必定归之东矣。人得天地之气，以生脉会于寸口者，得天地之正者也。脉反其关者，得天地之偏者也。然偏也，非病也，均之得气以生也。其三部定位，与寸口无异。

天文地理，如数家珍，故说来耐人咀嚼，南坡居士评。

觀妖祥辨吉凶若陰陽裹爲祲赤烏成象鐫而橫刺監而抱珥蔽而晝闇蒙而光瞢白虹彌貫雲氣敘列朝隮日上推氣可想月令宿離不貸宿星纏次離星過舍貸與忒同設官如是而天象果如是者抑勢之會逢其適耳。與夫景客孛彗。景星德星也太平之世則德星見又天官書天晴則景星見客星無常次漢書子陵與光武共臥以足加帝腹次日太史奏客星犯御座孛彗妖星也春秋昭十七年冬有孛星入於大辰註孛彗星也爾雅彗星爲攙搶註亦謂之孛又漢書文穎註孛星光芒短其光四出蓬蓬孛孛也彗星光芒長參差如掃彗也二星似少異。徵休徵咎。應時而見則勢之適然者。甘石氏雖能洞悉其徵而究莫能彌縫其闕。又不觀於地乎。東向爲水之大匯。决汝漢而排淮泗。順其性而導之。因其壅而疏之。禹之行其無所事也。至如弱水入於流沙。反爲導水之始。黑水入於南海。實居東流之先。雖禹亦不能强之使東。但有安瀾有慶。亦不必定歸之東矣。人得天地之氣以生。脈會於寸口者。得天地之正者也。脈反其關者。得天地之偏者也。然偏也。非病也。均之得氣以生也。其三部定位。與寸口無異。

天文地理。如數家珍。故說來耐人咀嚼。南坡居士評

七表八裏九道三餘脈辨

浮沉遲數。脈之綱領。素問脈經。皆爲正脈。脈訣立七表八裏九道之目。而遺數脈。不辨而知其不可宗。然體裁既變。千古而明其謬。意義自當分析於今。而折其衷。天地未闢。老陰老陽用事。天地既闢。少陰少陽用事。少陽之數七。七主天。天有七政。居地之表。少陰之數八。八主地。地有八極
淮南子九州之外乃有八寅八寅之外乃有八紘八紘之外乃有八極
居天之裏。陽常有餘。陰常不足
天包乎地男強乎女牡健於牝雄矯於雌
經曰。能知七損八益。則足以治病者此也。天地之數。始於一而終於九。故天有九天九星九道之名
九星即貪狼巨門祿存文曲廉貞武曲破軍左輔右弼九道青道二白道二赤道二黑道二合黄道而爲九也九天周子一爲宗動天二爲恒星天以下七政各一重天又太元經一中天二羨天三從天四更天五晬天六廓天七減天八沉天九成天
地則有九州九野九河之號。黃帝因天之象。以畫地之形。廣輪錯綜。無少畸零。易曰地道無成。而代有終。其是之謂乎。期三百有六旬有六日。合氣盈朔虛以置閏。而後歲功成焉。人一

七表八里九道三余脉辨

浮、沉、迟、数，脉之纲领，《素问》、《脉经》，皆为正脉，脉诀立七表八里九道之目，而遗数脉，不辨而知其不可宗，然体裁既变，千古而明其谬，意义自当分析于今，而折其衷，天地未辟，老阴老阳用事。天地既辟，少阴少阳用事。少阳之数七，七主天，天有七政居地之表。少阴之数八，八主地，地有八极（《淮南子》：九州之外乃有八寅，八寅之外乃有八纮，八纮之外乃有八极），居天之里，阳常有余，阴常不足（天包乎地，男强乎女，牡健于牝，雄矫于雌）。经曰：能知七损八益，则足以治病者此也。天地之数，始于一而终于九，故天有九天、九星、九道之名（九星即贪狼、巨门、禄存、文曲、廉贞、武曲、破军、左辅、右弼。九道：青道二、白道二、赤道二、黑道二、合黄道而为九也。九天，《周子》：一为宗动天，二为恒星天，以下七政，各一重天。又《太元经》：一中天，二羡天，三从天，四更天，五晬天，六廓天，七减天，八沉天，九成天）。地则有九州、九野、九河之号。黄帝因天之象，以画地之形，广轮错综无少畸零。《易》曰：地道无成，而代有终。其是之谓乎？期三百有六旬有六日，合气盈朔，虚以置闰，而后岁功成焉。人一

小天地也，七表以法天，八里以法地，九道以法天地之九数，补三脉以象归奇之闰。《脉诀》分类之义想当然耳，今举为对待，配以阴阳，岂不显背乎脉诀？究之万物不离乎阴阳，一物不离乎阴阳，以阴阳该之，而七表八里九道三余，无不寓于其中。以俟千秋百岁，自有定论之者。

七诊辨

《脉经》曰：七诊者，一静其心，存其神也；二忘外意，无思虑也；三均呼吸，定其气也；四轻指于皮肤之间，探其腑脉也；五稍重指于肌肉之际，取其胃气也；六再重指于骨上，取其脏脉也；七详察脉之往来也。据《脉经》所说，指临时言，以余诀之，用功不在临时，而在平时。平居一室之中，内以养已，恬静虚无。一存其神；二忘其虑；三均其呼吸，沉潜于脉理之场，从容于脉理之圃。将心所存之神，意所忘之虑，鼻所出入之呼吸，尽附指头，不以心所存之神为存，面（而）以指所存之神为

小天地也。七表以法天。八裏以法地。九道以法天地之九數。補三脈以象歸奇之閏。脈訣分類之義。想當然耳。今舉爲對待。配以陰陽。豈不顯背乎脈訣。究之萬物不離乎陰陽。一物不離乎陰陽。以陰陽該之。而七表八裏九道三餘。無不寓於其中。以俟千秋百歲。自有定論之者。

七診辨

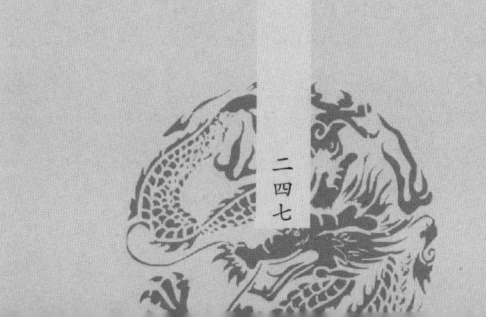

脈經曰。七診者。一靜其心。存其神也。二忘外意。無思慮也。三均呼吸。定其氣也。四輕指於皮膚之間。探其腑脈也。五稍重指於肌肉之際。取其胃氣也。六再重指於骨上。取其臟脈也。七詳察脈之往來也。據脈經所說。指臨時言。以余訣之。用功不在臨時。而在平時。平居一室之中。內以養己。恬靜虛無。一存其神。二忘其慮。三均其呼吸。沉潛於脈理之場。從容於脈理之圃。將心所存之神。意所忘之慮。鼻所出入之呼吸。盡附指頭。不以心所存之神爲存。而以指所存之神爲

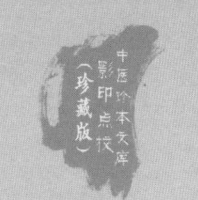

存。不以意所忘之慮爲忘，而以指其所忘之慮爲忘；不以鼻所出入之呼吸爲呼吸，而以指所出入之呼吸爲呼吸。以之探臟腑，取胃氣，察脉之往來，無論燕居閒暇，卽造次之時，顛沛之際，得之於手，應之於心矣。蓋手中有脉，而後可以診他人之脉。若平時未及揣摩，從事口耳之學，臨時縱七診分晰，心中了了，指下難明。況醫當倉卒，病値危急，又何以盡七診之法，而一無遺漏乎。

九候解

寸關尺爲三部，一部各有浮中沉三候。輕手得之曰舉，候浮脉也；重手取之曰按，候沉脉也；不輕不重，委曲求之曰尋，候中脉也。三而三之爲九也。浮以候表，頭面皮毛外感之病也；沉以候裏，臟腑骨髓內傷之病也。中以候中，中者無過不及，非表非裏，至數從容，無病可議。古帝王傳心之要，所爲以一中括天地之道，而立斯人身心性命之宗者此也。古人以爲之心傳，吾人亦以之徵心得。蓋

存；不以意所忘之虑为忘，而以指其所忘之虑为忘；不以鼻所出入之呼吸为呼吸，而以指所出入之呼吸为呼吸。以之探脏腑，取胃气，察脉之往来，无论燕居闲暇，即造次之时，颠沛之际，得之于手，应之于心矣。盖手中有脉，而后可以诊他人之脉。若平时未及揣摩，从事口耳之学，临时纵七诊分晰，心中了了，指下难明。况医当仓卒，病值危急，又何以尽七诊之法，而一无遗漏乎。

九候解

寸、关、尺为三部，一部各有浮、中、沉三候，轻手得之曰举，候浮脉也。重手取之曰按，候沉脉也。不轻不重，委屈求之曰寻，候中脉也。三而三之为九也，浮以候表，头面皮毛外感之病也。沉以候里，脏腑骨髓内伤之病也。中以候中，中者无过不及，非表非里，至数从容，无病可议。古帝王传心之要，所为以一中括天地之道，而立斯人身心性命之宗者此也。古人以为之心传，吾人亦以之徵心得。盖

中与和通，谓其和缓而不邻于躁也。中与庸近，谓其平庸而不涉于偏也。其见诸脉，胃气居中，则生机之应也。定之以中，而浮沉朗若观火，三部九候，无不了然。

膻中解

两乳中间，气聚之海，名曰膻中，无经络而有其官。经曰：膻中者，臣使之官，喜乐出焉。余读经文而穆然思，恍然悟，人自堕地以来，未逢笑口，先试啼声，知识甫开，端倪并露，渐渐客气浸淫，而本来流动充满之气，无复中存。百岁光阴，总是牵愁之岁月，半生阅历，那寻极乐之寰区。所以生病老死苦，不能脱其轮回矣。如是我闻观自在菩萨，心平气和，理直气壮，慈灯普照（王勃《普慧寺碑》：宣佛镜于无方，演兹灯于已绝也）。统五蕴以俱空（《涅槃经》：五蕴胥空〇即六人之类），智炬长明（梁简文帝《菩提树颂序》，智灯智炬之光照虚空于莫限），驭十方而胥静（唐太宗《圣教序》：宏济万品，典御十方），破烦恼网以慧剑（《维摩经》：以智慧剑，破烦恼网），生安隐想于

中與和通謂其和緩而不隣於躁也中與庸近謂其平庸而不涉於偏也其見諸脈胃氣居中則生機之應也定之以中而浮沉朗若觀火三部九候無不了然

膻中解

兩乳中間氣聚之海名曰膻中無經絡而有其官經曰膻中者臣使之官喜樂出焉余讀經文而穆然思恍然悟人自墮地以來未逢笑口先試啼聲知識甫開端倪并露漸漸客氣浸淫而本來流動充滿之氣無復中存百歲光陰總是牽愁之歲月半生閲歷那尋極樂之寰區所以生病老死苦不能脫其輪迴矣如是我聞觀自在菩薩心平氣和理直氣壯慈燈普照（王勃普慧寺碑宣佛鏡於無方演慈燈于已絕）統五蘊以俱空（涅槃經五蘊胥空〇即六人之類也）智炬長明（梁簡文帝菩提樹頌序智燈智炬之光照虛空於莫限）馭十方而胥靜（唐太宗聖教序宏濟萬品典御十方）破煩惱網以慧劍（維摩經以智慧劍破煩惱網）生安隱想於

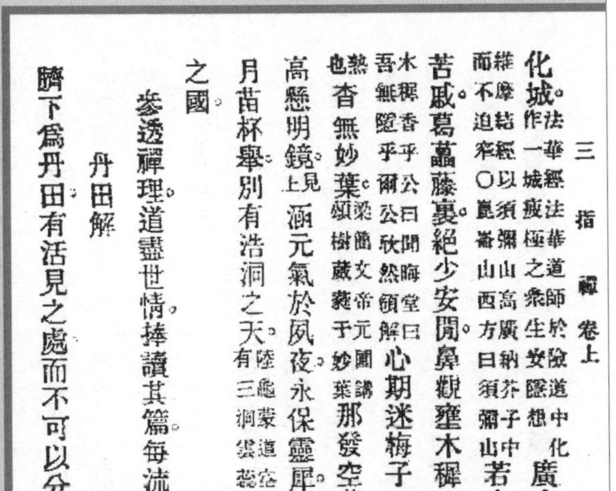
三指禪　卷上　四〇

化城。法華經：法華道師於險道中化作一城，疲極之衆生安隱想。廣大乾坤。逍遥世外。舒長日月。容納須彌。維摩結經：以須彌山高廣納芥子中而不迫窄〇以崑崙山西方曰須彌山。若夫情根不斷。憾種難翻。荊棘叢中無非苦戚。葛藟藤裏。絶少安閑。鼻觀壅木樨之香。羅湖野録：黄魯直從晦堂和尚游，時暑退涼生，秋香滿院。晦堂曰：聞木樨香乎？公曰：聞。晦堂曰：吾無隱乎爾。公欣然領解。心期迷梅子之熟。傳燈録：大梅和尚曰：任汝非心非佛，我只管即心即佛。馬祖曰：梅子熟也。杳無妙葉。梁簡文帝元圃講頌：樹葳蕤于妙葉。那發空花。梁昭明太子詩：意樹發空花。然則滌偏氣於往來。高懸明鏡。見上。涵元氣於夙夜。永保靈犀。義山詩：心有靈犀一點通。雲蕊函開。便爲清福之地。月苗杯舉。別有浩洞之天。陸龜蒙道容詩：月苗杯舉有三洞，雲蕊函開叩九章。克効臣使之司。永稱喜樂之國。

參透禪理。道盡世情。捧讀其篇。每流連三復焉。穀嶺王盡讀

丹田解

臍下爲丹田有活見之處而不可以分寸計。人之動氣。根於兩腎。生於丹田。氣

化城（《法华经》：法华道师于险道中，化作一城，疲极之众生安隐想），广大乾坤，逍遥世外，舒长日月，容纳须弥（《维摩结经》：以须弥山高广，纳芥子中而不迫窄。〇昆仑山西方曰须弥山）。若夫情根不断，憾种难翻，荆棘丛中，无非苦戚。葛藟藤里，绝少安闲。鼻观壅木樨之香（《罗湖野录》：黄鲁直从晦堂和尚游，时暑退凉生，秋香满院。晦堂曰：闻木樨香乎？公曰：闻。晦堂曰：吾无隐乎尔？公欣然领解），心期迷梅子之熟（《传灯录》：大梅和尚曰：任汝非心非佛，我只管即心即佛。马祖曰：梅子熟也）。杳无妙叶（梁简文帝《元圃讲颂》：树葳蕤于妙叶），那发空花（梁昭明太子诗：意树发空花）。然则涤偏气于往来，高悬明镜（见上），涵元气于夙夜，永保灵犀（义山诗：心有灵犀一点通），云蕊函开，便为清福之地，月苗杯举，别有浩洞之天（陆龟蒙《道空诗》：月苗杯举有三洞，云蕊函开叩九章）。克效臣使之司，永称喜乐之国。

参透禅理，道尽世情，捧读其篇，每流连三复焉。谷岭王尽读。

丹田解

脐下为丹田，有活见之处，而不可以分寸计。人之动气，根于两肾，生于丹田，气

足内藏鼻息微细，气虚上奔鼻息喘促，无气有气，有气无气。以此为辨，而名为丹田者，则非医家所能通晓，余与梯云道人（姓谢，字际洛，新化人，甫八岁，病染狂。所言皆蓬莱海岛之事。十四岁方疗，十五岁发蒙。越明年游泮，一动一静无不以圣贤自规），了悟山人（姓刘，讳宗因，字群，占号济南邵阳人。天生一种慈祥，恺恻之性，日以普度众身为念，鬓发雪白，满面红光。梦觉道人游湘，寄书未至，预对家人白之。有可知息息相通处，未见瑶函先见形之句），同考道于梅城雷公洞（在城南九十里，洞窈而深，巨石摩霄，塞口一水冲破。梦觉道人循口壁凿开，为新邵通衢，约一里许。正居洞中间，傍溪献一大岩石，成考道之所。基砥而垲爽，顶锅而风藏，门面奇花异草，四时醃醪壁，御脚方床圆几，百窍玲珑，不暑不寒，常在二八月天气，有炉有灶，包含亿万劫之金光）忽一朝，谢子微笑曰：吾今知脐下为丹田，乃藏之所也。昨宵漏水，宝鼎浓浓（采药于坤炉，升于乾鼎，浓浓药苗薰蒸之象），光透帘帏（精光彻透帘帏），夺得精金一点。恍兮惚兮，活见于脐下矣。余曰：水中之铅，经火一炼，化而为丹，些子机关，只可自知。余将亦有得，不要持赠君。尔时刘子犹未悟也。谢子灵根夙植，仙骨姗姗，雅有逸鹤闲鸥之致，闻道独早。三人参究元理，得益于谢者居多。厥后刘亦勇于上进，一痕晓月东方露（坎成月精，

足内藏鼻息微細氣虗上奔鼻息喘促。無氣有氣有氣無氣。以此爲辨。而名爲丹田者。則非醫家所能通曉。余與梯雲道人。（姓謝字際洛新化人甫八歲病染狂所言皆蓬萊海島之事十四歲方疗十五歲發蒙越明年游泮一動一靜無不以聖賢自規）了悟山人。（姓劉諱宗因字羣占號濟南邵陽人天生一種慈祥愷惻之性日以普度衆生爲念鬢髮雪白滿面紅光夢覺道人遊湘寄書未至預對家人白之有可知息息相通處未見瑤函先見形之句）同考道於梅城雷公洞。（在城南九十里洞窈而深巨石摩霄塞口一水衝破夢覺道人循口壁鑿開爲新邵通衢約一里許正居洞中間傍溪獻一大岩石成考道之所基砥而塏爽頂鍋而風藏門面奇花異草四時醃醪壁御脚方牀圓几百竅玲瓏不暑不寒常在二八月天氣有爐有灶包含億萬劫之金光）忽一朝。謝子微笑曰吾今知臍下爲丹田乃藏之所也。昨宵漏永。寶鼎濃濃。（采藥于坤爐升于乾鼎濃濃藥苗薰蒸之象）光透簾幃。（精光徹透簾幃）奪得精金一點。恍兮惚兮。活見於臍下矣。余曰水中之鉛。經火一鍊。化而爲丹。些子機關。只可自知。余將亦有得。不可持贈君。爾時劉子猶未悟也。謝子靈根夙植。仙骨姗姗。雅有逸鶴閒鷗之致。聞道獨早。三人參究元理。得益於謝者居多。厥后劉亦勇於上進。一痕曉月東方露。（坎成月精）

曉月露者藥苗生也。窮取生身未有時。天地未有時先有貞元會合之真氣而後有天地生身未有時先有貞元會合之真氣而後有生身曉月露追取先有之真氣歸于生身其所得更有過於余與謝者桃花夙有約同泛武陵槎。陶淵明桃花源記武陵人捕魚爲業緣溪而行忘路之遠近忽逢桃花夾岸數百步中無雜樹行到源頭山有小口彷彿若有光舍船從口入其中往來種作男女衣着悉如外人黃髮垂髫並怡然自樂自云先世避秦人亂來此絕境不復出焉遂與外人間隔

桃源此去知非遠可許劉郎一問津棣友劉旭蘭評

人迎氣口解

左手關前一分爲人迎右手關前一分爲氣口。脈經曰人迎緊盛傷於風寒。氣口緊盛傷於飲食夫關前一分卽左右寸也左寸本以候心。心非受風寒之所。而以爲緊盛傷於風寒。右寸本以候肺肺非積飲食之區。而以爲緊盛傷於飲食。輾轉思維不得其解乃今於天地運行而知之矣天左旋風寒。爲天之邪。人迎之而病邪氣脅迫畏風惡寒亦見於左之上部地無旋地之氣右旋人身之

晓月露者，药苗生也），穷取生身未有时（天地未有时，先有贞元会合之真气，而后有天地生身未有时；先有贞元会合之真气，而后有生身晓月露。追取先有之真气，归于生身）。其所得更有过于余与谢者。桃花夙有约，同泛武陵槎（陶渊明《桃花源记》：武陵人捕鱼为业，缘溪而行，忘路之远近，忽逢桃花夹岸数百步中无杂树，行到源头，山有小口，仿佛若有光。舍船从口入，其中往来种作男女，衣着悉如外人，黄发垂髫，竝怡然自乐，自云先世避秦人乱来此绝境，不复出焉，遂与外人间隔）。

桃源此去知非远，可许刘郎一问津棣友刘旭兰评。

人迎气口解

左手关前一分为人迎，右手关前一分为气口。《脉经》曰：人迎紧盛，伤于风寒。气口紧盛，伤于饮食。夫关前一分即左右寸也。左寸本以候心，心非受风寒之所，而以为紧盛，伤于风寒。右寸本以候肺，肺非积饮食之区，而以为紧盛，伤于饮食，辗转思维，不得其解，乃今于天地运行而知之矣。天左旋风寒，为天之邪，人迎之而病，邪氛胁迫，畏风恶寒，亦见于左之上部。地无旋，地之气右旋，人身之

气亦从右始，是以右之上部不名寸口，而名气口。一部各分天、地、人三候，上部之地属阳明胃经，主消纳五谷，内伤饮食，亦先见于右之上部。以其本位而言，则曰心与肺，以其受邪而言，则曰人迎气口。

冲阳、太冲、太谿解

人之两手为见脉之所，而不知两足尤为树脉之根。冲阳动脉在足肘上五寸陷中，属阳明胃经。太冲动脉，在足大指本节后三寸陷中，属厥阴肝经。太谿动脉，在足踝后跟骨间，属少阴肾经。病当危殆，寸、关、尺三部俱无，须向三脉诊之。如往来息均，尚有可生之路。试观小儿二三岁时，喜赤足，八岁好趋，九岁好走，阳气从下而升也。五十足渐畏冷，六十步履维艰，阳气从下而耗也。两足无脉，纵两手无恙，其命不能久留。两手无脉，而两足有脉，调治得宜，亦可挽转生机。一心应变，宏敷济众之仁，万象回春，允副好生之德。

氣亦從右始是以右之上部不名寸口。而名氣口。一部各分天地人三候。上部之地屬陽明胃經主消納五穀內傷飲食亦先見於右之上部。以其本位而言則曰心與肺以其受邪而言則曰人迎氣口

衝陽太衝太谿解

人之兩手爲見脈之所而不知兩足尤爲樹脈之根。衝陽動脈在足肘上五寸陷中。屬陽明胃經。太衝動脈在足大指本節後三寸陷中。屬厥陰肝經太谿動脈。在足踝後跟骨間屬少陰腎經病當危殆。寸關尺三部俱無須向三脈診之。如往來息均尙有可生之路。試觀小兒二三歲時。喜赤足八歲好趨九歲好走。陽氣從下而升也五十足漸畏冷六十步履維艱陽氣從下而耗也。兩足無脈。縱兩手無恙。其命不能久留兩手無脈而兩足有脈調治得宜。亦可挽轉生機。一心應變宏敷濟衆之仁。萬象回春。允副好生之德。

男女尺脈異論

男女異質。尺脈攸分。卜壽夭於目前。溫犀易辨。晉書溫嶠過牛渚磯深不可測然犀角照之須臾見水族奇形遂異狀或乘車馬著赤衣者嶠至夜夢人謂曰與君幽冥相隔何苦乃爾定榮枯於指下。秦鏡難逃。西京雜記秦始皇有方鏡照見心胆男脈尺藏。抱樸守眞。德壽之耇。歸神斂氣。福祿之翁。若浮洪而短。其禍有不可勝言者。碌碌蓬廬。終日待株林之兎。列子野人有遇一兔走觸株林而死輒拾以歸其後嘗守株以待兔悠悠歲月。無路看長安之花。孟郊詩春風得意馬蹄疾一日看遍長安花而且每多斯疾之呼。膏肓莫治。定有夫人之慟。命數難延。女脈尺盛。雅秀彬彬。芝香玉砌。精光烱烱。桃熟瑤池。若隱伏而微。其禍有不可勝言者。郊禖無靈。空履大人之迹。蛉螟有子。徒聞象我之聲。而且獅子吼於河東。乞憐處士。東坡集陳季常佞佛妻柳氏性悍客至常聞詬聲東坡戲之曰龍邱居士亦可憐談空說法夜不眠忽聞河東獅子吼柱杖落手心茫然按獅子吼梵書名佛聲震小說自息猶獅子吼群獸皆藏犢車乘於洛邑。見戲相臣。妒記洛中王導妻曹夫人性妒導憚之乃別營館居妾夫人知之率婢持刀尋討導恐飛轡出門左手攀車欄右手提麈尾以柄打牛司徒蔡謨戲

男女尺脉异论

男女异质，尺脉攸分，卜寿夭于目前，温犀易辨（《晋书》：温矫过牛渚矶，深不可测，然犀角照之，须臾见水族奇形，遂异状，或乘车马，著赤衣者，峤至夜梦，人谓曰与君幽冥相隔，何苦乃尔），定荣枯于指下，秦镜难逃（《西京杂记》：秦始皇有方镜照心胆），男脉尺藏，抱朴守真，德寿之考，归神敛气。福禄之翁，若浮洪而短，其祸有不可胜言者，碌碌蓬庐，终日待株林之兔（《列子》：野人有遇一兔走触株林而死，辄拾以归，其后尝守株，以待兔）。悠悠岁月，无路看长安之花（孟郊诗：春风得意马蹄疾，一日看遍长安花），而且每多斯疾之呼，膏肓莫治，定有夫人之恸，命数难延。女脉尺盛，雅秀彬彬，芝香玉砌，精光炯炯，桃熟瑶池，若隐伏而微。其祸有不可胜言者，郊禖无灵，空履大人之迹，蛉螟有子，徒闻象我之声，而且狮子吼于河东，乞怜处士（《东坡集》：陈季常佞佛，妻柳氏性悍，客至常闻诟声，东坡戏之曰：龙邱居士亦可怜，谈空说法夜不眠，忽闻河东狮子吼，柱杖落手心茫然。按：狮子吼，梵书名佛声震，小说自息，犹狮子吼，群兽皆藏），犊车乘于洛邑，见戏相臣《妬记》：洛中王导妻曹夫人，性妬，导惮之，乃别营馆居妾，夫人知之，率婢持刀，寻讨，导恐，飞辔出门，左手攀车栏，右手提尘尾，以柄打牛，司徒蔡谟戏

曰朝廷欲加公九錫導弗之覺但謙退而已謨曰不聞餘物惟有短轅犢車長柄塵尾導大怒

癆症脈數論

病症最苦者莫如癆。脈經註脈數不治。而未註明所以脈數。所以不可治之故。天一生水。天一奇數。陽也。而生水則爲陰矣。陰陽同宮。是一是二。解人當自分明。難經註左腎以藏水。右腎以藏命門。固爲傳寫之譌。卽方書謂兩腎一般無二樣。中間一點是元陽。亦是隔膜之談。蓋陰生於陽。陽藏於陰。誠有分之無可分者。人自墮地一聲以來。有此水卽隱此火。而窮通壽夭皆決之於此。入藥鏡云。（崔公希範著）惟有水鄉一味鉛是也。（乾坤交媾罷破乾爲離破坤爲坎鉛爲金丹之母八石之祖先天一點乾金走入坎水中化而爲鉛由乾陽來是爲眞火）水足而火之藏於水中者。韜光匿彩。而六脈得以平和。水虛而火之見於水中者。煥彩閃光。而六脈何能安靜。水之包涵乎火。夫固有一滴之不可虧者。病而名癆。癆者牢也。牢固難解之辭也。或曰取其勞苦勞役勞頓之

曰：朝廷欲加公九锡。导弗之觉，但谦退而已。谟曰：不闻余物，惟有短辕、犊车、长柄尘尾，导大怒）。

痨症脉数论

病症最苦者，莫如痨。《脉经》注脉数不治，而未注明所以脉数，所以不可治之故。天一生水，天一奇数，阳也，而生水则为阴矣。阴阳同宫，是一是二，解人当自分明。《难经》注左肾以藏水，右肾以藏命门，固为传写之讹。即方书谓，两肾一般无二样，中间一点是元阳，亦是隔膜之谈。盖阴生于阳，阳藏于阴，诚有分之无可分者。人自堕地一声以来，有此水即隐此火，而穷通寿夭，皆决之于此。《入药镜》云（崔公希范著）：惟有水乡一味铅是也（乾坤交媾罢，破乾为离破，坤为坎，铅为金丹之母，八石之祖。先天一点乾金走入坎水中，化而为铅，由乾阳来，是为真火）。水足，而火之藏于水中者，韬光匿彩，而六脉得以平和。水虚，而火之见于水中者，焕彩闪光，而六脉何能安静。水之包涵乎火，夫固有一滴之不可亏者，病而名痨，痨者牢也。牢固难解之辞也，或曰取其劳苦劳役劳顿之

義吾則曰勞字從火相火一煽君火隨之而熾二火爭燄而癆焉蓋一勺之水煎熬殆盡火無所附麗飛越於上犯營則偪血妄行尅金則咳嗽不巳灼津液則飲食變爲痰涎蝕肌肉則形骸爲之骨立一身之內純是火爲之猖獗脈之所以數也精竭神枯脈之所以細而數也夫性命之理至爲微妙性藏於心命藏於腎命卽指此火也有火水可引之歸元無火水亦無所歸宿（龍雷之火潛於水中得溫暖則藏水冷則火升咽痛唇裂口渴面赤投以附桂溫其窟穴而招之火自歸乎原位本草所以有桂附引火歸元之語世醫不察概施之無水並火邪之症人之死于非命者無冤可訴揆厥由來禍由于景岳醫貫薛氏醫案諸毒二百餘年天心仁愛斯民亦有悔禍之機自慎疾芻言醫學匯參書出而吳越之風息自如是我聞喚醒世人書出而燕趙之風息惟荊楚何辜此風猶自盛行）直至燄消灰盡命亦於此盡矣其可治乎惟願同學君子遇症之自內出者稍見脈過其正卽以醇靜甘寒之品養之（百合 熟地 枇杷葉 梨汁 童便 麥冬 桑皮之類經驗加味地黃湯熟地 淮藥 棗皮 澤瀉 雲苓 生地黃 麥冬 丹皮 百合固金湯生地 熟地 百合 秦歸 貝母 元參 桔梗 生甘草 麥冬 芍藥）無使至於數焉誠濟世之慈航也然則問此

义。吾则曰劳字从火，相火一煽，君火随之而炽，二火争焰而痨焉。盖一勺之水，煎熬殆尽，火无所附丽，飞越于上，犯营则逼血妄行，克金则咳嗽不已。灼津液，则饮食变为痰涎，蚀肌肉，则形骸为之骨立。一身之内，纯是火为之猖獗，脉之所以数也。精竭神枯，脉之所以细而数也。夫性命之理，至为微妙，性藏于心，命藏于肾，命即指此火也。有火水可引之归元，无火水亦无所归宿（龙雷之火潜于水中，得温暖则藏水，冷则火升，咽痛、唇裂口渴、面赤，投以附桂，温其窟穴，而招之火自归乎原位。《本草》所以有桂附引火归元之语。世医不察，概施之无水，并火邪之症。人之死于非命者，无冤可诉，揆厥由来，祸由于景岳、《医贯》、《薛氏医案》诸毒二百余年，天心仁爱，斯民亦有悔祸之机。自《慎疾刍言》、《医学汇参》书出，而吴越之风息，自如是我闻唤醒世人书出，而燕赵之风息。惟荆楚何辜，此风犹自盛行），直至焰消灰尽，命亦于此尽矣，其可治乎？惟愿顾同学君子，遇症之自内出者，稍见脉过其正，即以醇静甘寒之品养之（百合 熟地 枇杷叶 梨汁 童便 麦冬 桑皮之类。经验加味地黄汤：熟地 淮药 枣皮 泽泻 云苓 生地黄 麦冬 丹皮。百合固金汤：生地 熟地 百合 秦归 贝母 元参 桔梗 生甘草 麦冬 芍药）。无使至于数焉，诚济世之慈航也。然则问此离火乎本位，出没无端，隐显莫测，可确指其侨寓于何处乎？余应之曰：分明香在梅花上，寻到梅花香又无（拈花示众）。

静照无知山人评，不刊之论。

南坡居士加批结语，将时行物生，鱼跃鸢飞之理。经宋儒千言万语，苦未分明者一眼觑破，一口道破，奇事（快事，余著易编书，触当日隐憾也。年十三应童子试，见赏宗工，曾拔前茅，旋馆风霜，归患水肿，误服桂附，几濒于危。忽西江来一老医，姓聂名广达，以乳蒸黄连，服之而愈。究中桂附伤，随即吐血、咳嗽、潮热等症作矣。一室之中调养五载，博采医书，折衷一是。惟日服甘寒之品，身体渐次复元，医示亦稍得门径，本欲理吾旧业，以绍箕裘，而日夜求治者接踵搅心，因将手泽庋之高阁，还寻五十年前梦，云散天空一道人）。

噎膈反胃脉缓论

余得一缓字诀，以决病之死生吉凶。凡遇噎膈反胃脉，未有不缓者，其将以何决之。余用是三思焉，因其脉之缓而知其脾无恙焉。肾无盖焉，心、肝、肺无恙焉。

離火乎本位。出沒無端。隱顯莫測。可確指其僑寓於何處乎。余應之曰。分明香在梅花上。尋到梅花香又無（拈花示衆）

靜照無知山人評不刊之論

南坡居士加批結語。將時行物生。魚躍鳶飛之理。經宋儒千言萬語。苦未分明者一眼覷破一口道破奇事。（快事余著易編書觸當日隱憾也年十三應童子試見賞宗工曾拔前茅旋館風霜歸患水腫誤服桂附幾瀕于危忽西江來一老醫姓聶名廣達以乳蒸黃連服之而愈究中桂附傷隨即吐血咳嗽潮熱等症作矣一室之中調養五載博采醫書折衷一是惟日服甘寒之品身體漸次復元醫示亦稍得門徑本欲理吾舊業以紹箕裘而日夜求治者接踵攪心因將手澤庋之高閣還尋五十年前夢雲散天空一道人）

噎膈反胃脉緩論

余得一緩字訣。以決病之死生吉凶。凡遇噎膈反胃脉。未有不緩者。其將以何決之。余用是三思焉。因其脉之緩而知其脾無恙焉。腎無恙焉。心肝肺無恙焉。

惟是一眚之累。居於要地。遂積成莫療之痾。即其脈以思其症。繩以理而溯其源。經曰。金木者。生成之終始。（河圖天一生水地二生火即乾元大生坤元廣生之綱領故水火之功用亦足以維繫乎天象地輿至土以五十居中寄旺於四時尤其彰明較著者惟天三生甲木地八乙成之乃滋生之始事所謂一生二二生三三生萬物者此也地四生辛金天九庚成之乃集成之終事所謂戰乎乾勞乎坎成言乎艮者此也故木氣司權豐草綠縟而爭茂佳木蔥蘢而向榮金氣司權草拂之而色變木遭之而葉脫）物之化從乎生。物之成從乎殺。生殺之機。猶權衡之不可輕重也。人生百年一大春秋耳。年當杖鄉杖國。正值秋月之天。由是陽明之庚金。其氣化爲燥。由下衝上。衝於闌門。幽門謂之反胃。朝食暮吐。或隔宿方吐。衝於賁門。謂之膈。即食即吐。衝於吸門。謂之噎。食難下嚥。燥之所衝。門遂宿之枯槁。葉黃禾熟之候。縱日暄風動。露滋雨潤。而欲轉其青焉。抑已難矣。經曰。三陽結。（手陽明大腸足太陽膀胱手太陽小腸）謂之膈。不獨指陽明經。亦思三陽同居下位。豈有一明結。（陽明金燥）而二陽不隨而結者乎。（膀胱與小腸之津液隨之而枯）所以吐沫刺痛羊糞。總由於燥結然耳。東垣通幽湯。（秦歸

惟是一眚之累，居于要地，遂积成莫疗之痾。即其脉以思其症，绳以理而溯其源。经曰：金木者，生在之终始（《河图》：天一生水，地二生火，即乾元大生，坤元广生之纲领。故水火之功用，亦足以维系乎天象地舆。至土以五十居中，寄旺于四时，尤其彰明较著者，惟天三生甲木，地八乙成之，乃滋生之始，事所谓一生二，二生三，三生万物者此也。地四生辛金，天九庚成之，乃集成之终事，所谓战乎乾，劳乎坎，成言乎艮者，此也。故木气司权，丰草绿缛而争茂，佳木葱笼而向荣，金气司权，草拂之而色变，木遭之而叶脱）。物之化从乎生，物之成从乎杀，生杀之机，犹权衡之不可轻重也人生百年一大春秋耳，年当杖乡杖国，正值秋月之天，由是阳明之庚金，其气化为燥，由下冲上，冲于阑门。幽门谓之反胃，朝食暮吐，或隔宿方吐，冲于贲门，谓之膈。即食即吐，冲于吸门，谓之噎。食难下咽，燥之所冲，门遂宿之枯稿。叶黄禾熟之候，纵日暄风动，露滋雨润，而欲转其青焉，抑已难矣。经曰：三阳结（手阳明大肠，足太阳膀胱，手太阳小肠），谓之膈，不独指阳明经。亦思三阳同居下位，岂有一明结（阳明金燥），而二阳不随而结者乎（膀胱与小肠之津液随之而枯）。所以吐沫，刺痛，羊粪，总由于燥结然耳。东垣通幽汤（秦归

身 升麻 桃仁 红花 炙草一钱 生地 熟地五分)，其理最为深邃，存其方可矣。丹溪禁辛燥（丁香、白蔻、砂仁、半夏、陈皮之类)，虽其义极为晓畅，存其语可矣。若喻嘉言、李士材于是症，一则商其补脾补肾，未悟其脉，一则酌其下气坠痰，未达其症。然此症无可治乎？曰非也，年未登五十，燥非其时，或为醇酒所伤，或为煎熬所中，以润燥为主（牛羊乳、童便、芦根、韭菜汁、陈酒、茅根之类。经验方，酒大黄，桃仁，归尾，炼蜜为丸，茅根汁汤送下)，兼用四子之书，多有得愈者。悟到秋来金恋木，翻然方见艳阳天（后天坎离用事，升居乾坤之位，于是八卦各易其位，震木居离火之位。震为苍龙，龙从火里出，兑金居坎水之位，兑为白虎，虎从水中生，龙跃虎腾，金木交并，木之欣欣向荣者，不畏金而反爱金，虽历夏而秋，常在春三二月之天)。

（司马石渭中，端方正直，同砚两载，来往数十年如一日也。年近五旬，酷嗜浓味鱼腥，胸间隐隐作痛，食入即吐。人到知心，刻期取效，心转疑惑，觉古所传之方，一无可用，乃会丹溪之意，日服芦根汤而愈。游湘未晤，于今三年，是夜援笔成论，顿与我以暮云寿树之感)。

体肥脉虚中症论

气为阳，血为阴，阴阳配偶不参差五脏调和脉斯正。惟是体格丰隆，一线之微

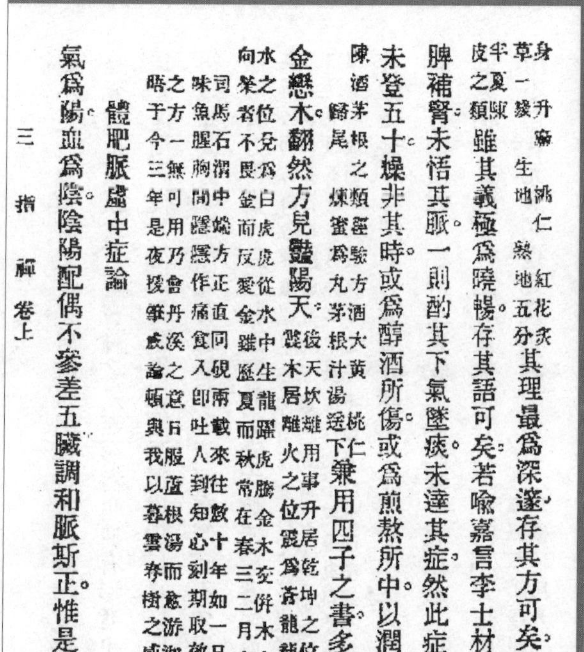
身升麻 桃仁 紅花 炙草一錢 生地 熟地五分其理最爲深邃。存其方可矣。丹溪禁辛燥。丁香 白蔻 砂仁 半夏 陳皮之類雖其義極爲曉暢。存其語可矣。若喻嘉言李士材於是症。一則商其補脾補腎。未悟其脈。一則酌其下氣墜痰。未達其症。然此症無可治乎。曰非也。年未登五十。燥非其時。或爲醇酒所傷。或爲煎熬所中。以潤燥爲主。牛羊乳 童便 蘆根 韭菜汁 陳酒 茅根之類 經驗方 酒大黃 桃仁 歸尾 煉蜜爲丸 茅根汁湯送下。兼用四子之書。多有得愈者。悟到秋來金戀木。翻然方見豔陽天。後天坎離用事 升居乾坤之位 于是八卦各易其位 震木居離火之位 震爲蒼龍 龍從火裏出 兌金居坎水之位 兌爲白虎 虎從水中生 龍躍虎騰 金木交併 木之欣欣向榮者 不畏金而反愛金 雖歷夏而秋 常在春三二月之天

司馬石渭中端方正直 同硯兩載 來往數十年如一日也 年近五旬 酷嗜濃味魚腥 胸間隱隱作痛 食入即吐 人到知心 刻期取效 心轉疑惑 覺古所傳之方一無可用 乃會丹溪之意 日服蘆根湯而愈 游湘未晤 于今三年 是夜援筆成論 頓與我以暮雲春樹之感

體肥脈虛中症論

氣爲陽。血爲陰。陰陽配偶不參差。五臟調和脈斯正。惟是體格豐隆。一線之微

三指禪 卷上 四九

三指禪　卷上　五〇

陽。不足以敵碩膚之陰軀。居恒服溫補性味。殊覺相宜。寒涼性味。一滴逆口。由是氣虛。是以腦虛耳。蓋嘗論之。氣無形者也。血有形者也。有形者全賴無形者爲之運用。而後足得以行。手得以握。耳得以聽。目得以明。鼻得以聞其香臭。口得以知其五味。雖然尤有進。無形者能運有形。而不知更有無形者爲之主宰。無形者方得宣布於四肢。充塞於五臟六腑。無形者何。眞氣是也。（以其所運而言曰眞氣以其所居而言曰谷神道德經谷神不死是謂元牝元牝之門是謂天地之根手足耳目口鼻皆根竅於元牝元竅一閉耳非不空竅玲瓏而不能聽目非不黑白分明而不能視鼻非不呼吸出入而不聞香臭口非不咀嚼珍蔬而不知五味手足非不血光紅潤而不握不行）今爲陰血所壓。無形者餒矣。無形者餒。則有形者亦餒矣。古今卒中之症。大半患於體肥之人。職是故耳。方書所載中症。許多言說。徒事喧嘩。一言以蔽之曰氣脫。其卒然而斃者。眞氣脫也。其斃而復甦者。眞氣猶存。凡氣一時不足以勝形體之任。其手足不用不仁者。元竅閉也。元竅閉。調治得宜。（脈虛脈芤經驗方　黃芪　人參　焦朮　附片　秦歸　撫芎　苡米）

阳，不足以敌硕肤之阴躯。居恒服温补性味，殊觉相宜。寒凉性味，一滴逆口，由是气虚，是以脑虚耳。盖尝论之，气无形者也。血有形者也，有形者全赖无形者为之运用，而后足得以行，手得以握，耳得以听，目得以明，鼻得以闻其香臭，口得以知其五味。虽然尤有进，无形者能运有形，而不知更有无形者为之主宰。无形者方得宣布于四肢，充塞于五脏六腑，无形者何？真气是也（以其所运而言，曰真气，以其所居而言，曰谷神，《道德经》：谷神不死，是谓元牝；元牝之门，是谓天地之根。手、足、耳、目、口、鼻皆根窍于元牝，元窍一闭耳，非不空窍玲珑，而不能听目，非不黑白分明，而不能视鼻非不呼吸出入，而不闻香臭。口非不咀嚼珍蔬，而不知五味。手足非不血光红润，而不握不行），今为阴血所压，无形者馁矣，则有形者亦馁矣。古今卒中之症，大半患于体肥之人，职是故耳。方书所载中症，许多言说，徒事喧哗。一言以蔽之曰气脱，其卒然而毙者，真气脱也。其毙而复苏者，真气犹存。凡气一时不足以胜形体之任，其手足不用不仁者，元窍闭也，调治得宜（脉虚脉芤经验方：黄芪　人参　焦术　附片　秦归　抚芎　苡米

姜枣引。脉洪、脉数、脉细经验方：熟地　人参　枸杞
　秦归　苡米　丹皮　麦冬
　五味。如初中半身不遂，不省人事，筋急拘挛，口角㖞斜，语请言謇涩，脉弦而数，则以风论，小续命汤。防风一钱二分　桂枝　麻黄
　杏仁　川芎　白芍　人参
　甘草　黄芩　防己八分
附片），轻者亦有全愈，重者或苟延岁月。调治失宜，真气亦不能久留知几之上。见其体肥脉虚，时常培养元气（经验方：附片　干姜　人参
黄芪　焦术　肉桂　秦归
炙草　姜枣引。鹿茸桂附丸：附片　肉桂　鹿茸　熟地　淮药　丹皮　泽泻　茯苓　枣皮），庶有裨焉？有形四大皆假合（潜确《内书》四大：地、水、火、风也，地无坚性，水性不住，风性无碍，火假缘生。《释典》：骨肉为地，涕唾津液为水，暖气为火，骨节转运为风，达者谓之幻身，古佛偈假借四大以为身），无形中有主人翁（《性命圭旨》：主人姓金，号元晶，自虚无中来，居杳冥之乡）。

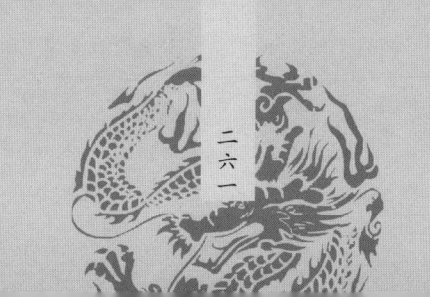

岐伯曰，中风大法有四：一曰偏枯，半身不遂也；二曰风痱，身无疼痛，四肢不收也；三曰风癔，奄忽不知人也；四曰风痹，诸痹类风状也。夫曰风痹，真风也。所谓偏枯风痱风癔者，以其舌强口瘖，卒倒无知，形似乎风，因以风名。详究其义，实与风毫不相涉，就其症而言之，手撒脾气绝矣；口开心气绝矣；鼻鼾

姜棗引脈洪脈數脈細經驗方熟地　人參　枸杞　秦歸　苡米　丹皮　麥冬　五味如初中半身不遂不省人事筋急拘攣口角喎斜語請言謇澀脈弦而數則以風論小續命湯　防風一錢二分　桂枝　麻黃　杏仁　川芎　白芍　人參　甘草　黃芩　防己八分　附片輕者亦有全愈重者或苟延歲月調治失宜眞氣亦不能久留知幾之士見其體肥脈虛時常培養元氣經驗方　附片　乾姜　人參　黃芪　焦朮　肉桂　秦歸　炙草　姜棗引　鹿茸桂附丸　附片　肉桂　鹿茸　熟地　淮藥　茯苓　澤瀉　丹皮　棗皮庶有裨焉有形四大皆假合潛確內書四大地水火風也地無堅性水性不住風性無礙火假緣生釋典骨肉爲地涕唾津液爲水煖氣爲火骨節轉運爲風達者謂之幻身古佛偈假借四大以爲身無形中有主人翁性命圭旨主人姓金號元晶自虛無中來居杳冥之鄉

岐伯曰中風大法有四一曰偏枯半身不遂也二曰風痱身無疼痛四肢不收也三曰風癔奄忽不知人也四曰風痹諸痹類風狀也夫曰風痹眞風也所謂偏枯風痱風癔者以其舌强口瘖卒倒無知形似乎風因以風名詳究其義實與風毫不相涉就其症而言之手撒脾氣絶矣口開心氣絶矣鼻鼾

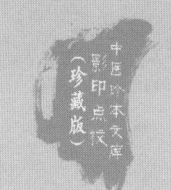

肺氣絕矣。目閉肝氣絕矣。遺溺腎氣絕矣，汗出如珠，髮直如麻，面赤如粧。眞陽鼓於外矣。抉其精而窮其奥。總宿於腎元。蓋腎爲性命之根。如止見一二經。尙未傷及於腎。急相其腎之水虧火虧，培之補之，而有受傷臟自復其初。朱丹溪以爲痰則生火。火則生風。固屬捕風捉影。李東垣以爲本氣自病。將風字塗抹。其於是症亦似有得。究未窺其底蘊。河間以爲將息失宜。心火暴甚。而著地黃引子。熟地 棗皮 巴戟 附片 肉桂 蓯蓉 茯苓 五味 石斛 菖蒲 遠志 麥冬 可謂抉出痰源矣。顧腎水火同宮。有痰涎上湧水不足者。有面赤煩渴火不足者。地黃引子僅足補其火。趙養葵又補明水。不足者用地黃湯補其水。庶歧伯不言之蘊。得以闡明於世。治是症者。愼勿存一風字於胸中。斯得之矣。

喘急脈論

脈經曰。上氣喘急候何經。手足溫暖脈滑生。若得沉濇肢逆冷。必然命死歸須

肺气绝矣；目闭肝气绝矣；遗溺肾气绝矣。汗出如珠，发直如麻，面赤如妆，真阳鼓于外矣。抉其精而穷其奥，总宿于肾元。盖肾为性命之根，如止见一二经，尚未伤及于肾。急相其肾之水亏火亏，培之补之，而有受伤脏，自复其初。朱丹溪以为痰则生火，火则生风，固属捕风捉影。李东垣以为本气自病，将风字涂抹，其于是症亦似有得，究未窥其底蕴。河间以为将息失宜，心火暴甚，而著地黄引子（熟地　枣皮　巴戟　附片　肉桂　苁蓉　茯苓　五味　石斛　菖蒲　远志　麦冬）。可谓抉出痰源矣，顾肾水火同宫，有痰涎上涌水不中者，有面赤烦渴火不足者。地黄引子，仅足补其火。赵养葵又补明水，不足者用地黄汤补其水。庶岐伯不言之蕴，得以阐明于世。治是症者，慎勿存一风字于胸中，斯得之矣。

喘急脉论

《脉经》曰：上气喘急候何经，手足温暖脉滑生。若得沉涩肢逆冷，必然命死归须

倾。试申论之，人之所赖以生者，元气宗气，而其所以生者，则真气也。统一身而言则为元气，元气充足，呼吸自循常度，如涉虚怯，阴阳之气乱矣。经曰：阴争于内，阳扰于外，魄汗未藏，四逆而起，起则薰肺，使人喘息，体犹温暖，脉多虚滑，人参能回元气于无何有之乡（独参汤，经验方：黄芪一两　秦归三钱　姜枣引）。喘息自止，据中焦而言，则为宗气。宗气转运，升降自无窒碍，如沾痰滞，阳明之气郁矣。经曰：邪客于阳明之络，令人气满，胸中喘息，体虽温暖，脉则弦滑。法夏和胃而燥痰（四七汤：人参　肉桂　法夏　炙草　姜枣引），喘急随除，至于先天一点真元之气，是为真气。至无而含至有，至虚而统至实，鼓荡于太虚者雷也。而其所以默运乎鼓荡者非雷也，真气也，吹嘘乎万物者风也，而其所以驱使乎吹者非风也。真气也，外护于表，内行于里，周流一身者气也，而所为主宰以周流者，非气也。真气也，释氏调气以悟空，调此气也，老氏炼气以归真，炼此气也，儒者养气以为圣贤，养此气也。释

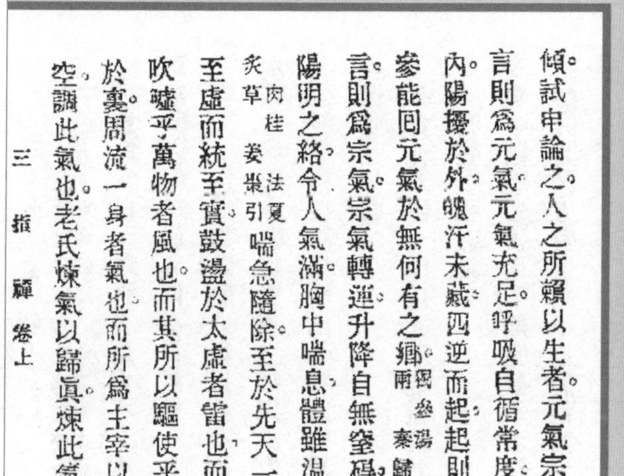

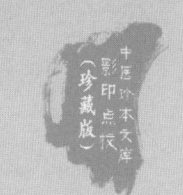

傾。試申論之。人之所賴以生者。元氣宗氣。而其所以生者。則眞氣也。統一身而言則爲元氣。元氣充足。呼吸自循常度。如涉虛怯。陰陽之氣亂矣。經曰。陰爭於內。陽擾於外。魄汗未藏。四逆而起。起則薰肺。使人喘息。體猶溫煖。脈多虛滑。人參能回元氣於無何有之鄉。（獨參湯 經驗方 黃芪一兩 秦歸三錢 姜棗引）喘息自止。據中焦而言。則爲宗氣。宗氣轉運。升降自無窒碍。如沾痰滯。陽明之氣鬱矣。經曰。邪客於陽明之絡。令人氣滿。胸中喘息。體雖溫煖。脈則弦滑。法夏和胃而燥痰。（四七湯 人參 肉桂 法夏 炙草 姜棗引）喘急隨除。至於先天一點眞元之氣。是爲眞氣。至無而含至有。至虛而統至實。鼓盪於太虛者。雷也。而其所以默運乎鼓盪者。非雷也。眞氣也。吹噓乎萬物者。風也。而其所以驅使乎吹噓者。非風也。眞氣也。外護於表。內行於裏。周流一身者。氣也。而所爲主宰以周流者。非氣也。眞氣也。釋氏調氣以悟空。調此氣也。老氏煉氣以歸眞。煉此氣也。儒者養氣以爲聖爲賢。養此氣也。釋

三指禪　卷上　五三

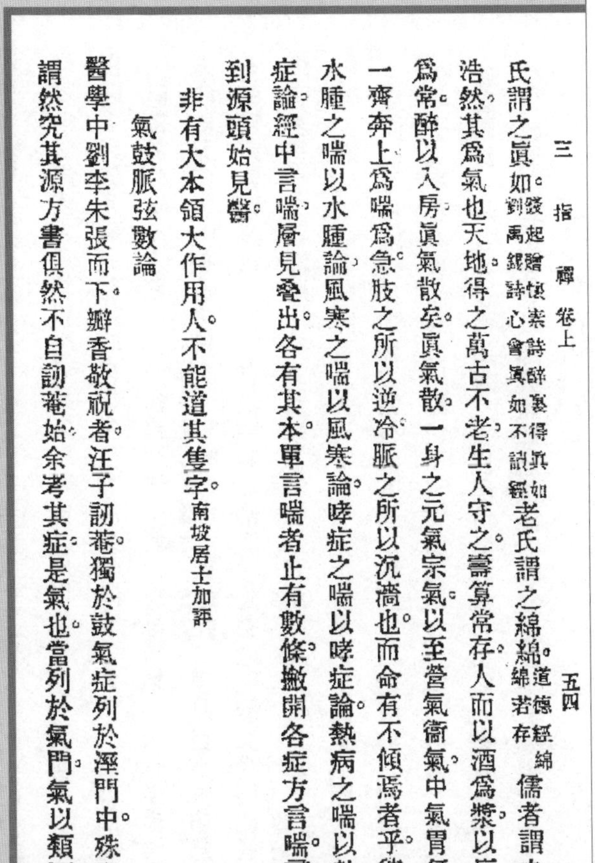
三指禪　卷上　五四

氏謂之眞如。（錢起贈懷素詩醉裏得眞如 劉禹錫詩心會眞如不讀經）老氏謂之綿綿。（道德經綿綿若存）儒者謂之浩然。其爲氣也天地。得之萬古不老。生人守之。壽算常存。人而以酒爲漿。以妄爲常。醉以入房。眞氣散矣。眞氣散。一身之元氣。宗氣。以至營氣。衛氣。中氣。胃氣。一齊奔上。爲喘爲急。肢之所以逆冷。脈之所以沉濇也。而命有不傾焉者乎。彼水腫之喘以水腫論。風寒之喘以風寒論。哮症之喘以哮症論。熱病之喘以熱症論。經中言喘。層見疊出。各有其本。單言喘者止有數條。撇開各症方言喘。尋到源頭始見醫。

非有大本領大作用人。不能道其隻字。（南坡居士加評）

氣鼓脈弦數論

醫學中劉李朱張而下。瓣香敬祝者。汪子訒菴。獨於鼓氣症列於溼門中。殊不謂然。究其源方書俱然。不自訒菴始。余考其症是氣也。當列於氣門。氣以類而

氏谓之真如（钱起赠怀素诗：醉里得真如。刘禹锡诗：心会真如不读经），老氏谓之绵绵（《道德经》：绵绵若存）。儒者谓之浩然，其为气也天地，得之万古不老，生人守之，寿算常存。人而以酒为浆，以妄为常，醉以入房，真气散矣。真气散，一身之元气、宗气，以至营气、卫气，中气、胃气，一齐奔上，为喘为急，肢之所以逆冷。脉之所以沉涩也，而命有不倾焉者乎？彼水肿之喘以水肿论，风寒之喘以风寒论。哮症之喘以哮症论，热病之喘以热症论，经中言喘，层见叠出，各有其本，单言喘者止有数条。撇开各症方言喘，寻到源头始见医。

非有大本领、大作用人，不能道其只字南坡居士加评。

气鼓脉弦数论

医学中刘、李、朱、张而下，瓣香敬祝者，汪子讱庵，独于鼓气症列于湿门中。殊不谓然究其源方书俱然不自讱庵始。余考其症，是气也。当列于气门，气以类而

方明，病虽难而易治。夫气之功用，全赖脾土为之转运（气分气与炁，土分有无形，脾属土，有形者也，有形之土运气。脾藏意，意亦属土，无形者也。无形之土运炁，有形之土，以药补之；无形之土，以心养之。二者得兼，而土斯健耶）。土旺而气乃周流，四体土衰，而气遂停中州贯注躯壳，充盈腠理，郁而为热，气鼓成焉。经曰：诸胀腹大皆属于热是也，其为症也。四肢日见瘦羸，肚腹日见胀满，任人揉按，痛痒不关，稍进糇粮，饱闷难受。脾愈虚，肝益肆其侮，气愈积，热益张其威，脉之弦且数，其所由来者有明徵矣。治是症者，当青筋未大见，脐心未大突，缺盆未大满之时，重用黄连，以解其热，清金以制肝盛，培土不受肝邪（经验方：人参　黄连　焦术　麦冬　青皮　肉桂　炙草），药固有维持之力，尤宜却咸味，断妄想，存神静虑，以养无形之土。不治气而气自宣通，多有得安者。其名不一，曰单胀，以其独胀于腹也。曰鼓胀，以其中空无物也。曰蛊胀，若虫食物而中空也。曰热胀，由热而胀也。曰气胀，由气而胀也，统名之曰气鼓也。彼水胀寒胀列于湿门宜也，原与此症毫不相

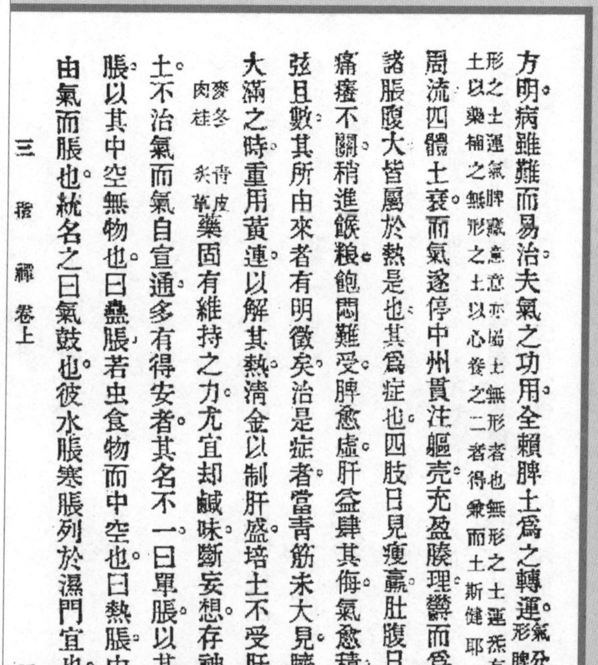
方明。病雖難而易治。夫氣之功用。全賴脾土爲之轉運。（氣分氣與炁土分有無形脾屬土有形者也有形之土運氣脾藏意意亦屬土無形者也無形之土運炁有形之土以藥補之無形之土以心養之二者得兼而土斯健耶）土旺而氣乃周流。四體土衰而氣遂停中州貫注軀殼充盈腠理。鬱而爲熱。氣鼓成焉。經曰。諸脹腹大皆屬於熱是也。其爲症也。四肢日見瘦羸。肚腹日見脹滿。任人揉按。痛癢不關。稍進餱粮。飽悶難受。脾愈虛。肝益肆其侮。氣愈積。熱益張其威。脈之弦且數。其所由來者有明徵矣。治是症者。當青筋未大見。臍心未大突。缺盆未大滿之時。重用黃連。以解其熱。清金以制肝盛。培土不受肝邪。（經驗方人參　黃連　焦朮　麥冬　青皮　肉桂　炙草）藥固有維持之力。尤宜却鹹味。斷妄想。存神靜慮。以養無形之土。不治氣而氣自宣通。多有得安者。其名不一。曰單脹。以其獨脹於腹也。曰鼓脹。以其中空無物也。曰蠱脹。若虫食物而中空也。曰熱脹。由熱而脹也。曰氣脹。由氣而脹也。統名之曰氣鼓也。彼水脹寒脹列於濕門宜也。原與此症毫不相

三指禪　卷上　五五

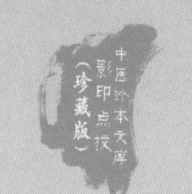

涉。东垣一代伟人，中满分消丸（厚朴一两　枳实　黄连　黄芩　法夏五钱　陈皮　知母　泽泻三钱　茯苓　砂仁　干姜二钱　人参　白术　甘草　猪苓一钱　蒸饼为丸），亦尚未分析也。

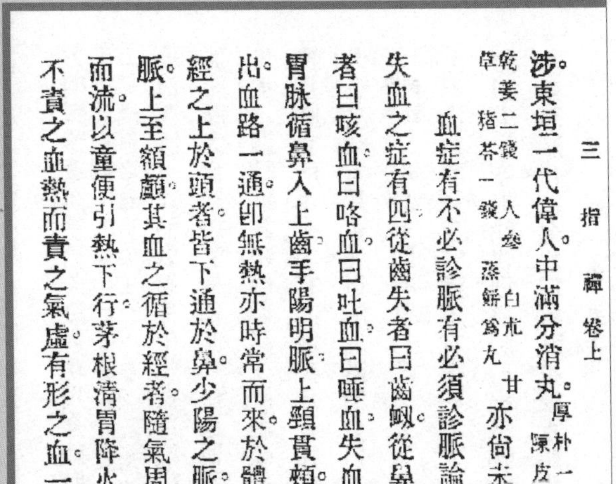
三指禪　卷上　五六

涉。東垣一代偉人。中滿分消丸。厚朴一兩　枳實　黃連　黃芩　法夏五錢　陳皮　知母　澤瀉三錢　茯苓　砂仁　乾姜二錢　人參　白朮　甘草　猪苓一錢　蒸餅爲丸　亦尙未分析也。

血症有不必診脈有必須診脈論

失血之症有四。從齒失者曰齒衄。從鼻失者曰鼻衄。從咽失者曰嘔血。從喉失者曰咳血。曰咯血。曰吐血。曰唾血。失血則一。而輕重攸分。最輕者齒衄。足陽明胃脈循鼻入上齒。手陽明脈上頸貫頰。入下齒。二經熱盛。其循經之血。從齒溢出。血路一通。卽無熱亦時常而來。於體無傷。不必以藥治者也。稍輕者鼻衄。凡經之上於頭者。皆下通於鼻。少陽之脈。上抵頭角。太陽之脈。上額交巓。陽明之脈。上至額顱。其血之循於經者。隨氣周流。走而不守。三經爲熱所逼。血卽從鼻而流。以童便引熱下行。茅根清胃降火。其血立止。至於漏血過多。而無休者。則不責之血熱。而責之氣虛。有形之血。一時所不能滋。幾希之氣。速當挽回。急用

血症有不必诊脉，有必须诊脉论

失血之症有四：从齿失者曰齿衄；从鼻失者曰鼻衄；从咽失者曰呕血；从喉失者曰咳血。曰咯血，曰吐血，曰唾血。失血则一，而轻重攸分。最轻者齿衄，足阳明胃脉循鼻入上齿。手阳明脉，上颈贯颊，入下齿。二经热盛，其循经之血，从齿溢出。血路一通，即无热亦时常而来，于体无伤，不必以药治者也。稍轻者鼻衄，凡经之上于头者，皆下通于鼻，少阳之脉，上抵头角太阳之脉，上额交颠。阳明之脉，上至额颅，其血之循于经者，随气周流，走而不守，三经为热所逼，血即从鼻而流。以童便引热下行，茅根清胃降火，其血立止。至于漏血过多，而无休者，则不责之血热而责之气虚，有形之血，一时所不能滋几希之气，速当挽回，急用

参芪以补血督血（经验方：黄芪一两　秦归三钱　姜枣引）。补气以摄血，补气以生血，虽气息奄奄，亦可回生。彼伤寒鼻衄，名曰红汗，热随血解，不必止血，亦不必再发汗。瘟疫鼻衄，名曰外溃，毒从血减，不必止血，亦不必再议下。经络分明，见其症即可以用其药也。稍重者呕血，则在胃腑矣。贮积日久逆而上呕，多则盈盆盈碗，聚则成块成堆，或一月一呕，或间月一呕，或周年一呕。未呕之先，郁闷难安，已呕之后，神清气爽。但得血路通利，有呕至耄耋而不伤者，只恐血阻吸门（《急备方》：用纸撚刺鼻中，得嚏则通），登刻致毙，方书积案，从未有发明其议者。盖胃为五脏六腑之海，血易为之聚，人而饮食煎熬，停留瘀血，结成窠臼，久是相生相养，习以为常。如蚁之有穴，鱼之有渊，生生不已，补之愈足以滋其党，凉之徒足以塞其路，辗转圆维。惟三七、郁金以破负固之城，淮膝、大黄，以开下行之路（悬拟方：三七　郁金　牛膝　大黄　归尾　桃仁　枳实，炼蜜为丸），扫除而荡涤之，庶有瘳焉。尝见山居之民采草药以治血，遇是症得

參芪以補血督血。（經驗方　黃芪一兩　秦歸三錢　薑棗引）補氣以攝血。補氣以生血。雖氣息奄奄。亦可回生。彼傷寒鼻衄。名曰紅汗。熱隨血解。不必止血。亦不必再發汗。瘟疫鼻衄。名曰外潰。毒從血減。不必止血。亦不必再議下。經絡分明。見其症卽可以用其藥也。稍重者嘔血。則在胃腑矣。貯積日久。逆而上嘔。多則盈盆盈碗。聚則成塊成堆。或一月一嘔。或間月一嘔。或週年一嘔。未嘔之先。鬱悶難安。已嘔之後。神清氣爽。但得血路通利。有嘔至耄耋而不傷者。只恐血阻吸門。（急備方用紙撚刺鼻中得嚏則通）登刻致斃。方書積案。從未有發明其義者。蓋胃爲五臟六腑之海。血易爲之聚。人而飲食煎熬。停留瘀血。結成窠臼。久則相生相養。習以爲常。如蟻之有穴。魚之有淵。生生不已。補之愈足以滋其黨。涼之徒足以塞其路。輾轉圖維。惟三七鬱金以破負固之城。淮膝大黃以開下行之路。（懸擬方　三七　鬱金　牛膝　大黃　歸尾　桃仁　枳實　煉蜜爲丸）掃除而蕩滌之。庶有瘳焉。嘗見山居之民。採草藥以治血。遇是症得

三　指禪　卷上　　　　五八

愈者居多。草藥之性。無非破血之品。有明徵矣。最重者。吐咳血咯血唾血。致病之釁原不一端。發病之源。總歸五藏。藏者藏也。所以藏其血以養神養魂養魄養意養精與志也。心不主血。則神爲消散。脾不統血。則意爲惝恍。肝肺不歸血。則魂魄爲之飄蕩。腎不貯血。則精志爲之牿亡。一滴之血。性命隨之。全憑脈息。以決吉凶。脈而虛弱。火猶未發。歸脾湯（人參　白朮　茯神　棗仁　龍眼肉　黃芪　秦歸　木香　炙草　遠志　姜棗引）養營湯（人參　白朮　黃芪　炙草　陳皮　肉桂　秦歸　熟地　五味　茯苓　遠志　酒芍　姜棗引）俱能奏效。脈而洪數。則內火熾矣。火愈熾而血愈亡。血愈亡而陰愈虛。故曰陽邪之甚。害必歸陰。當此之時。寒冷適足以伐五臟之生氣。溫補又足以傷兩腎之眞陰。惟以甘寒。滋其陰而養其陽（同痨傷論）。血或歸其位耳。又有一種。五臟爲內寒所侵。血不安位而妄行者。脈虛而遲。非附子乾薑。不足以祛其寒。而溫其經（經驗方　附片　乾姜　黃芪　白朮　秦歸　炙草　建元　南棗引）此百中僅見一二者。至於外寒犯乎五臟。擾血逆上者。

愈者居多。草药之性，无非破血之品，有明徵矣。最重者，吐咳血、咯血、唾血，致病之衅原不一端，发病之源，总归五脏，脏者藏也，所以藏其血以养神、养魂、养魄、养意、养精与志也。心不主血，则神为消散；脾不统血，则意为惝恍；肝肺不归血，则魂魄为之飘荡；肾不贮血，则精志为之牿亡。一滴之血，性命随之，全凭脉息，以决吉凶。脉而虚弱，火犹未发，归脾汤（人参　白术　茯神　枣仁　龙眼肉　黄芪　秦归　木香　炙草　远志　姜枣引），养营汤（人参　白术　黄芪　炙草　陈皮　肉桂　秦归　熟地　五味　茯苓　远志　酒芍　姜枣引），俱能奏效。脉而洪数，则内火炽矣。火愈炽而血愈亡，血愈亡而阴愈虚，故曰阳邪之甚，害必归阴。当此之时，寒冷适足以伐五脏之生气，温补又足以伤两肾之真阴。惟以甘寒，滋其阴而养其阳（同痨伤论），血或归其位耳。又有一种，五脏为内寒所侵，血不安位而妄行者，脉虚而迟，非附子、干姜，不足以祛其寒，而温其经（经验方：附片　干姜　黄芪　白术　秦归　炙草　建元南枣引），此百中仅见一二者。至于外寒犯乎五脏，扰血逆上者，

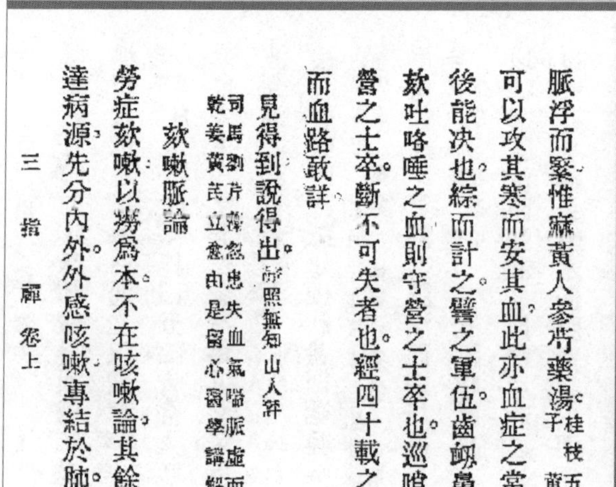
脈浮而緊惟麻黃人參芍藥湯（桂枝五分 麻黃 白芍一錢 人參 五味子 黃芪 甘草 麥冬三錢 當歸五分）可以攻其寒而安其血此亦血症之常事甚無足怪所以五臟之血必診脈而後能決也綜而計之譬之軍伍齒衄鼻衄巡哨之士卒也嘔血護衛之士卒也欬吐咯唾之血則守營之士卒也巡哨之士卒可失卽護衛之士卒可失而守營之士卒斷不可失者也經四十載之推求而血症了解閱千百萬人之性命而血路敢詳

見得到說得出（靜照無知山人評）

（司馬劉芹藻忽患失血氣喘脈虛而遲重用附子乾姜黃芪立愈由是留心醫學講解靈素難經）

欬嗽脈論

勞症欬嗽以㿃爲本不在咳嗽論其餘咳嗽但得病源縷晰無脈不可以治欲達病源先分內外外感咳嗽專結於肺風寒之來先入皮毛皮毛者肺之合也

三指禪 卷上 五九

脉浮而紧。惟麻黄人参芍药汤（桂枝五分 麻黄 白芍一钱 人参 五味子 黄芪 甘草 麦冬三钱 当归五分）。可以攻其寒而安其血，此亦血症之常事，甚无足怪。所以五脏之血，必诊脉而后能决也。综而计之，譬之军伍，齿衄、鼻衄，巡哨之士卒也，呕血护卫之士卒也，欬吐咯唾之血，则守营之士卒也。巡哨之士卒可失，即护卫之士卒可失，而守营之士卒，断不可失者也。经四十载之推求，而血症了解，阅千百万人之性命，而血路敢详。

见得到，说得出（静照无知山人评）。

（司马刘芹藻忽患失血，气喘脉虚而迟重，用附子、干姜、黄芪立愈。由是留心医学，讲解《灵》、《素》、《难经》）。

欬嗽脉论

劳症欬嗽，以㿃为本，不在咳嗽论。其余咳嗽，但得病源缕晰，无脉不可以治。欲达病源，先分内外。外感咳嗽，专结于肺；风寒之来，先入皮毛，皮毛者肺之合也。

風寒鬱於肺則咳嗽。肺竅得通則咳嗽止焉。故古有外感咳嗽則輕之語。其脈浮而大。散之以葱白。通之以紫蘇。(參蘇飲 人參 紫蘇 乾葛 前胡 法夏 茯苓 陳皮 枳殼 桔梗 木香 甘草 葱白)至於內傷。經曰五臟皆令人咳。不獨肺然也。而要不離乎肺。其本經咳嗽也。金生在巳。形寒金冷。傷其生氣。喘息有音。甚則唾血。其脈短而遲。補之以波蔻。溫之以砂仁。(經驗方 人參 焦朮 雲苓 法夏 陳皮 波蔻 砂仁 炙草 姜棗引)其心臟咳嗽也。火甚尅金。喉中隱隱如梗狀。甚則咽腫喉痹。其脈洪而數。涼之以黃芩。瀉之以山梔。(經驗方 生地 赤茯苓 生甘草 山梔 黃芩 桔梗 麥冬 燈草引)其脾臟咳嗽也。土不生金。陰陰痛引肩背。甚則不可動。其脈濡而弱。培之以黃芪。燥之以白朮。(經驗方 人參 秦歸 焦朮 黃芪 法夏 陳皮 雲苓 炙草 姜棗引)其肝臟咳嗽也。木燥火發。金被火傷。兩脅下痛。甚則不可以轉。其脈沉而弦。制之以鼈甲。和之以柴胡。(熟地 鼈甲 秦歸 柴胡 酒芍 炙草)其腎臟咳嗽也。火動水虧。金少木涵。腰背相引而痛。甚則咳涎。其脈沉而細。滋之以熟地。堅

风寒郁于肺，则咳嗽，肺窍得通，则咳嗽止焉。故古有外感咳嗽则轻之语，其脉浮而大，散之以葱白，通之以紫苏（参苏饮：人参　紫苏　干葛　前胡　法夏　茯苓　陈皮　枳壳　桔梗　木香　甘草　葱白）。至于内伤，经曰：五脏皆令人咳，不独肺热也，而要不离乎肺，其本经咳嗽也。金生在巳，形寒金冷，伤其生气，喘息有音。甚则唾血，其脉短而迟，补之以波蔻，温之以砂仁（经验方：人参　焦术　云苓　法夏　陈皮　波蔻　砂仁　炙草　姜枣引）。其心脏咳嗽也，火甚克金，喉中隐隐如梗状，甚则咽肿喉痹，其脉洪而数，凉之以黄芩，泻之以山栀（经验方：生地　赤茯苓　生甘草　山栀　黄芩　桔梗　麦冬　灯草引）。其脾脏咳嗽也，土不生金阴，阴痛引肩背，甚则不可动，其脉濡而弱，培之以黄芪，燥之以白术（经验方：人参　秦归　焦术　黄芪　法夏　陈皮　云苓　炙草　姜枣引）。其肝脏咳嗽也，木燥火发，金被火伤，两胁下痛，甚则不可以转，其脉沉而弦，制之以鳖甲，和之以柴胡（熟地　鳖甲　秦归　柴胡　酒芍　炙草）。其肾脏咳嗽也，火动水亏，金少木涵，腰背相引而痛，甚则咳涎，其脉沉而细，滋之以熟地，坚

之以黄柏（知柏地黄汤：熟地　淮药　枣皮　知母　丹皮　泽泻　茯苓　黄柏）。久咳不已，移于五腑，病则缠绵难愈，治法仍归五脏，彼无痰干咳，火郁于肺，一言尽之，升提肺气（甘桔汤：桔梗　甘草）。生其津液（八仙长寿丹：熟地　淮药　枣皮　麦冬　泽泻　茯苓　丹皮　五味子）。斯得之矣，据经分症，即症分脉，凭脉用药。夫固有历历不爽者，经曰：秋伤于湿，冬必咳嗽，经之所言者主气也。四气之土，正在秋初当权。喻嘉言以为湿字之误，止知岁气之燥，而不知主气之湿。经曰：脾苦湿，未闻心、肺、肝、肾苦湿。河间咳嗽之篇，以为湿在脾可也，而必分其湿在心、在肺、在肝、在肾何也？丹溪论咳嗽，有风有寒，有痰有火，有痨有虚，有郁有肺胀，庶乎近之。降至景岳所论外感咳嗽，大半内伤之方居多，所谈内伤咳嗽，止知阴虚一语，虽所重者，肾元、四脏亦在内伤之列，何以曾不之及。内伤外感四字，尚未解透耶（自内而出者，喜、怒、忧、思、悲、恐、惊及房痨饮食所伤为内伤，自外而入者，风、寒、暑、燥、火及瘟疫、痢病所感为外感）。夫无痰不作咳，无嗽不有痰，一言咳嗽，而痰在其中。《内经》所以有饮无

之以黃柏。（知柏地黃湯：熟地　淮藥　棗皮　知母　丹皮　澤瀉　茯苓　黃柏）久咳不已。移於五臟。病則纏綿難愈。治法仍歸五臟。彼無痰乾咳。火鬱於肺。一言盡之。升提肺氣。（甘桔湯：桔梗　甘草）生其津液。（八仙長壽丹：熟地　淮藥　棗皮　麥冬　澤瀉　茯苓　丹皮　五味子）斯得之矣。據經分症。卽症分脈。憑脈用藥。夫固有歷歷不爽者。經曰秋傷於濕。冬必咳嗽。經之所言者主氣也。四氣之土。正在秋初當權。喻嘉言以爲濕字之誤。止知歲氣之燥。而不知主氣之濕。經曰脾苦濕。未聞心肺肝腎苦濕。河間咳嗽之篇。以爲濕在脾可也。而必分其濕在心在肺在肝在腎何也。丹溪論咳嗽有風有寒有痰有火有癆有虛有鬱有肺脹。庶乎近之。降至景岳所論外感咳嗽。大半內傷之方居多。所談內傷咳嗽。止知陰虛一語。雖所重者。腎元四臟。亦在內傷之列。何以曾不之及。內傷外感四字。尙未解透耶。（自內而出者喜怒憂思悲恐驚及房癆飲食所傷爲內傷自外而入者風寒暑濕燥火及瘟疫痢病所感爲外感）夫無痰不作咳。無嗽不有痰。一言咳嗽。而痰在其中。內經所以有飲無

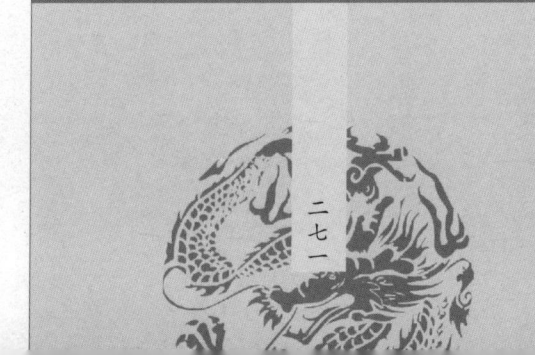

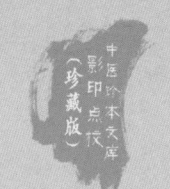

痰。飲留腸胃。不咳不嗽。者自漢儒添一痰字。方書遂將咳嗽與痰。分爲兩門。究竟扯東拽西。兩無分別。書之所以日益支離也。論綜唐宋元明。折衷岐伯症分心脾肝腎統匯。（肺經）

星布碁羅。燦然可觀。（健庵匡家元讀附錄顛態夢覺道人三指禪方時值彌天大雪赤身持橐步詣舍命余謄真余隨贈三絕有詎知天意濃飛絮權作衣裳莫怯單之詩句也）

痰，饮留肠胃，不咳不嗽者，自汉儒添一痰字，方书遂将咳嗽与痰，分为两门，究竟扯东拽西，两无分别。书之所以日益支离也，论综唐、宋、元、明，折衷岐伯症分心、脾、肝、肾统汇（肺经）。

星布棋罗，灿然可观（健庵匡家元读附录颠态，梦觉道人三指禅方时，值弥天大雪，赤身持橐，步诣舍命，余謄真，余随赠三绝，有讵知天意浓飞絮，权作衣裳，莫怯单之诗句也）。

三指禅卷下

楚郡梦觉道人著
陈振奇重订

泄症脉论

《难经》训泄有五，胃泄饮食不化，脾泄腹胀呕吐，所谓大肠泄者，食已窘迫，可该脾泄论。所谓小汤泄者，便血腹痛，大瘕泄者，数至圊而不便，宜痢门论，则泄止可言脾胃二经。诊其脉数，而邪之自外来者属胃，其气化而为热，轻则黄连厚肠，佐以利水和胃之品（经验方：焦术　零（云）苓　桂枝　黄连　泽泻　朱苓　车前　苡米），至于完谷不化，则泄之甚者，须芒硝、大黄（经验方：芒硝　大黄　银花　炙草　姜枣引），涤其邪而泄自止。诊其脉迟，而虚之由内生者属脾，其气积而为寒，轻则焦术和中，佐以燥湿补脾之味（经验方：黄芪　白术　云苓　莲肉　法夏　诃子　陈皮　苡米　姜枣引），至于胀满呕逆，则泄之剧者也，必附片

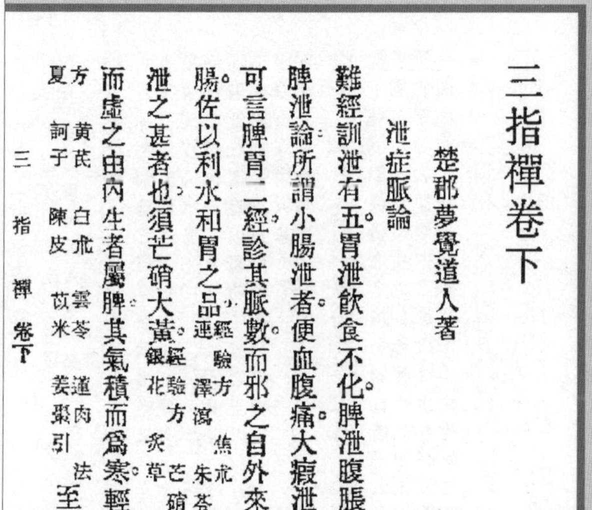
三指禪卷下

楚郡夢覺道人著　陳振奇重訂

泄症脈論

難經訓泄有五。胃泄飲食不化。脾泄腹脹嘔吐。所謂大腸泄者。食已窘迫。可該脾泄論。所謂小腸泄者。便血腹痛。大瘕泄者。數至圊而不便。宜痢門論。則泄止可言脾胃二經。診其脈數而邪之自外來者屬胃。其氣化而爲熱。輕則黃連厚腸。佐以利水和胃之品。經驗方 焦朮　零苓　桂枝　黃連　澤瀉　朱苓　車前　苡米 至於完穀不化。則泄之甚者也。須芒硝大黃。經驗方 芒硝　大黃　銀花　炙草　姜棗引 滌其邪而泄自止。診其脈遲而虛之由內生者屬脾。其氣積而爲寒。輕則焦朮和中。佐以燥濕補脾之味。經驗方 黃芪　白朮　雲苓　蓮肉　法夏　訶子　陳皮　苡米　姜棗引 至於脹滿嘔逆。則泄之劇者也。必附片

三指禪　卷下　一

乾薑。經驗方黃芪附片乾姜焦朮肉桂蓮肉炙草姜棗引嘗與道人分別是症知其隨手輒驗者有由來奚南坡居士誌溫其寒而泄乃除夫泄顯而小者也以其洩天妙趣而言則水爲先。混沌之初沖漠無朕先天一團絪縕之氣降而爲水猶未見其昭著漸至昭著而生火猶未有其形質漸有形質而生木猶未至於堅實漸至堅實而生金土則隨行而生郭璞葬經洩天妙趣水居先河圖之數天一生水以其承天時行而言則土爲重。坤承天之施奉以行之時未至不敢先時以立始時既至不敢後時以隳功坤道之所以順也然載物者坤含萬物者坤非有坤以順天則亦將虛於所施故曰厚德至靜无成有終可知配天之功用者惟坤土獨重正許氏說文重字從土是以土爲重之義脾爲己土。胃爲戊土。一動一靜一陰一陽互相爲用。所以十二宮中各司一職。獨胃脾統司倉廩之官。以其物之資始而論惟恃動氣。戰乎乾戰即鼓盪之意謂資始也楊子云太初者氣之始太素者質之始稟乾之始出而爲動以其物之資生而論。全仗穀氣。致役乎坤役即孳字之意謂資生也淮南子云毛蟲則橫生倮蟲則縱生萃坤之生養而爲穀脾主消穀。胃主納殺。一表一裏。一剛一柔。還相爲質。所以五行寶內。但養一臟。惟脾胃實養性命之寶。至哉坤元。厥惟脾胃。擬七斗以摩霄上頂心心有七竅高懸西北。斷六鼇以立極。下臨六府美盡東

干姜（经验方：黄芪 附片 干姜 焦术 肉桂 莲肉 炙草 姜枣引。尝与道人分别是症，知其随手辄验者，有由来奚南坡居士志），温其寒而泄乃除，夫泄显而小者也。以其泄天妙趣而言，则水为先（混沌之初，冲漠无朕，先天一团氤氲之气，降而为水，犹未见其昭著渐至，昭著而生火，犹未有其形质，渐有形质而生木，犹未至于坚实，渐至坚实而生金土，则随行而生。郭璞《葬经》泄天妙趣，水居先，《河图》之数天一生水），以其承天时行而言，则土为重（坤承天之施，奉以行之，时未至，不敢先时以立始，时既至，不敢后时以隳功，坤道之所以顺也。然载物者坤，含万物者坤，非有坤以顺天，则亦将虚于所施。故曰：厚德至静，无成有终，可知配天之功用者，惟坤土独重。正许氏《说文》，重字从土，是以土为重之义）。脾为己土，胃为戊土，一动一散，一阴一阳，互相为用。所以十二宫中各司一职，独胃脾统司仓廪之官。以其物之资始而论，惟恃动气（战乎乾，战即鼓荡之意，谓资始也。杨子云：太初者气之始，太素者质之始，禀乾之始出而为动），以其物之资生而论，全仗谷气（致役乎坤，役即孳字之意，谓资生也。《淮南子》云：毛虫则横生，倮虫则纵生。萃坤之生养而为谷）。脾主消谷，胃主纳杀，一表一里，一刚一柔，还相为质，所以五行宝内。但养一脏，惟脾胃实养性命之宝。至哉坤元，厥惟脾胃，拟七斗以摩霄（上顶心，心有七窍），高悬西北，断六鳌以立极（下临六府），美尽东

南，富媪（《汉书》：后土富媪）敷文，宅中叶裳之元吉，媒婆（方书脾为媒婆）践约，婚媾迨冰至之辰，卜操柄之有归（《说卦传》：坤为柄），应差竖亥（《史记·天官书》：竖亥步经大章行纬），占括囊之无咎，稳塞夷庚（《左传》：以寒夷庚。谓要道也），象推吝啬，义取含章，后得无患乎先迷。方外必根诸直内，以故胃与脾合马之所以称牝也。脾与胃分龙之所以战野也。调理得宜，百体从兹而安，调理失宜，百病从兹而起。夫泄显而小者也。

即泄症一端，以阐明脾胃全理，分疏合写，经经纬史，无义不搜，允称天造地设，可补东垣《脾胃论》一篇。南坡居士评。

水肿脉浮大沉细论

《脉经》曰：水肿之脉，浮大易愈，沉细难痊。余谓医不细揣脉与症，斯已难矣。果脉清症确，浮大固可十全，沉细未必难痊。余少时曾患水肿而回生者，欲知水肿幽明路，说法何妨我现身。人生饮入于胃，气化之妙，全凭脾、肺、肾三经，脾专运

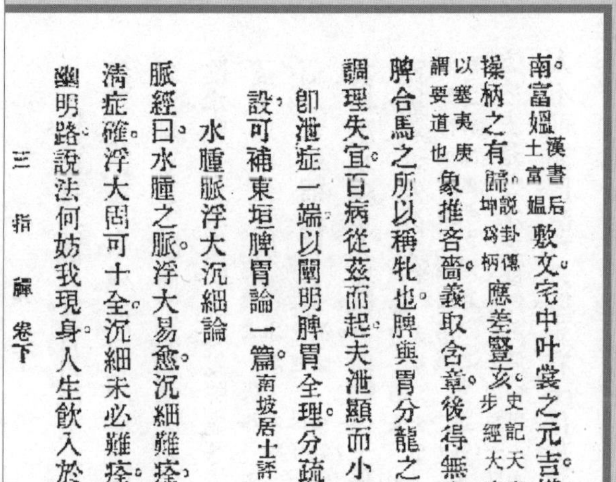

南。富媪（漢書后土富媪）敷文宅中叶裳之元吉。媒婆（方書脾爲媒婆）踐約。婚媾迨冰至之辰。卜操柄之有歸。（說卦傳坤爲柄）應差豎亥。（史記天官書豎亥步經大章行緯）占括囊之无咎。穩塞夷庚（左傳以塞夷庚謂要道也）象推吝嗇。義取含章。後得無患乎先迷。方外必根諸直内。以故胃與脾合馬之所以稱牝也。脾與胃分龍之所以戰野也。調理得宜。百體從茲而安。調理失宜。百病從茲而起。夫泄顯而小者也。

即泄症一端。以闡明脾胃全理。分疏合寫。經經緯史。無義不搜。允稱天造地設。可補東垣脾胃論一篇。南坡居士評

水腫脈浮大沉細論

脈經曰。水腫之脈。浮大易愈。沉細難痊。余謂醫不細揣脈與症。斯已難矣。果脈清症確。浮大固可十全。沉細未必難痊。余少時曾患水腫而回生者。欲知水腫幽明路。說法何妨我現身。人生飲入於胃。氣化之妙。全憑脾肺腎三經。脾專運

三指禪　卷下　三

用之職。肺擅通調之官。腎司熏蒸之用。而後雲興雨施。滲入膀胱。三經失權。其氣不化。蓄諸中州。橫流四肢。泛溢皮膚。一身之中。無非水爲之灌注矣。以其脈之沉細者言之。脈而沉細。病愈深而侵入臟矣。卽脈之沉細。分症之陰陽。其爲陰水腫也。形寒傷肺。濕寒侵脾。虛寒損腎。大便溏瀉。小便清利。脈則沉細而遲。補土以溫金。實脾湯（焦朮 茯苓 炙草 厚朴 肉桂 草蔻 木瓜 木香 附片 乾姜 大棗引）。實開斯世之福。壯水兼補火。腎氣湯（熟地 茯苓 山藥 丹皮 棗皮 淮膝 車前子 附子 肉桂 澤瀉）。能挽造化之窮。其爲陽水腫也。火盛尅金。熱鬱侮土。燥過枯水。大便堅硬。小便黃赤。脈則沉細而數。石膏友麥冬。（經驗方 石膏 麥冬 苡米 炙草 大棗 生姜）本草中。足稱治水之撬（史記夏紀禹治水泥行乘撬山行乘檋檋器之有齒者今之木屐倣之）黃連伴黃柏（經驗方 黃連 苡米 黃柏 車前 肉桂三分 知母 炙草）醫方內大是分水之犀（抱朴子犀角一尺以上者刻爲魚形銜以入水水卽分開）余嘗閱是症。陰陽俱厥。有令人不可測度。陽水之厥。更有十倍於陰水者。陰水誤以陽治。先或聲啞而死。陽

用之职，肺擅通调之官，肾司熏蒸之用，而后云兴雨施，渗入膀胱。三经失权，其气不化，蓄诸中州，横流四肢，泛滥皮肤。一身之中，无非水为之灌注矣。以其脉之沉细者言之，脉而沉细，病愈深而侵入脏矣。即脉之沉细，分症之阴阳，其为阴水肿也。形寒伤肺，湿寒侵脾，虚寒损肾，大便溏泻，小便清利，脉则沉细而迟，补土以温金，实脾汤（焦术　茯苓　炙草　厚朴　肉桂　草蔻　木瓜　木香　附片　干姜　大枣引）。实开斯世之福，壮水兼补火，肾气汤（熟地　茯苓　山药　丹皮　枣皮　淮膝　车前子　附子　肉桂　泽泻）。能挽造化之穷，其为阳水肿也。火盛克金，热郁侮土，燥过枯水，大便坚硬，小便黄赤，脉则沉细而数，石膏友麦冬（经验方：石膏　麦冬　苡米　炙草　大枣　生姜），本草中，足称治水之撬（《史记·夏经》，禹治水，泥行乘撬，山行乘檋撬，履器之有齿者，今之木履仿之）。黄连伴黄柏（经验方：黄连　苡米　黄柏　车前　肉桂三分　知母　炙草）。医方内大是分水之犀（《抱朴子》：犀角一尺以上者，刻为鱼形，衔以入水，水即分开），余尝阅是症，阴阳俱厥，有令人不可测度。阳水之厥，更有十倍于阴水者，阴水误以阳治，先或声哑而死；阳

水誤以陰治。定是吐血而亡。至於脈之浮大邪猶在表。病之最淺者也。水蓄膀胱。五皮飲（五加皮 地骨皮 茯苓皮 大腹皮 生姜皮）可潔清淨之府。水流肌表越脾湯（石膏八錢 麻黄六錢 大棗子一二枚 生姜三錢 炙草三錢）足開鬼門之關。其朝寬暮急。暮寬朝急者。水隨氣之升降也。何必曰陰虛陽虧。上氣喘促。夜臥難安者。水淫肺之葉孔也。何必曰子胎母宮。曰風水。曰石水。曰皮水。多其水名。曰濕腫。曰血腫。曰風腫。總是水腫。揣摩脈症。辨別臟腑。沉細浮大。有何難易之分。酌理準情。無非從前所有之語。披肝瀝胆。盡是刼後餘生之言。其於是症熬喫苦辛矣。愁成白髮三千丈。歷盡洪濤十八灘。

人但知浮大爲陽。沉細爲陰。而不知沉細中有遲數。卽有陰陽。治之之法。相去甚懸。世之患是症者。多爲藥偶所誤。惜不早得是而讀之也。南坡居士加批

偏正頭痛不問脈論

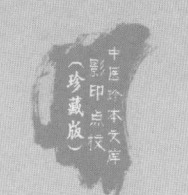

水误以阴治，定是吐血而亡。至于脉之浮大邪犹在表，病之最浅者也。水蓄膀胱，五皮饮（五加皮 地骨皮 茯苓皮 大腹皮 生姜皮）。可洁清净之府，水流肌表，越脾汤（石膏八钱 麻黄六钱 大枣子一二枚 炙草三钱 生姜三钱），足开鬼门之关。其朝宽暮急，暮宽朝急者，水随气之升降也。何必曰阴虚阳亏，上气喘促，夜卧难安者，水淫肺之叶孔也。何必曰子胎母宫，曰风水，曰石水，曰皮水，多其水名，曰湿肿，曰血肿，曰风肿，总是水肿。揣摩脉症，辨别脏腑，沉、细、浮、大，有何难易之分。酌理准情，无非从前所有之语，披肝沥胆，尽是劫后余生之言。其于是症熬吃苦辛矣。愁成白发三千丈，历尽洪涛十八滩。

人但知浮大为阳，沉细为阴，而不知沉细中有迟数，即有阴阳。治之之法，相去甚悬，世之患是症者，多为药偶所误，惜不早得是而读之也。南坡居士加批。

偏正头痛不问脉论

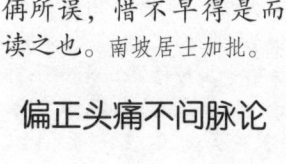

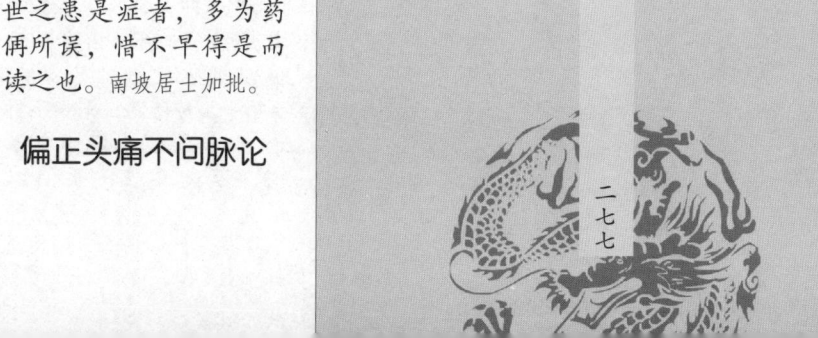

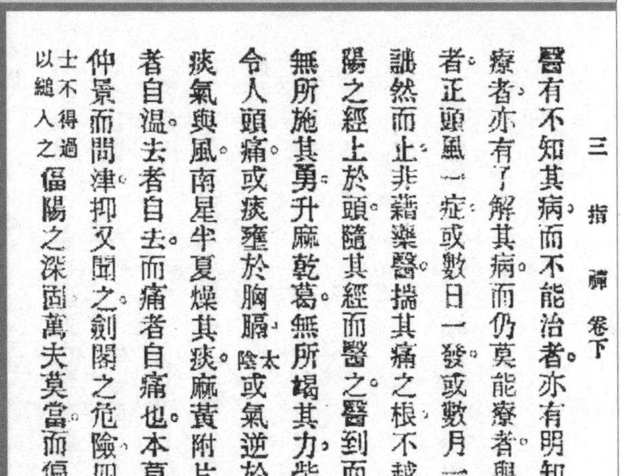
三指禪　卷下　六

醫有不知其病而不能治者亦有明知其病而不能治者有莫解其病而莫能療者亦有了解其病而仍莫能療者與哮瘺相頡頏而深藏之固更甚於哮瘺者正頭風一症或數日一發或數月一發其發也突如其來不因邪觸其止也訹然而止非藉藥醫揣其痛之根不越風毒之客於髓海焉六經皆有頭痛三陽之經上於頭隨其經而醫之醫到而痛自除痛居經絡不到之處羌活防風無所施其勇升麻乾葛無所竭其力柴胡黃芩不能消其事而逐其邪三陰亦令人頭痛或痰壅於胸膈太陰或氣逆於腦頂少陰或冷逼乎督脈厥陰而痛不關於痰氣與風南星半夏燥其痰麻黃附片温其經吳萸乾姜去其寒燥者自燥温者自温去者自去而痛者自痛也本草臚陳空對神農而數典方書案積莫向仲景而問津抑又聞之劍閣之危險四面拒敵而偏以縋入之鄧艾破蜀至陰平山勢險絕軍士不得過以縋入之偪陽之深固萬夫莫當而偏以老尅之左傳偪陽城小而固晉荀偃士匄伐偪陽入於偪陽請於

医有不知其病，而不能治者。亦有明知其病，而不能治者，有莫解其病，而莫能疗者。亦有了解其病，而仍莫能疗者。与哮瘺相颉颃，而深藏之，固更甚于哮瘺者。正头风一症，或数日一发，或数月一发，其发也，突如其来，不因邪触，其止也。訹然而止，非藉药医，揣其痛之根，不越风毒之客于髓海焉。六经皆有头痛，三阳之经上于头，随其经而医之，医到而痛自除。痛居经络不到之处，羌活、防风，无所旋其勇；升麻、干葛，无所竭其力；柴胡、黄芩，不能消其事，而逐其邪。三阴亦令人头痛，或痰壅于胸膈（太阴），或气逆于脑顶（少阴），或冷逼乎督脉（厥阴），而痛不关于痰气与风。南星、半夏燥其痰；麻黄、附片温其经；吴萸、干姜去其寒。燥者自燥，温者自温，去者自去，而痛者自痛也。本草胪陈，空对神农而数典。方书案积，莫向仲景而问津，抑又闻之，剑阁之危险，四面拒敌，而偏以縋入之（邓艾破蜀，至阴平山势险绝，军士不得过，以縋入之），逼阳之深固，万夫莫当，而偏以老克之（《左传》：逼阳城小而固，晋荀偃士曰：伐逼阳入于逼阳，请于莹曰：水潦将降，惧不能归，请班师。荀莹曰：牵帅老夫以至于此，七日不克，必尔乎取之，五月庚寅。荀莹曰：句帅卒，攻逼阳，亲受矢石，甲午灭之）。阅方书鼻渊，称为脑漏，脑可漏之出，亦可注之入。以口服药，而经不通者，以鼻注药，而经自通。在拣其解毒去风，性味之平正者，淡淡注之（白菊、陈茶，煎汤冷注。一方皂角、细辛研细末吹鼻，得喷嚏则解），而痛自渐渐灭矣。以鼻代口，休防郢人之垩（《庄子》：郢人鼻端有垩，使匠石斲之，匠石运斤成风，垩去而鼻不伤，郢人立不改容）。追风拔毒，何假华陀之刀（华陀，字元化，汉末沛国谯人，通五经，精方脉，能疴骨疗疾，为外科之祖。有青囊，惜乎无存）。然此法肇自前人，莱菔汁注鼻之方，特取而变化之者。至于偏头风痛，丹溪以为左属风属火，多血虚。右属热属痰，多气虚。用之未必大验，究其根亦是风毒。傍于脑海之旁，病之去路，多从目出而解。同邑石光南所传，淡婆婆一方（淡婆婆根为君，天麻、京子为臣。川芎、白芍为佐，菊花、木贼、当归为使；墨豆百粒为引），初起者用之屡效，殊不可解，录以备急用。一种手三阳之脉受风寒，伏留而不去者，名厥头痛。入连在脑者，名真头痛，其受邪与正头风无异，而其来也速，其死也速，更有甚于偏正头风者。

瑩曰水潦將降懼不能歸請班師荀瑩曰牽帥老夫以至於此七日不克必爾乎取之五月庚寅荀瑩曰句帥卒攻偪陽親受矢石甲午滅之閲方書鼻淵。稱爲腦漏。腦可漏之出。亦可注之入。以口服藥，而經不通者。以鼻注藥，而經自通。在揀其解毒去風。性味之平正者。淡淡注之。白菊陳茶煎湯冷注一方皂角細辛研細末吹鼻得噴嚏則解而痛自漸漸減矣。以鼻代口。休防郢人之堊。莊子郢人鼻端有堊使匠石斲之匠石運斤成風堊去而鼻不傷郢人立不改容追風拔毒。何假華陀之刃。華陀字元化漢末沛國譙人通五經精方脈能痾骨療疾爲外科之祖有青囊惜乎無存然此法肇自前人。萊菔汁注鼻之方。特取而變化之者。至於偏頭風痛。丹溪以爲左屬風屬火。多血虛。右屬熱屬痰。多氣虛。用之未必大驗。究其根亦是風毒。傍於腦海之旁。病之去路。多從目出而解。同邑石光南所傳淡婆婆一方。淡婆婆根爲君天麻京子爲臣川芎白芍爲佐菊花木賊當歸爲使墨豆百粒爲引初起者用之屢效。殊不可解。錄以備急用。一種手三陽之脈受風寒。伏留而不去者。名厥頭痛。入連在腦者。名眞頭痛。其受邪與正頭風無異。而其來也速。其死也速。更有甚於偏正頭風者。

三指禪 卷下 七

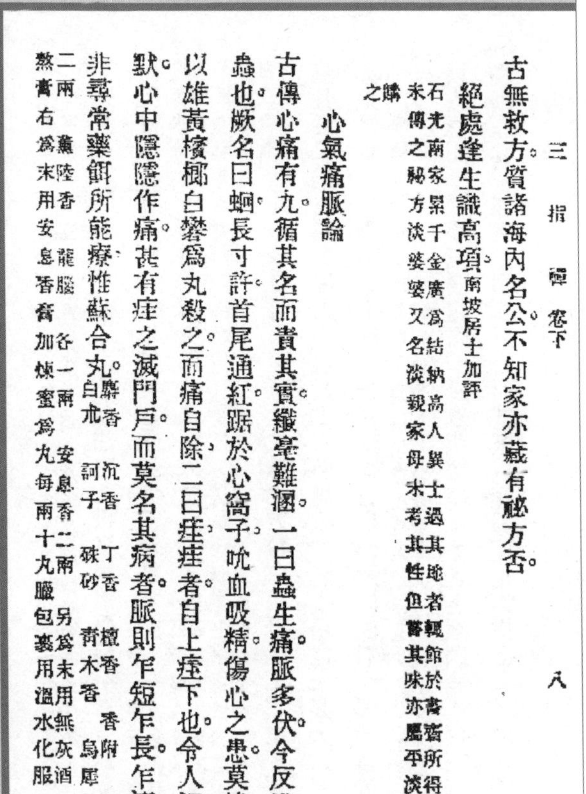

古無救方質諸海內名公不知家亦藏有祕方否。

絕處逢生識高項南坡居士加評

石光南家累千金廣爲結納高人異士過其地者輒館於書齋所得多醫書未傳之祕方淡婆婆又名淡親家母未考其性但嘗其味亦屬平淡草藥肆購之

心氣痛脈論

古傳心痛有九循其名而責其實纖毫難溷。一曰蟲生痛脈多伏今反洪數者蟲也厥名曰蛔長寸許首尾通紅踞於心窩子吮血吸精傷心之患莫慘於是以雄黃檳榔白礬爲丸殺之而痛自除二曰疰疰者自上疰下也令人沉沉默默心中隱隱作痛甚有疰之滅門戶而莫名其病者脈則乍短乍長乍澀乍細非尋常藥餌所能療惟蘇合丸麝香 沉香 丁香 檀香 香附 畢撥 白朮 訶子 硃砂 青木香 烏犀角各二兩 薰陸香 龍腦各一兩 安息香二兩另爲末用無灰酒熬膏右爲末用安息香膏加煉蜜爲丸每兩十丸臘包裹用溫水化服阿魏

古无救方，质诸海内名公，不知家亦藏有秘方否？

绝处逢生识高项。南坡居士加评。

（石光南家累千金，广为结纳，高人异士，过其地者，辄馆于书斋，所得多医书未传之秘方。淡婆婆又名淡亲家母，未考其性，但尝其味，亦属平淡，草药肆购之）。

心气痛脉论

古传心痛有九，循其名而责其实，纤毫难溷。一曰虫生痛，脉多伏，今反洪数者，虫也，厥名曰蛔，长寸许，首尾通红，踞于心窝子，吮血吸精，伤心之患，莫惨于是。以雄黄、槟榔、白矾为丸杀之，而痛自除。二曰疰，疰者，自上疰下也，令人沉沉默默，心中隐隐作痛，甚有疰之灭门户，而莫名其病者。脉则乍短乍长，乍涩乍细，非寻常药饵所能疗。惟苏合丸（麝香　沉香　丁香　檀香　香附　毕拨　白术　诃子　珠砂　青木香　乌犀角各二两　薰陆香　龙脑各一两　安息香二两，另为末，用无灰酒熬膏。右为末，用安息香膏，加炼蜜丸，每两十丸，腊（蜡）包裹，用温水化服），阿魏

丸（查（楂）肉　胆星　法夏　麦芽　神曲　黄连　连翘　阿魏　枣仁　贝母　风化硝　枯咸　萝卜子　胡黄连　右为末，姜汤浸，蒸饼为丸，相其本体强弱寒热，体强而热，阿魏丸，体弱而寒，苏合丸），庶可以治。三曰风，风得火而益炽，火得风而愈威，风而入于心，则痛之猝者也。其脉浮紧而数，以白菊、白矾为君，侯氏黑风散（白菊五钱　白矾钱半　防风　白术　桔梗八分　人参　茯苓　秦归　川芎　干姜　细辛　牡蛎三分，共为末，温酒调），可采也。四曰悸，有触而惊曰惊，无触而惊曰悸，而至于痛则悸之甚者也。其脉虚而滑，加乳香、没药为使，李氏养心汤（黄芪　茯苓　秦归　川芎　法夏　甘草　柏子仁　枣仁　远志　五味　人参　肉桂　乳香　没药　姜枣引），盍用之。五曰食，食入于胃，停滞未化，攻冲作痛，其脉短而涩，平胃散（苍术　厚朴　陈皮　甘草），询为对症之方。六曰饮，饮入于胃，攻注无常，激射作痛。其脉濡而迟，五苓散（朱苓　茯苓　焦术　泽泻　肉桂），实为导水之剂。七曰冷，寒气犯于绛宫，脉则或迟或结，吴萸、川椒、砂仁、木香，止痛书何难共证（经验方：木香　砂仁　肉桂，等分，共研细末，每服五分）。八曰热，火气郁于胸膈，脉则或数或促，生地、栀子、黄连、苦练，除痛药确有明文（经验方：黑栀仁一两　干姜一钱五分　炙草

丸。查肉　胆星　法夏　麥芽　神麯　黃連　連翹　阿魏　棗仁　貝母　風化硝　枯鹹　蘿蔔子　胡黃連　右爲末姜湯浸蒸餅爲丸相其本體強弱寒熱體強而熱阿魏丸體弱而寒蘇合丸　庶可以治。三曰風。風得火而益熾火得風而愈威風而入於心則痛之猝者也其脈浮緊而數。以白菊白礬爲君侯氏黑風散。白菊五錢　白礬錢半　防風　白朮　桔梗八分　人參　茯苓　秦歸　川芎　乾姜　細辛　牡蠣三分共爲末溫酒調　可采也。四曰悸有觸而驚曰驚。無觸而驚曰悸。而至於痛則悸之甚者也其脈虛而滑加乳香沒藥爲使李氏養心湯。黃芪　茯苓　秦歸　川芎　法夏　甘草　柏子仁　棗仁　遠志　五味　人參　肉桂　乳香　沒藥　姜棗引　盍用之。五曰食食入於胃停滯未化攻衝作痛其脈短而濇平胃散。蒼朮　厚朴　陳皮　甘草　詢爲對症之方六曰飲飲入於胃。攻注無常。激射作痛。其脈濡而遲。五苓散。朱苓　茯苓　焦朮　澤瀉　肉桂　實爲導水之劑。七曰冷。寒氣犯於絳宮脈則或遲或結吳萸川椒砂仁木香。止痛書何難共證。經驗方　木香　砂仁　肉桂　等分共研細末每服五分　八曰熱火氣鬱於胸膈。脈則或數或促生地梔子黃連苦楝除痛藥確有明文。經驗方　黑梔仁一兩　乾姜一錢五分　炙草

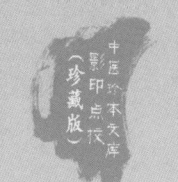

一錢五分 九曰去來痛。經脈周流。有礙則痛。過其所礙而旋止。巡至所礙而復發。氣充血足。何礙之有。不必診脈。補之可也。經驗方 黃芪 焦朮 肉桂 秦歸 法夏 陳皮 茯苓 炙草 姜棗引 顧同是心氣痛也。以蟲之傷人最酷者居首。以疰之傷人最穩者居二。以風之傷人最速者居三。以悸之介在可以傷可以無傷者居四。以食飲之不輕傷人者居五六。以寒熱之恆有者居七八。以去來痛之人皆知而能治者居九。想古人位置之宜。亦大費躊躇矣。然名則列之有九。義實本之於經。曰蟲痛者。經曰蛔蛕。心腹痛也。曰疰痛者。如飛尸遁尸之類也。曰風痛者。經言肝心痛也。曰悸痛者。手少陰之脈起於心中也。曰食痛飲痛者。足太陰之脈。其支上膈注心中也。曰冷痛者。寒氣客於背腧注於心也。曰熱痛者。寒氣客於經脈與熱相搏也。曰去來痛者。經言氣不宣通也。要皆非眞心痛也。若眞心痛。手足冷至節。旦發夕死。夕發朝亡。彼醫家所傳之方。大半止言冷痛。本草所注之性。間有止熱痛

一钱五分）。九曰去来痛，经脉周流，有碍则痛，过其所碍而旋止，巡至所碍而复发，气充血足，何碍之有，不必诊脉，补之可也（经验方：黄芪　焦术　肉桂　秦归　法夏　陈皮　茯苓　炙草　姜枣引）。顾同是心气痛也，以虫之伤人最酷者居首；以疰之伤人最稳者居二；以风之伤人最速者居三；以悸之介在可以伤，可以无伤者居四；以食饮之不轻伤人者居五六；以寒热之恒有者居七八；以去来痛之人皆知而能治者居九。想古人位置之宜，亦大费踌躇矣。然名则列之有九，义实本之于经。曰虫痛者，经曰蛔蛕，心腹痛也；曰疰痛者，如飞虫遁尸之类也；曰风痛者，经言肝心痛也；曰悸痛者，手少阴之脉起于心中也；曰食痛饮痛者，足太阴之脉，其支上膈注心中也；曰冷痛者，寒气客于背腧，注于心也；曰热痛者，寒气客于经脉，与热相搏也；曰去来痛者，经言气不宣通也，要皆非真心痛也。若真心痛，手足冷至节，旦发夕死，夕发朝亡。彼医家所传之方，大半止言冷痛，本草所注之性，间有止热痛

之语。夫冷热之痛病之最浅，而最易辨者，诸书尚且聚讼，何况痛之至隐而至僻者乎？领会《灵》、《素》微词，才是医家学问，变化本草训诂，方知用药权衡。

寻源达委，确乎不磨，是谓心心相印。南坡居士评。

腰痛脉诊

《脉要精微论》曰：腰者肾之府，转移不能，坚将惫矣。《经脉篇》曰：足少阴之别，名曰大钟，实则闭癃，虚则腰痛。《刺腰痛篇》曰：足太阳脉，令人腰痛。《刺疟论》曰：足太阳之疟，令人腰痛，细考内景传图，腰为肾经所居之地，膀胱经所过之区，腰痛止此二经。彼足厥阴，足阳明，足少阳经，本不行腰，而言腰痛者，牵引而痛也。方书所辨，未尝分别其经，世医所治，止及肾虚一语。夫肾与膀胱，一表一里，邪之自外来者，尽属太阳之腑。痛之自内生者，总归少阴一经，诊其脉之沉细者，而知其痛在少阴焉。时痛时止者，房痨耗其精也（熟地　淮药　泽泻　枣皮　粉丹　黄柏　杜仲　牛膝）。枕衾

之語。夫冷熱之痛病之最淺而最易辨者。諸書尚且聚訟。何况痛之至隱而至
僻者乎。領會靈素微詞。纔是醫家學問。變化本草訓詁。方知用藥權衡。
尋源達委。確乎不磨。是謂心心相印。南坡居士評

腰痛脈論

脈要精微論曰。腰者腎之府。轉移不能。腎將憊矣。經脈篇曰。足少陰之別。名曰
大鐘。實則閉癃。虛則腰痛。刺腰痛篇曰。足太陽脈。令人腰痛。刺瘧論曰。足太陽
之瘧。令人腰痛。細攷內景傳圖。腰爲腎經所居之地。膀胱經所過之區。腰痛止
此二經。彼足厥陰足陽明足少陽經。本不行腰。而言腰痛者。牽引而痛也。方書
所辨。未嘗分別其經。世醫所治。止及腎虛一語。夫腎與膀胱。一表一裏。邪之自
外來者。盡屬太陽之腑。痛之自內生者。總歸少陰一經。診其脈之沉細者。而知
其痛在少陰焉。時痛時止者。房癆耗其精也。熟地　粉丹　淮藥　黃柏　澤瀉　杜仲　棗皮　牛膝　枕衾

燦爛。心迷解語之花。（唐天寶遺事太液池千葉蓮盛開帝與妃子共賞謂左右曰爭似此解語花）雲雨倉茫。神醉遊仙之夢。（高唐賦昔者先王嘗遊高唐怠而晝寢夢見一婦人曰妾巫山之神女也爲高唐之客聞君遊高唐願薦枕席）時痛時熱者。濃味熬其水也。（熟地 淮藥 棗皮 茯苓 澤瀉 丹皮 黃柏 知母）山笋湖蒲。總無下箸之處。（晉書何曾日食萬錢對案尚無下箸處）膾鯉炰鱉。翻爲適口之資。痛著不移者。挫閃竭其力也。（經驗方 丹皮 秦歸 熟地 杜仲 續斷 淮膝 桃仁）重舉千鈞。自詡扛鼎之力。（漢書項羽力能舉鼎）奇經百驗。空傳刮骨之方。（見華陀註）塡骨髓而補眞陰。爲少陰之主藥。厥維地黃。調和補瀉。燮理陰陽。實爲護國之臣。診其脈之浮緊者。而知其痛在太陽焉。刺痛背肉者。風淫於腎腧穴也。（經驗方 麻黃 獨活 細辛 防風 秦歸 酒芍 生地）傴僂而行。偏銘考父之鼎。（左傳正考父之鼎銘一命而傴再命而僂三命而俯循牆而走）痀瘻在望也承丈人之蜩。（莊子仲尼適楚出於林中見痀瘻者承蜩猶掇之也顧謂弟子曰用志不分乃凝於神其痀瘻丈人之謂乎註痀瘻曲背承蜩以竿粘蜩）鬱痛畏冷者。寒客於氣海腧也。（經驗方 麻黃 附子 細辛 秦歸 炙草）閒坐淒涼。濫廁楚宮之女。（漢王愛細腰宮女多有不食以求細腰者）幽居滓冷。空披齊國之

灿烂，心迷解语之花（唐《天宝遗事》，太液池千叶莲盛开，帝与妃子共赏，谓左右曰：争似此解语花）。云雨仓茫，神醉游仙之梦（《高唐赋》：昔者先王尝游高唐怠，而昼寝梦见一妇人曰：妾巫山之神女也，为高唐之客，闻君游高唐，愿荐枕席）。时痛时热者，浓味熬其水也（熟地 淮药 枣皮 茯苓 泽泻 丹皮 黄柏 知母）。山笋湖蒲，总无下箸之处（《晋书》：何曾日食万钱，对案尚无下箸处），脍鲤包鳖，翻为适口之资，痛著不移者，挫闪竭其力也（经验方：丹皮 秦归 熟地 杜仲 续断 淮膝 桃仁）。重举千钧，自诩扛鼎之力（《汉书》：项羽力能举鼎），奇经百验，空传刮骨之方（见华陀注），填骨髓而补真阴，为少阴之主药。厥维地黄，调和补泻，燮理阴阳，实为护国之臣。诊其脉之浮紧者，而知其痛在太阳焉。刺痛背肉者，网淫于肾腧穴也（经验方：麻黄 独活 细辛 防风 秦归 酒芍 生地）。伛偻而行，偏铭考父之鼎（《左传》：正考父之鼎铭，一命而伛，再命而偻，三命而俯循墙而走）。痀瘘在望也承丈人之蜩（《庄子》：仲尼适楚，出于林中，见痀瘘者承蜩犹掇之也，顾谓弟子曰：用志不分，乃凝于神，其痀瘘丈人之谓乎？注：痀瘘，曲背，承蜩，以蜩粘竿）。郁痛畏冷者，寒客于气海腧也（经验方：麻黄 附子 细辛 秦归 炙草）。闲坐凄凉，滥厕楚宫之女（汉王爱细腰宫女，多有不食以求细其腰者）。幽居滓冷，空披齐国之

纨（梁简文帝启鲁缟齐纨，藉新香而受彩。梁元帝谢赍锦，启鲜洁齐纨，声高赵縠）。痛重难移者，湿着于藏精所也（经验方：麻黄　苍术　杜仲　淮膝　焦术　秦归　茯苓　苡米　炙草）。举止维艰，已作支离之态（《庄子》：支离疏者，颐隐于胁，肩高于项，会撮指天，五管（官）在上，两髀在胁。注：支离，驼子；疏，人名，会撮，发胜）。屈伸莫遂，且无辗转之嫌。调血脉而通关窍，为太阳之主药，实惟麻黄，驱逐客邪，通行经络，允称先锋之将。少阴不轻痛，太阳之痛居多，所以《内经》麻黄之症特详。今人所治，动曰地黄症。盍取《内经》而细玩之也乎。

内伤外感，稳识病源，而内钦元老，外冠先锋，相助为理，足以立起沉疴。南坡居士批。

脚气痛脉论

诸痛忌补，脚气痛尤甚，名曰壅疾。壅者湿气堵截经络之谓，顾其名可以思其义，有为寒湿壅者，人迹板桥（温庭筠诗：鸡声茅店月，人迹板桥霜）。身历冰霜之惨，江深草阁（杜甫诗：五

紈。（梁簡文帝啓魯縞齊紈藉新香而受彩 梁元帝謝賚錦啓鮮潔齊紈聲高趙縠）痛重難移者。濕着於藏精所也。（經驗方 麻黃 蒼朮 杜仲 淮膝 焦朮 秦歸 茯苓 苡米 炙草）舉止維艱。已作支離之態。（莊子支離疏者頤隱於脅肩高於項會撮指天五管在上兩髀在脅 註支離疏人名會撮髮）屈伸莫遂。且無輾轉之嫌。調血脈而通關竅。爲太陽之主藥。實惟麻黃。驅逐客邪。通行經絡。允稱先鋒之將。少陰不輕痛。太陽之痛居多。所以內經麻黃之症特詳。今人所治。動曰地黃症。盍取內經而細玩之也乎。

內傷外感。穩識病源。而內欽元老。外冠先鋒。相助爲理。足以立起沉疴。南坡居士批

腳氣痛脈論

諸痛忌補。腳氣痛尤甚。名曰壅疾。壅者濕氣堵截經絡之謂。顧其名可以思其義。有爲寒濕壅者。人迹板橋。（溫庭筠詩雞聲茅店月人迹板橋霜）身歷冰霜之慘。江深草閣。（杜甫詩五

月江深草閣寒泥多滑澾之浸冷淒之氣下注爲溼浸淫筋骨晝夜憎寒作痛其脈濡而遲非倉朮加皮不足以燥勞筋之濕非乾姜附子不足以袪切骨之風（經驗方 蒼朮 加皮 羌活 防風 附片 防已 乾姜 秦歸 木瓜 炙草 苡米 大棗）有爲濕熱壅者餐瓜嗜果惟貪口腹之甘旨酒嘉肴不顧肺腸之腐薰蒸之氣下流爲溼煎熬陰血臨夜發熱而痛其脈濡而數惟淮通蘇梗庶可以疏閉塞之經惟黃柏麥冬庶可以清蘊隆之熱（經驗方 淮通 蘇梗 黃柏 麥冬 生赤皮 秦歸 羌活 防風 苡米 木瓜 炙草）有爲風濕壅者濕鬱爲熱熱則生風其痛也走注無常輒肆其毒中於踝腫則載塗若跣（書說命若跣弗視地厥足用傷）中於脛伸則封痛如刀中於膝形則蓋大如鶴其脈浮濡而數必也大黃芒硝退其火而風斯息防風羌活散其風而濕乃除（經驗方 大黃 硝芒 羌活 防風 秦歸 生地 牛膝 淮通 炙草 姜棗引）斯三者本非廢疾而多致成廢疾者補誤之也跛倚以爲容（禮記有司跛倚以臨祭）許多書齋秀士蹣跚不自便（史記予告蹣跚言足欲進而趑趄也）偏及繡閣名姝究其

月江深草阁寒），泥多滑汰之浸，冷凄之气，下注为湿，浸淫筋骨，昼夜憎寒作痛。其脉濡而迟，非仓术、加皮，不足以燥劳筋之湿；非干姜、附子，不足以祛切骨之风（经验方：苍术　加皮　羌活　防风　附片　防已　干姜　秦归　木瓜　炙草　苡米　大枣），有为湿热壅者，餐瓜嗜果，惟贪口腹之甘，旨酒嘉肴，不顾肺肠之腐，薰蒸之气下流为湿，煎熬阴血，临夜发热而痛。其脉濡而数，惟淮通苏梗，庶可以疏闭塞之经。惟黄柏、麦冬，庶可以清蕴隆之热（经验方：淮通　苏梗　黄柏　麦冬　生赤皮　秦归　羌活　防风　苡米　木瓜　炙草）。有为风湿壅者，湿郁为热，热则生风，其痛也。走注无常，辄肆其毒，中于踝肿，则载涂若跣（《书·说命》：若跣，弗视地，厥足用伤），中于胫伸，则封痛如刀；中于膝形，则盖大如鹤。其脉浮濡而数，必也大黄、芒硝退其火而风斯息；防风、羌活散其风而湿乃除（经验方：大黄　硝芒　羌活　防风　秦归　生地　牛膝　淮通　炙草　姜枣引）。斯三者，本非废疾，而多致成废疾者，补误之也，跛倚以为容（《礼记》：有司跛，倚以临祭），许多书斋秀士，蹒跚不自便（《史记》：予告蹒跚。言足欲进而越趄也），偏及绣阁名姝，究其受害之由，无非流俗所尚温补，医者之所为也。外有一种踡缩枯细，不肿而痛，名曰干脚气痛，有润血清燥之方。又有一种足跟作痛，焮肿而红，名曰阴虚脚痛，有补肾养阴之剂。验其症或肿或痛，审其脉为涩为细，可考而知与湿有大不相侔者。治是症者，勿藉口斯二症而任意补之也可。

从壅疾发挥，使寒湿、热湿、风湿三症，尽情刻露，如数掌上罗纹，是之谓对症发药。南坡居士评。

消渴从脉分症

经曰：二阳结（足阳明胃，手阳明大肠），谓之消。同一结也，而气分血分判焉（病在气分则渴病，在血分则不渴，消渴以渴为主，而判气血、血分亦有渴者）。气分结者，病发于阳；血发结者，病发于阴。二症相反，如同冰炭。其发于阳也，阳明被火煎熬，时引冷水自救，脉浮洪而数。其发于阴也，阳明无水涵濡，时引热水自救，脉沉弱而迟。发于阳者，石膏、黄连，可以折狂妄

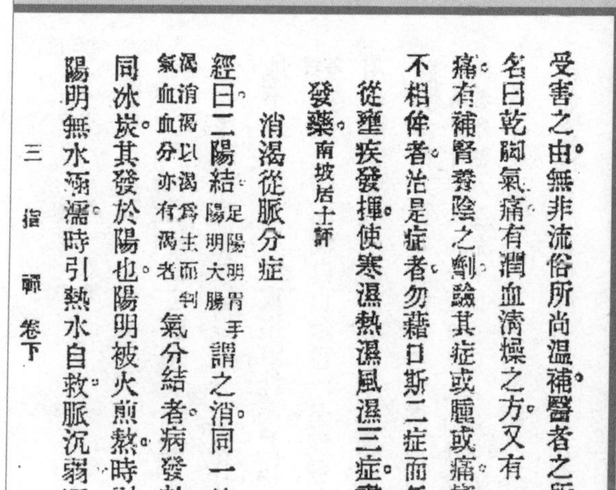
受害之由。無非流俗所尚温補。醫者之所爲也。外有一種踡縮枯細。不腫而痛。名曰乾脚氣。痛有潤血淸燥之方。又有一種足跟作痛。焮腫而紅。名曰陰虛脚痛。有補腎養陰之劑。驗其症或腫或痛。審其脈爲濇爲細。可考而知與溼有大不相侔者。治是症者。勿藉口斯二症而任意補之也可

從壅疾發揮。使寒溼熱溼風溼三症。盡情刻露。如數掌上羅紋。是之謂對症發藥。南坡居士評

消渴從脈分症

經曰。二陽結（足陽明胃手陽明大腸）謂之消。同一結也。而氣分血分判焉。（病在氣分則渴病在血分則不渴消渴以渴爲主而判氣血血分亦有渴者）氣分結者。病發於陽。血分結者。病發於陰。二症相反。如同冰炭。其發於陽也。陽明被火煎熬。時引冷水自救。脈浮洪而數。其發於陰也。陽明無水涵濡。時引熱水自救。脈沉弱而遲。發於陽者。石膏黃連。可以折狂妄

三指禪　卷下　一五

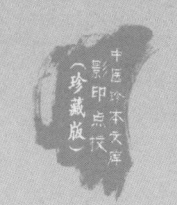

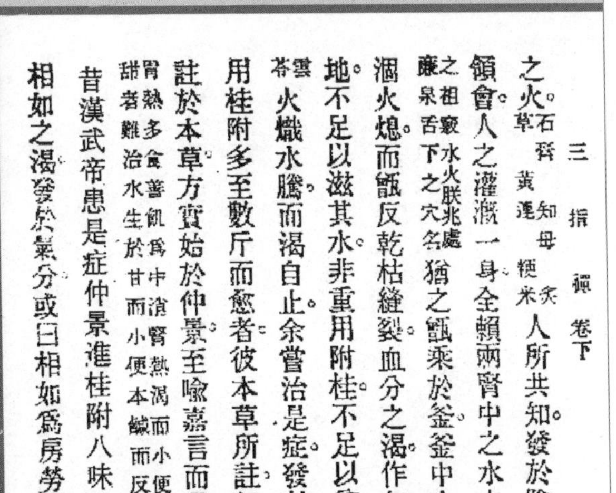

三指禪 卷下　　一六

之火。（石膏 知母 炙草 黄連 粳米）人所共知。發於陰者。其理最爲微妙。非三折其肱。殊難領會。人之灌溉一身。全賴兩腎中之水火。（津液發源於華池。湧於廉泉。爲甘露。爲瓊漿。以養百骸。華池兩腎中。先天之祖竅。水火朕兆處。廉泉舌下之穴名）猶之甑乘於釜。釜中水足。釜底火盛。而甑自水氣交流。倘水涸火熄。而甑反乾枯縫裂。血分之渴。作如是觀。當此舌黑腸枯之時。非重用熟地。不足以滋其水。非重用附桂。不足以益其火。（八味湯：肉桂 附子 棗皮 熟地 山藥 澤泄 丹皮 雲苓）火熾水騰。而渴自止。余嘗治是症。發於陽者。十居二三。發於陰者。十居七八。用桂附多至數斤而愈者。彼本草所註。無非治氣分之品。而治血分之藥性。不註於本草。方實始於仲景。至喻嘉言而昌明其說。上消如是。下消可以類推矣。（胃熱多食善飢。爲中消。腎熱渴而小便有膏。爲下消。治法仍分氣血。下消小便甜者難治。水生於甘。而小便本鹹而反甘。是脾氣下陷。腎中土剋水。而生氣泄也）昔漢武帝患是症。仲景進桂附八味湯。服之而愈。因賜相如服之不效。或曰相如之渴。發於氣分。或曰相如爲房勞所傷。非草木之精華所能療。武帝不賜

之火（石膏　知母　炙草　黄连　粳米），人所共知。发于阴者，其理最为微妙，非三折其肱，殊难领会。人之灌溉一身，全赖两肾中之水火（津液发源于华池，涌于廉泉，为甘露，为琼浆，以养百骸，华池两肾中，先天之祖窍水火朕兆处，廉泉舌下之穴名），犹之甑乘于釜，釜中水足，釜底火盛，而甑自水气交流。倘水涸火熄，而甑反干枯缝裂。血分之渴，作如是观。当此舌黑肠枯之时，非重用熟地，不足以滋其水，非重用附桂，不足以益其火（八味汤：肉桂　附子　枣皮　熟地　山药　泽泻　丹皮　云苓）。火炽水腾，而渴自止。余尝治是症，发于阳者，十居二三；发于阴者，十居七八。用桂附多至数斤而愈者，彼本草所注，无非治气分之品，而治血分之药性。不注于本草，方实始于仲景。至喻嘉言而昌明其说，上消如是，下消可以类推矣（胃热多食善饥，为中消；肾热渴而小便有膏，为下消；治法仍分气血。下消小便甜者，难治，水生于甘，而小便本咸而反甘，是脾气下陷，肾中土克水，而生气泄也）。昔汉武帝患是症，仲景进桂附八味汤，服之而愈。因赐相如服之不效，或曰相如之渴，发于气分，或曰相如为房劳所伤，非草木之精华所能疗。武帝不赐

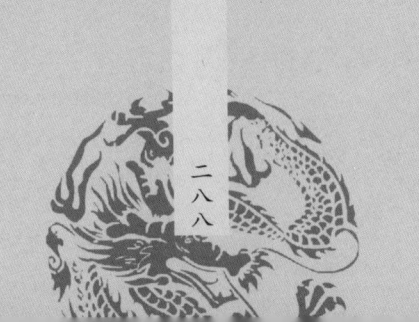

方而赐以金茎露一杯（三辅故事，武帝柱柏梁台，高五十丈，以铜柱置仙人掌，擎玉盘以承云表之露，和玉屑服之以求仙也。李商隐诗，侍臣最有相如渴，不赐金茎露一杯）。庶几愈焉，未可知也。

得未曾有。无知山人评。

呕吐脉论

呕吐之症，一曰寒，一曰热，一曰虚。寒则脉迟，热则脉数，虚则脉虚，即其脉可以分其症。最易治者寒，阳明为消磨五谷之所，喜温而恶寒，一自寒犯于内，两相龃龉，食入即吐，不食亦呕。彼法夏、丁香、白蔻、砂仁，本草所注，一派止呕定吐之品，非不神效，不如一碗生姜汤，而其效更速者。经所谓寒气客于肠胃，厥逆上出，故痛而呕是也。最误治者热（寒凉燥热之性，功过参半焉者也。丹溪兹肾水而清湿热，原补前贤所未备，乃效颦者肆行寒凉。人之死于寒凉者，非丹溪之罪，实不善读书者之罪。有明诸儒救寒凉之弊，多为过激之言。二百年中，寒凉之风一变为燥热之风，人之死于燥热者什倍于寒凉。遇是症，彼曰宜热，此曰宜热，且曰某书某书，凿凿有凭，又安知症属热乎哉）。寒之不已，郁而为热，医不知其热，仍

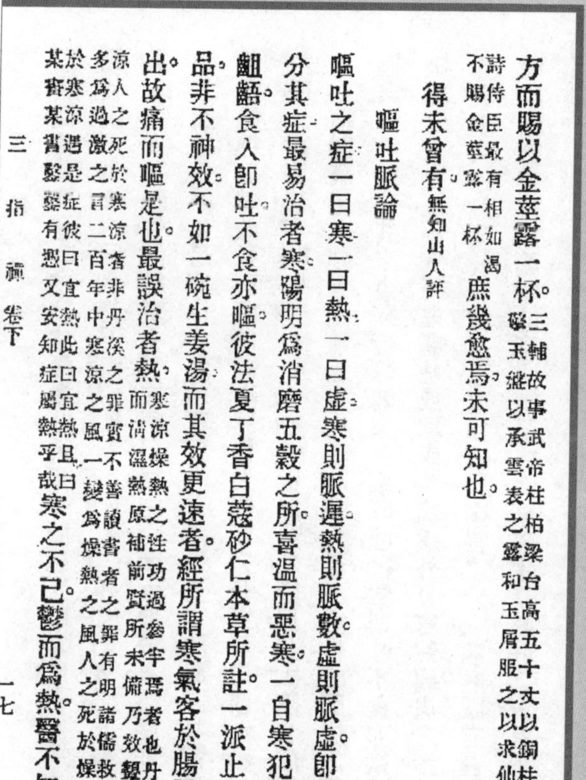
方而賜以金莖露一杯。三輔故事武帝柱柏梁台高五十丈以銅柱置仙人掌擎玉盤以承雲表之露和玉屑服之以求仙也李商隱詩侍臣最有相如渴不賜金莖露一杯庶幾愈焉。未可知也。
得未曾有無知山人評
嘔吐脈論
嘔吐之症一曰寒一曰熱一曰虛。寒則脈遲熱則脈數虛則脈虛。卽其脈可以分其症。最易治者寒。陽明爲消磨五穀之所。喜溫而惡寒。一自寒犯於內。兩相齟齬。食入卽吐不食亦嘔。彼法夏丁香白蔻砂仁本草所註。一派止嘔定吐之品。非不神效。不如一碗生姜湯而其效更速者。經所謂寒氣客於腸胃厥逆上出。故痛而嘔是也。最誤治者熱。寒涼燥熱之性功過參半焉者也丹溪茲腎水而消濕熱原補前賢所未備乃效顰者肆行寒涼人之死於寒涼者非丹溪之罪實不善讀書者之罪有明諸儒救寒涼之弊多爲過激之言二百年中寒涼之風一變爲燥熱之風人之死於燥熱者什倍於寒涼遇是症彼曰宜熱此曰宜熱且曰某書某書鑿鑿有憑又安知症屬熱乎哉寒之不已。鬱而爲熱。醫不知其熱。仍
三指禪 卷下 一七

以辛熱治其寒。愈嘔愈熱。愈熱愈吐。彼麥冬蘆根止嘔定吐。書有明文。尚不知用。何況石膏之大凉大寒乎。（經驗方　石膏　麥冬　粳米　炙草）不知石膏爲止嘔定吐之上品。本草未註其性。內經實有其文。經曰。諸逆上衝。皆屬於火。諸嘔吐酸。暴注下迫。皆屬於熱。是也。最好治者。虛不專責之胃。而兼責之脾。脾具坤靜之德。而有乾健之運。虛難轉輸。逆而嘔吐。調理脾胃。乃醫家之長策。理中湯（黃芪　焦朮　乾姜　附子　炙草　大棗）六君子湯（黃芪　焦朮　法半夏　茯苓　陳皮　炙草）皆能奏效。經曰。足太陰之脈。挾咽連舌本。是動則病舌本强。食則嘔是也。夫嘔吐病之最淺者也。噎膈病之至深者也。極爲易辨。嘔吐其來也猝。噎膈其來也緩。嘔吐得食則吐。不食亦欲嘔之狀。○噎膈食入方吐。不食不嘔。嘔吐或寒或熱或虛。外見寒熱與虛之形。噎膈不食。亦與平人一般。嘔吐不論年之老幼。噎膈多得之老人。嘔吐脈有遲有數有虛。噎膈脈緩。方書所論嘔吐牽止噎膈之文。噎膈半是嘔吐之方。有何疑似之難

以辛热治其寒，愈呕愈热，愈热愈吐。彼麦冬、芦根止呕定吐，书有明文，尚不知用，何况石膏之大凉大寒乎（经验方：石膏　麦冬　粳米　炙草）？不知石膏，为止呕定吐之上品。本草未注其性，《内经》实有其文。经曰：诸逆上冲，皆属于火，诸呕吐酸，暴注下迫，皆属于热是也。最好治者，虚不专责之胃，而兼责之脾。脾具坤静之德，而有乾健之运，虚难转输逆而呕吐，调理脾胃，乃医家之长策。理中汤（黄芪　焦术　干姜　附子　炙草　大枣），六君子汤（黄芪　焦术　法半夏　茯苓　陈皮　炙草），皆能奏效。经曰：足太阴之脉，挟咽连舌本，是动则病舌本强，食则呕是也。吐病之最浅者也，噎病之至深者也，极为易辨。呕吐其来也猝，噎膈其来也缓，呕吐得食则吐，不食亦欲呕之状。○噎膈，食入方吐，不食不呕；呕吐或寒，或热，或虚，外见寒热与虚之形，噎膈不食，亦与平人一般。呕吐不论年之老幼，噎膈多得之老人。呕吐，脉有迟、有数、有虚；噎膈脉缓，方书所论，呕吐牵止噎膈之文，噎膈半是呕吐之方，有何疑似之难

辨，而茫无定见也。昔在湘中壶碟会友，一老医曰：吾治噎膈得愈数人，核其药曰：黄连法夏汤，考其症乃脾虚之呕吐者。又一老医曰：吾治噎膈得愈数人，核其药曰：附子理中汤，考其症，乃胃热之呕吐者。谚云：药能医假病，人多得假名，其即二老之谓欤。至于老人气鲠时尝呕吐，不可概以呕吐论，亦不遽以噎膈论。盖津少气虚，难以传送，古人刻鸠于杖，祝其无噎者此也。孕妇呕吐，法夏不犯禁例，且能安胎，《准绳》已详言之。更有妇人天癸来时，为风寒所袭，传送肺经血凝于肺，食入则呕，一载有余，医家以寻常治呕吐之法治之，或寒或热，俱不见效。只以桔梗、红花诸药，去瘀生新，数剂而愈。此又不可不知也。

痿症不从脉论

《内经·痿论》，与痹论、风论，分为三篇，病源不同，治法亦异，方书多杂见于风痹论中，将经文混淆，后学迷离莫辨，按四体纵弛曰痿。（经曰：肺热叶焦，则皮毛虚竭，急薄着，则生痿躄。又曰：带脉

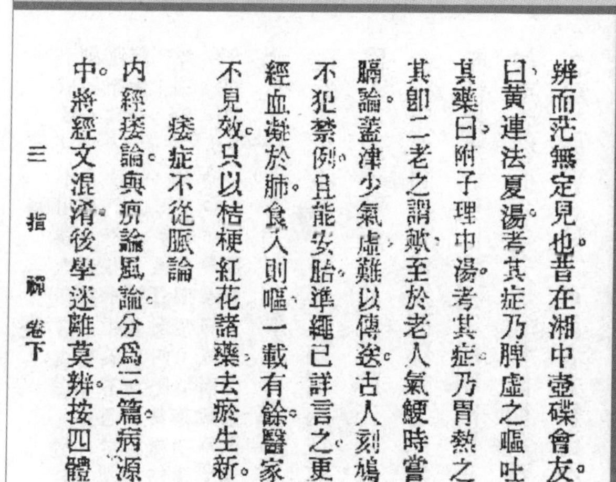
辨而茫無定見也。昔在湘中壺碟會友。一老醫曰。吾治噎膈得愈數人。核其藥曰黃連法夏湯。考其症乃脾虛之嘔吐者。又一老醫曰。吾治噎膈得愈數人。核其藥曰附子理中湯。考其症乃胃熱之嘔吐者。諺云。藥能醫假病。人多得假名。其卽二老之謂歟。至於老人氣鯁時嘗嘔吐。不可概以嘔吐論。亦不可遽以噎膈論。蓋津少氣虛。難以傳送。古人刻鳩於杖。祝其無噎者此也。孕婦嘔吐法夏不犯禁例。且能安胎。準繩已詳言之。更有婦人天癸來時。爲風寒所襲。傳送肺經血凝於肺。食入則嘔。一載有餘。醫家以尋常治嘔吐之法治之。或寒或熱。俱不見效。只以桔梗紅花諸藥。去瘀生新。數劑而愈。此又不可不知也。

痿症不從脈論

內經痿論。與痹論風論。分爲三篇。病源不同。治法亦異。方書多雜見於風痹論中。將經文混淆。後學迷離莫辨。按四體縱弛曰痿。經曰肺熱葉焦則皮毛虛竭急薄著則生痿躄又曰帶脈

三指禪　卷下　一九

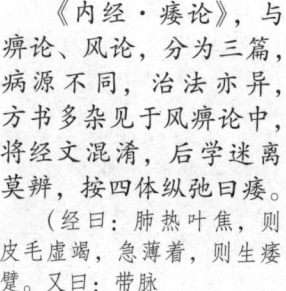

則不引故足不用經之所言者痿止於足耳而分筋肉骨脈痿道人治之而愈者則不止於足而有頭痿腰痿手痿一身俱痿其論形體枯澤亦與經論稍有差池而其治法仍不外乎經義不過於潤燥活血隊中少加桂爲之向導篇中所論以所見言與風相近而實相遠不仁不用究非瘓非癱正字通癱瘓四體麻痺筋脈俱急按諸醫書發於左爲癱於右爲瘓男多發左女多發右矣不痛不腫實非瘈非瘲筋急而縮爲瘈筋弛而緩爲瘲伸縮不已爲瘈瘲按瘲弛之瘲外見風症有即發即愈者有歷一二日方愈而復發者有週年半載而不愈者語言依然爽明神氣依然清明飲食形體依然不變不減令醫有莫知所適從者考本草所註黃柏蒼朮爲治痿之要藥醫多不解不敢輕用而以爲脾主四肢純以補脾溫脾之品治之致痿成終身者比比矣間亦有倖用而獲效者第知病之愈而不知病之所以愈盍讀內經而恍然焉經曰治痿獨取陽明陽明主潤宗筋爲濕熱所傷宗筋不潤弛而不能束骨發而爲痿蒼朮徒健陽明經黃柏清熱而堅骨藥到病除而後嘆古人名爲二妙實有妙不可言者夫病源不清見其方而不敢用其藥病源既清推

不引，故足不用。经之所言者，痿止于足耳，而分筋肉骨脉痿，道人治之而愈者，则不止于足，而有头痿、腰痿、手痿，一身俱痿。其论形体枯泽，亦与经论稍有差池，而其治法仍不外乎经义，不过于润燥活血队中，少加桂为之向导。篇中所论，以所见言），与风相近，而实相远，不仁不用，究非瘓非瘫（正字通瘫瘓，四体麻痺，筋脉俱急。按诸医书发于左为瘫，于右为瘓，男多发左，女多发右矣）。不痛不肿，实非瘈非疭（筋急而缩，为瘈筋弛，而缓为疭伸缩不已，为瘈疭。按疭弛之疭，外见风症）。有即发即愈者；有历一二日方愈而复发者；有周年半载而不愈者，语言依然爽明，神气依然清明，饮食形体依然不变不减，令医有莫知所适从者。考本草所注，黄柏、苍术为治痿之要药，医多不解，不敢轻用，而以为脾主四肢，纯以补脾温脾之品治之，致痿成终身者比比矣。间亦有倖用而获效者，第知病之愈，而不知病之所以愈。盍读《内经》，而恍然焉。经曰：治痿独取阳明，阳明主润宗筋，为湿热所伤，宗筋不润，弛而不能束骨，发而为痿，苍术徒健阳明经，黄柏清热而坚骨，药到病除，而后叹古人名为二妙，实有妙不可言者。夫病源不清，见其方而不敢用其药；病源既清，推其类，可以尽其余，麦冬能治痿者（经验方：麦冬、粳米煮粥）。湿能蒸肺，肺叶焦而难以宣布，干地能治痿者（经验方：干地黄四两　黄柏一两　知母一两　肉桂一钱　炼蜜为丸），湿热伤血，血脉涸而不能养筋，本草所注，可以清热而凉血者，皆可以治痿也。病自我识，方自我立（书传古方为后人之法程，明君臣之义，补泻之理，非谓即以其方治病。南北之水土不同，古今之时势不同，年齿之老幼不同，冬夏之寒暖不同，赋禀之厚薄不同，气质之清浊不同，境遇之顺逆不同，是在为医者运用之妙。存乎一心，有是症必有是方）。即不用黄柏、苍术可，即倍黄柏、苍术亦可，其或兼痹、兼虚、兼风，杂用治风治痹补虚，有何不可，至于脉置之勿论可也。

静照无知山人曰：独具双眼，为二妙散吐气。

风痹脉论

病有明医能治，草医能治，而大医不能治者风痹也。痹者闭也，谓兼寒湿，闭塞经络而痛也。《内经》所以有风胜、寒胜、湿胜之分，而有行痹、痛痹、着痹之语。诊其

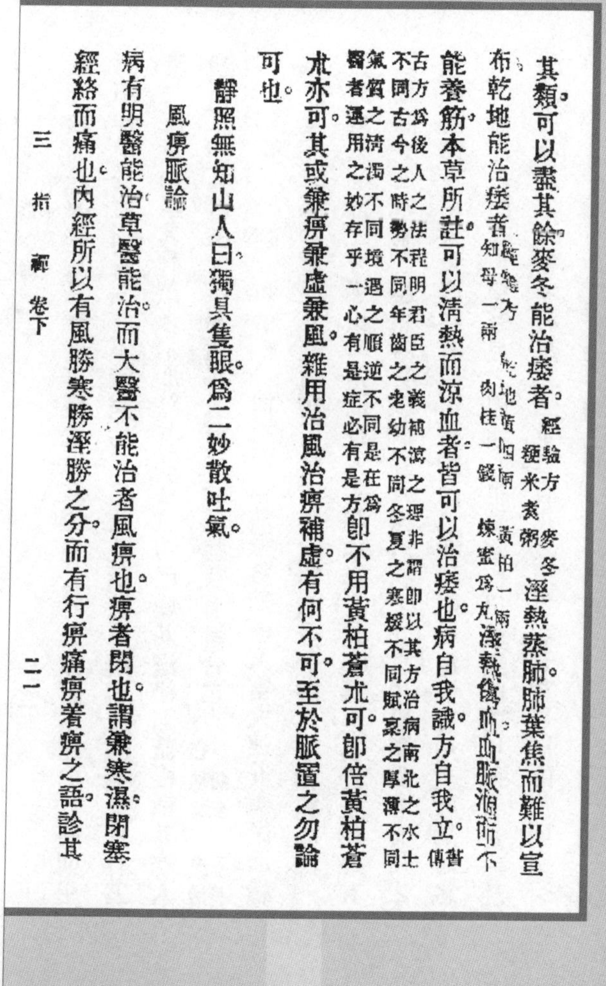
其類。可以盡其餘。麥冬能治痿者。經驗方麥冬粳米煮粥溼熱蒸肺。肺葉焦而難以宣布。乾地能治痿者。經驗方乾地黃四兩黃柏一兩知母一兩肉桂一錢煉蜜爲丸溼熱傷血。血脈涸而不能養筋。本草所註。可以清熱而涼血者。皆可以治痿也。病自我識。方自我立。傳書古方爲後人之法程明君臣之義補瀉之理非謂即以其方治病南北之水土不同古今之時勢不同年齒之老幼不同冬夏之寒煖不同賦稟之厚薄不同氣質之清濁不同境遇之順逆不同是在爲醫者運用之妙存乎一心有是症必有是方。即不用黃柏蒼朮可。即倍黃柏蒼朮亦可。其或兼痹兼虛兼風。雜用治風治痹補虛。有何不可。至於脈置之勿論可也。

靜照無知山人曰。獨具隻眼。爲二妙散吐氣。

風痹脈論

病有明醫能治。草醫能治。而大醫不能治者。風痹也。痹者閉也。謂兼寒溼閉塞經絡而痛也。內經所以有風勝寒勝溼勝之分。而有行痹痛痹着痹之語。診其

三指禪　卷下　二一

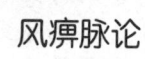

脈浮緊而弦。要歸於風病發肝經。殃及肢體。中於骨則伸而不屈。中於筋則屈而不伸。中於血則凝澀而不流通。治之之法。羌活防風疏其風。蘇梗青皮行其滯。加皮黃柏堅其骨。苡米木瓜舒其筋。蒼朮防己燥其溼。松節茄根散其寒。人參白朮補其氣。生地秦歸活其血。有雜合其症。斯有雜合之方。（經驗方 羌活 防風 石膏 側柏葉 黃松節 苡米 木瓜 秦歸 炙草 生地黃）倘鬱而爲熱。脈數無倫。又當大洩其熱。閉而積寒。脈遲不來。又當重溫其經。所謂明醫者。黑籍除名。丹經註字。儒釋道心歸一貫。天地人理通三才。名山考道。面壁九年。勝地棲身。足濯萬里。其於是症。外有以燭照五運六氣之淫邪。內有以洞鑒五臟六腑之亢害。用風藥爲君。有用之數觔而愈者。用大黃洩熱。有用至數觔而愈者。用附子溫濕。有用至數觔而愈者。大醫見之而咋舌。草醫見之而傾心也。草醫何以敢與明醫抗衡者。是症經驗之方。有用之一世者。有用之二世者。有用之三世者。奇貨可居。匪伊朝夕矣。

脉浮紧而弦，要归于风病发肝经，殃及肢体。中于骨则伸而不屈；中于筋则屈而不伸；中于血则凝涩而不流通。治之之法，羌活、防风疏其风；苏梗、青皮行其滞；加皮、黄柏坚其骨；苡米、木瓜舒其筋；苍术、防己燥其湿；松节、茄根散其寒；人参、白术补其气；生地、秦归活其血。以杂合其症，斯有杂合之方（经验方：羌活 防风 石膏 侧柏叶 黄松节 苡米 木瓜 秦归 炙草 生地黄）。倘郁而为热，脉数无伦，又当大泄其热；闭而积寒，脉迟不来，又当重温其经。所谓明医者，黑籍除名，丹经注字，儒释道心归一贯，天、地、人理通三才，名山考道，面壁九年，胜地栖身，足濯万里。其于是症外有以烛照五运六气之淫邪，内有以洞鉴五脏六腑之亢寒。用风药为君，有用之数斤而愈者。用大黄泄热，有用至数斤而愈者。用附子温湿，有用至数斤而愈者。大医见之而咋舌，草医见之而倾心也。草医何以敢与明医抗衡者，是症经验之方。有用之一世者，有用之二世者，有用之三世者，奇货可居，伊朝夕矣。

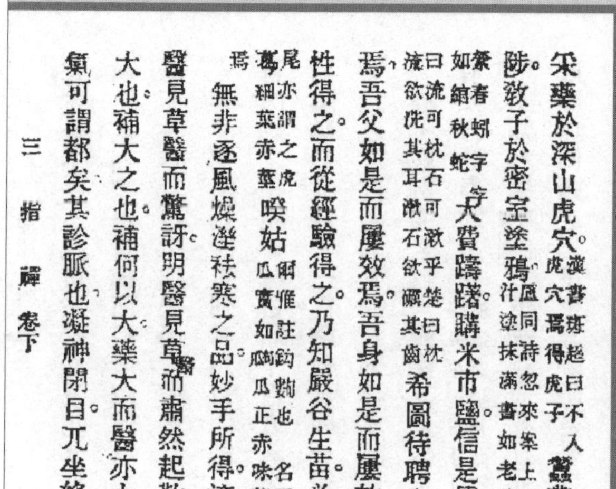
采藥於深山虎穴。（漢書班超曰不入虎穴焉得虎子）蠶叢（成都記蠶叢氏蜀君也李白詩見說蠶叢路崎嶇不易行）不辭登陟。教子於密室塗鴉（盧同詩忽來案上翻墨汁塗抹滿書如老鴉）蚓跡（唐太宗王羲之傳論蕭子雲擅名江表然無丈夫氣行行若縈春蚓字字如綰秋蛇）大費躊躇。購米市鹽。信是傳家之寶。枕流漱石。（晉孫楚欲隱居誤云枕流漱石王濟曰流可枕石可漱乎楚曰枕流欲洗其耳漱石欲礪其齒）希圖待聘之珍。想其附耳低言。吾祖如是而屢效焉。吾父如是而屢效焉。吾身如是而屢效焉。一卷之書。不從理解。得之不從藥性得之。而從經驗得之。乃知嚴谷生苗。必非無故。舉凡玉女（爾雅註似葛蔓生有節江東呼為龍尾亦謂之虎葛細葉赤莖）唊姑（爾雅註鈎𦬊也名王瓜實如瓝瓜正赤味苦）雞頭鴨脚。（洛陽伽藍記牛筋狗骨之木雞頭鴨脚之草亦悉備焉）無非逐風燥溼袪寒之品。妙手所得。適與是症相當。而與明醫脗合。所以大醫見草醫而驚訝。明醫見草醫而肅然起敬也。世之所稱大醫者。我知之矣。非醫大也。補大之也。補何以大。藥大而醫亦大耳。其出門也。衣輕策肥。揚鞭周道。意氣可謂都矣。其診脈也。凝神閉目。兀坐終朝。經營可謂苦矣。其開方也。咀筆濡

三指禪　卷下　二三

采药于深山虎穴（《汉书》班超曰：不入虎穴，焉得虎子），蚕丛（《成都记》：蚕丛氏，蜀君也，李白诗见说，蚕丛路崎岖不易行），不辞登陟，教子于密室涂鸦（卢同诗，忽来案上翻黑汁，涂抹满书如老鸦），蚓迹（唐太宗《王羲之传》论萧子云，擅名江表，然无丈夫气，行行若萦春蚓，字字如绾秋蛇），大费踌躇，购米市盐，信是传家之宝，枕流漱石（晋孙楚欲隐居，误云枕流漱石。王济曰：流可枕石、可漱乎？楚曰：枕流欲洗其耳，漱石欲砺其齿），希图待聘之珍，想其附耳低言，吾祖如是而屡效焉。吾父如是而屡效焉，吾身如是而屡效焉。一卷之书，不从理解，得之不从药性得之，而从经验得之。乃知严谷生苗，必非无故。举凡玉女（《尔雅注》：似葛蔓生有节，江东呼为龙，属亦谓之虎，葛细叶赤茎），唊姑（《尔雅注》：钩，𦬊也，名王瓜，实如瓟瓜，正赤味苦），鸡头鸭脚（洛阳《伽兰记》：牛筋狗骨之木，鸡头鸭脚之草，亦悉备焉），无非逐风燥湿，祛寒之品，妙手所得，适与是症相当，而与明医吻合。所以大医见草医而惊讶，明医见草医而肃然起敬也。世之所称大医者，我知之矣，非医大也，补大之也。补何以大，药大而医亦大耳。其出门也，衣轻策服，扬鞭周道，意气可谓都矣。其诊脉也，凝神闭目，兀坐终朝，经营可谓苦矣。其开方也，咀笔濡

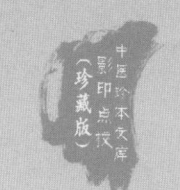

毫。沉吟半晌。心思可謂專矣。及閱其所撰之單。黃芪白朮附子乾姜。詎知熱得補而益烈。寒濕得補而益凝。輾轉糾纏。釀成不用。可勝悼嘆。蓋嘗微窺底蘊。其素所挾持者然也。咄咄偪人。獨會醫門之捷徑。揚揚得意。別開海上之奇方。原未夢見。何者爲脾胃。何者爲命門。開口不曰脾土敗。便曰命門火衰。本草千百味。約之不滿十味。古籍千百方。算來止用兩方。何分內外之傷。概歸一補。不論陰陽之症。總是一溫。靈樞素問。一筆可勾。湯液（本草名伊尹著）難經百年難學。漢唐宋元之書。許多闡發張朱劉李之論。徒事鋪張。從來醫書萬言。記得僅有三言人心七竅。剖開全無一竅。譬彼夏蟲語冰（莊子夏虫不可以語於冰者篤於時也）。徒知有寒不知有熱。方諸春蛙坐井（莊子井蛙不可以語於海者拘於墟也韓愈原道篇坐井而觀天曰天小者非天小也）。不知有石（與實同音）止知有墟（與虛同音）。可惜英雄將相。枉死非辜。劇憐才子佳人。空傷不祿。五夜雞鳴。不作回頭之想。半生馬跡。悉是撟舌之方（結撟其舌而不能飲食不能言語）。大醫所以見明

毫，沉吟半晌，心思可谓专矣。及阅其所撰之单，黄芪、白术、附子、干姜，讵知热得补而益烈，寒湿得补而益凝，辗转纠缠，酿成不用，可胜悼叹。盖尝微窥底蕴，其素所挟持者然也，咄咄逼人，独会医门之捷径，扬扬得意，别开海上之奇方，原未梦见，何者为脾胃？何者为命门。开口不曰脾土败，便曰命门火误。本草千百味，约之不满十味；古籍千百方，算来止用两方。何分内外之伤，概归一补。不论阴阳之症，总是一温。《灵枢》、《素问》一笔可勾，《汤液》（本草名伊尹著）、《难经》百年难学，汉、唐、宋、元之书，许多阐发张、朱、刘、李之论，徒事铺张，从来医书万方，记得仅有三言人心七窍，剖开全无一窍，譬彼夏虫语冰（《庄子》：夏虫不可以语于冰者，笃于时也），徒知有寒不知有热，方诸春蛙坐井（《庄子》：井蛙不可以语于海者，拘于墟也。韩愈《原道篇》：坐井而观天曰，天小者，非天小也），不知有石（与实同音），止知有墟（与虚同音），可惜英雄将相，枉死非辜，剧怜才子佳人，空伤不禄。五夜鸡鸣，不作回头之想，半生马迹，悉是挢舌之方（结挢其舌而不能饮食，不能言语），大医所以见明

医引身而避，草医见大医而羞与之为伍也。噫！明医不世有，草医不敢用，大医之流毒，宜乎众矣。

籍（藉）题抒愤，戏笑怒骂之中，寓有规劝创惩之意，即使若而人见之，定当俯首。盖衍不复置生灵于死地也。南坡居士评。

老痰不变脉论

天下怪怪奇奇之症，诊其脉依然圆静平和者，老痰也。夫痰之名不一，其源亦不一，皆足以变脉，惟老痰隐伏于肠胃，回薄之处，不关五脏，不伤六腑，故脉不变。但年积久而作祟，以余所亲自阅历，怪症奇病百出者言之，有耳初闻蝉嘒声，次闻风雨声，久之闻雷霆声者。有目初见房屋欹斜，次见山川崩裂，后见平地沉陷者。有喜闻吉祥语，如言乡会试，擢词林点状元，则神完气足，手舞足蹈。倘闻言凶事，如疾病灾难，死丧之类，则气绝神消而死者。有自觉一条虫，由头

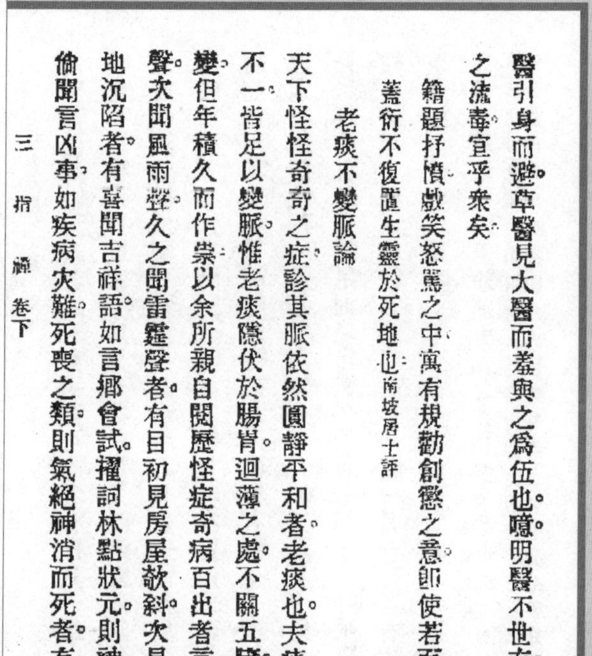
醫引身而避。草醫見大醫而羞與之爲伍也。噫。明醫不世有。草醫不敢用。大醫之流毒。宜乎衆矣。

籍題抒憤。戲笑怒駡之中。寓有規勸創懲之意。卽使若而人見之。定當俯首。蓋衍不復置生靈於死地也南坡居士評

老痰不變脈論

天下怪怪奇奇之症。診其脈依然圓靜平和者。老痰也。夫痰之名不一。其源亦不一。皆足以變脈。惟老痰隱伏於腸胃。迴薄之處。不關五臟。不傷六腑。故脈不變。但年積久而作祟。以余所親自閱歷怪症奇病百出者言之。有耳初聞蟬嘒聲。次聞風雨聲。久之聞雷霆聲者。有目初見房屋欹斜。次見山川崩裂。後見平地沉陷者。有喜聞吉祥語。如言鄉會試。擢詞林點狀元。則神完氣足。手舞足蹈。倘聞言凶事。如疾病災難。死喪之類。則氣絕神消而死者。有自覺一條虫由頭

三指禪 卷下 二五

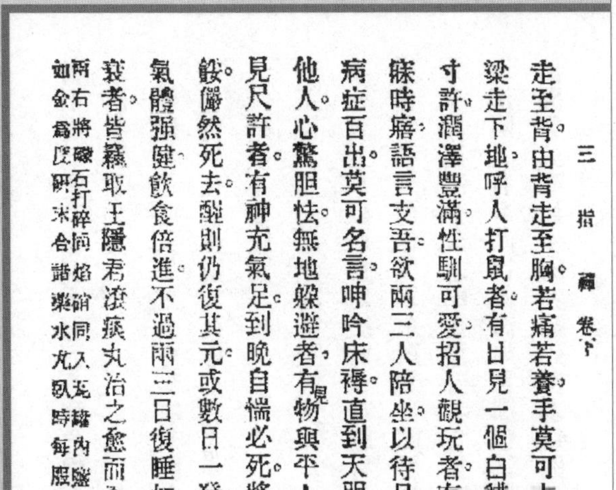
三指禪 卷下　二六

走至背由背走至胸若痛若癢手莫可支者有日見一個白鼠由壁走上梁由梁走下地呼人打鼠者有日見一個白貓兒時走堂前時伏書案獅子尾毛長寸許潤澤豐滿性馴可愛招人觀玩者有旦晝安靜無異平人夜間不上床時寐時寤語言支吾欲兩三人陪坐以待旦者有日則舉動如常飲食如舊臨夜病症百出莫可名言呻吟床褥直到天明者有靜坐一室只許妻兒相見若見他人心驚胆怯無地躲避者有見物與平人無二及見小兒止數寸高大人不過見尺許者有神充氣足到晚自惴必死將家事一一吩咐妻兒輩漸漸神消氣餒儼然死去醒則仍復其元或數日一發一月一發者有睡至半月方醒醒則氣體強健飲食倍進不過兩三日復睡如初者有一月方食氣血不減精神稍衰者皆竊取王隱君滾痰丸治之愈而全者也（滾痰丸　青礞石一兩　沈香五錢　酒大黃　酒黃芩各八兩右將礞石打碎同焰硝同入瓦罐內鹽泥固濟晒乾火煅石色如金爲度研末合諸藥水丸臥時每服二錢五分生姜送下）惜王靚君製其

走至背，由背走至胸，若痛若痒，手莫可支者。有日见一个白鼠由壁走上梁，由梁走下地，呼人打鼠者。有日见一个白猫儿，时走堂前，时伏书案，狮子尾毛长寸许，润泽丰满，性驯可爱，招人观玩者。有旦昼安静，无异平人，夜间不上床，时寐时寤，语言支吾，欲两三人陪坐，以待旦者。有日则举动如常，饮食如旧，临夜病症百出，莫可名言，呻吟床褥，直到天明者。有静空一室，只许妻儿相见，若见他人，心惊胆怯，无地躲避者。有见物与平人无二，及见小儿，止数寸高，大人不过见尺许者。有神充气足，到晚自惴必死，将家事一一吩咐，妻儿辈渐渐神消气馁，俨然死去，醒则仍复其元，或数日一发，一月一发者，有睡至半月方醒，醒则气体强健，饮食倍进，不过两三日复睡如初者。有一月方食，气血不减，精神稍衰者，皆窃取王隐君滚痰丸治之愈而全者也（滚痰丸：青礞石一两　沈香五钱　酒大黄　酒黄芩各八两，右将礞石打碎，同焰硝，同入瓦罐内，盐泥固济，晒干，火煅，石色如金为度。研末合诸药，水丸，卧时每服二钱五分，生姜送下）。惜王靓君制其方未及言於脈。醫無所據。不敢輕用。吾邑蔣渭浦。諱藻 著九門奇方書。以痰門居首。獨推此方。實惟隱君之功臣。亦未會通乎脈。止可一人用之。而不可與衆人共用。遂使其書其方。度之閣上。不大盛傳。苟如以脈證病。用滚痰丸。直行所無事耳。世之患怪怪奇奇之症者。一旦值此而沉疴頓除。王隱君濟世之婆心。得以闡明於世。即吾邑蔣渭浦創書之美意。亦幸當代之有傳人矣。

隱君知己。渭浦良朋。摯夫周鳴鸚評

癇症脈論

諸癇病發。卒倒搐掣。叫吼吐涎。因其聲之似。而有猪癇。馬癇。羊癇。牛癇。雞癇之分。溯其源。卒倒無知者。痰迷心竅也。搐搦抽掣者。風入肝經也。名雖不一。不外心肝二經。經曰。脈滑大久自已。脈堅小死不治。有得之胎前者。兒在母腹。其母猝然受驚。痰氣傴入心肝。與本來氣血摶結成窠。此不可治者也。有得之懷抱

方，未及言于脉。医无所据，不敢轻用。吾邑蒋渭浦（讳态藻），著九门奇方书，以痰门居首，独推此方，实惟隐君之功臣，亦未会通乎脉，止可一人用之，而不可与众人共用。遂使其书其方，度之阁上，不大盛传。苟如以脉证病，用滚痰丸，直行所无事耳，世之患怪怪奇奇之症者，一旦值此而沉疴顿除。王隐君济世之婆心，得以阐明于世，即吾邑蒋渭浦创书之美意，亦幸当代之有传人矣。

隐君知己，渭浦良朋。挚夫周鸣鹗评。

痫症脉论

诸痫病发，卒倒搐掣，叫吼吐涎，因其声之似而有猪痫、马痫、羊痫、牛痫、鸡痫之分。溯其源，卒倒无知者，痰迷心窍也。搐搦掣者，风入肝经也。名虽不一，不外心肝二经。经曰：脉滑大，久自已，脉坚小，死不治。有得之胎前者，儿在母腹，其母猝然受惊，痰气逼入心肝，与本来气血抟结成窠，此不可治者也。有得之怀抱

者。小兒心肝有餘。神氣不足。偶有所觸。風動於肝火。發於心。神不守舍。痰涎蔓衍浸淫。乘其隙而入之。據以爲主。此介於可治不可治者也。有得之成人者。外感風寒。內傷飲食。逆於臟氣。閉塞諸經。鬱而生痰。膠固心肝。此無不可治者也。夫有桀驁不馴之慮。必恃斬關奪隘之才。有頑梗難化之梟。必須執銳披堅之勇。蓋負隅勁敵。非詩書所能啓牖。仁義所能漸摩。禮樂所能陶淑。不得不挽强弓。操毒矢。以摧其鋒。而搗其窟。痰之凝結心肝。亦由是也。彼挾心肝以淬其鋒。温之而餘氣愈熾。據心肝以完其窟。和之而固壘難降。且協心肝以成其黨。而樹其敵。補之而邪燄鴟張。求其慓悍之性。直抵巢穴而能殺伐者。其惟礞石與麝香乎。其以撥亂而反正。能平肝下氣。爲治驚利痰之聖藥。余於是症胎病無論已小兒未嘗診視。稍得成人。但脈浮大。概以礞石滚痰丸麝香丸攻之。日服六君子湯一貼。得愈得無數。有服至一月愈者。有服至兩月愈者。以痰盡爲度。

者，小儿心肝有余，神气不足，偶有所触，风动于肝火。发于心，神不守舍，痰涎蔓衍浸淫，乘其隙而入之，据以为主，此介于可治不可治者也。有得之成人者，外感风寒，内伤饮食，逆于脏气，闭塞诸经，郁而生痰，胶固心肝，此无不可治者也。夫有桀骜不驯之虑，必恃斩关夺隘之才，有顽梗难化之枭，必须执锐披坚之勇。盖负隅劲敌，非诗书所能启牖，仁义所能渐摩，礼乐所能陶淑，不得不挽强弓，操毒矢，以摧其锋，而捣其窟。痰之凝结心肝，亦由是也。彼挟心肝以淬其锋，温之而余气愈炽，据心肝以完其窟，和之而固垒难降。且协心肝以成其党，而树其敌，补之而邪焰鸱张，求其慓悍之性，直抵巢穴而能杀伐者，其惟礞石与麝香乎？其以拨乱而反正，能平肝下气，为治惊利痰之圣药。余于是症胎病无论已小儿未尝诊视，稍得成人，但脉浮大，概以礞石滚痰丸、麝香丸攻之。日服六君子汤一贴得愈得无数，有服至一月愈者，有服至两月愈者，以痰尽为度。

经曰：有故无陨不信然欤。《难经》训颠为僵仆直视，与痫无异。进阅《内经·颠狂篇》，亦大同小异，以为痫即颠者非也。《内经》明有三条之论，以为痫不同于颠者亦非也，所言颠痫，两相仿佛姑阙之，以俟参考（麝香丸方：法夏　胆星　陈皮　枳实　鹿香　云苓　青皮　炙草　生姜汁，为丸。一方治小儿乳哮，姜虫伴糯米，浸水去浮沫，去米焙干，研细末，米汤调服）。

哮症脉乱无妨论

《内经》有喘无哮，至汉方哮喘并论，喘之源不一，哮之源止有冷，痰入肺窍而已。夫肺为娇脏，清虚之质，不容些毫芥蒂，悬于胸间，其窍仰上，一有所入，则不能出，入而饮冰食果，积成冷痰，浸淫于内，是为痰母。物交物，则引之而已矣。一为潮，潮上肺，窍为之闭塞，呼吸乱矣。吸呼乱而二十七脉之迭见而杂出者，无所不至。其遇寒而发者，寒与寒感，痰因感而潮上也。其遇热而发者，寒为热蒸，痰因蒸而潮上也，必待郁闷之极，咳出一点，如鱼脑髓之形，而症斯愈，脉亦随之

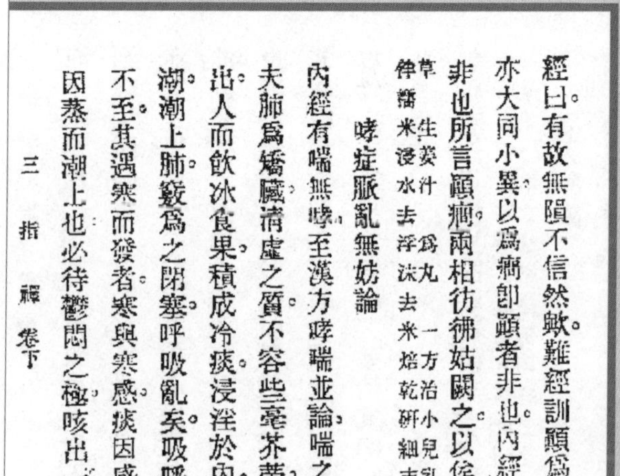
經曰。有故無隕不信然歟。難經訓顚爲僵仆直視。與癇無異。進閱內經顚狂篇。亦大同小異。以爲癇卽顚者非也。內經明有三條之論。以爲癇不同於顚者亦非也。所言顚癇。兩相彷彿。姑闕之。以俟參攷。麝香丸方 麝香 法夏 胆星 陳皮 枳實 雲苓 青皮 炙草 生姜汁 爲丸 一方治小兒乳哮 姜虫伴糯米浸水去浮沫去米焙乾研細末米湯調服

哮症脈亂無妨論

內經有喘無哮。至漢方哮喘並論。喘之源不一。哮之源止有冷痰入肺竅而已。夫肺爲嬌臟。清虛之質。不容些毫芥蔕。懸於胸間。其竅仰上。一有所入。則不能出。入而飲冰食果。積成冷痰。浸淫於內。是爲痰母。物交物。則引之而已矣。一爲潮。潮上肺竅。爲之閉塞。呼吸亂矣。吸呼亂而二十七脈之迭見而雜出者。無所不至。其遇寒而發者。寒與寒感。痰因感而潮上也。其遇熱而發者。寒爲熱蒸。痰因蒸而潮上也。必待鬱悶之極。咳出一點。如魚腦髓之形。而症斯愈。脈亦隨之

三指禪　卷下　二九

而平。本草所训，性味猛烈，惟麻黄、砒石所以开其关而劫其痰。麻黄能发汗，一到哮症，虽盛暑之月不发汗。砒石能伤人，一到哮症，虽羸弱之躯不伤人。有是症有是药，而卒不能除其根者。麻黄能通痰塞之路，而不能拔痰踞之窠；砒石能剿痰招之党，而不能歼痰伏之魁，药到即愈，愈而复发者，此也余尝见。少年患痨伤，欬嗽吐血，体瘦脉数，败症备矣。询其素有哮症，痨无可治者，以二药治其哮，得愈者数人。又尝见老人为上气咳嗽，喘闷脉急不寐，困顿极矣。问其素有哮症，气无可治者，以二药治其哮，得愈者亦数人。瑶池古冰雪肺为凝冷痰，斯言近之矣。

制砒石法，以淡豆豉晒干，研末一两，砒石一钱，饭和为丸。

（刺史家节庵历官司四十年，解粗归里，年已七十矣，患哮喘不寐，服麻黄而愈重，一本之亲招诸玉砌，结三生之愿，得聆金音，雅意殷殷，命著是编）。

温病脉论

而平。本草所訓性味猛烈。惟麻黃砒石所以開其關而刦其痰。麻黃能發汗。一到哮症。雖盛暑之月不發汗。砒石能傷人。一到哮症。雖羸弱之軀不傷人。有是症有是藥。而卒不能除其根者。麻黃能通痰塞之路。而不能拔痰踞之窠。砒石能剿痰招之黨。而不能殲痰伏之魁。藥到即愈。愈而復發者。此也余嘗見少年患癆傷欬嗽吐血。體瘦脈數。敗症備矣。詢其素有哮症。癆無可治者。以二藥治其哮得愈者數人。又嘗見老人爲上氣咳嗽。喘悶脈急不寐。困頓極矣。問其素有哮症。氣無可治者。以二藥治其哮得愈者亦數人。瑤池古冰雪肺爲凝冷痰。斯言近之矣。

製砒石法。以淡豆豉晒乾。研末一兩。砒石一錢。飯和爲丸。

刺史家節庵歷官四十年解組歸里年已七十矣患哮喘不寐服麻黃而愈重一本之親招諸玉砌結三生之願得聆金音雅意殷殷命著是編

温病脉論

冬月伤于寒，即病者为伤寒，不即病而伏藏于中，至春随阳气发见者为温。其症头痛项强，与僵寒无异，惟初起不恶寒便发热，脉数为异耳。伤寒由表入里，不得不先发其表，温病由里达表，不得不先清其里。所以温病有误汗，无误下之语。仲景著《伤寒》一书，自秋分后至春分后为止，若春分后则为温矣。《内经》虽有先夏至日者为温之文，仲景虽有太阳病先发热者为温之论。晋唐以来，无人剖晰，伤寒温病，概以伤寒书治之，得失参半。治此症者，茫无主张，延至于金。刘河间出，始著温论，有明喻嘉言，复畅其说，温病乃有圭臬，而仲景之书，亦得以昭著于世。当此韶光明媚之天，三阳出于地上（十月纯阴用事，在卦为坤。至十一月，黄钟应律，为复卦，则一阳生。十二月太吕应律，为临卦，则二阳生。正月太簇应律，为泰卦，则三阳生），日丽风和，花香鸟语，一片春温之气，盎盎蓬蓬（盎盎和蕴之状，蓬蓬司空图，廿四诗，品蓬蓬达春），故病亦名之曰温。轻则白虎汤（人参　石膏　粳米　知母　炙草），黄芩芍药汤：（黄芩　芍药　炙草），葛根升麻汤（升麻　葛根　芍药　炙草），重则三承气汤（大承气汤：大

冬月傷於寒。卽病者爲傷寒。不卽病而伏藏於中。至春隨陽氣發見者爲溫。其症頭痛項强。與傷寒無異。惟初起不惡寒便發熱。脉數爲異耳。傷寒由表入裏。不得不先發其表。溫病由裏達表。不得不先清其裏。所以溫病有誤汗無誤下之語。仲景著傷寒一書。自秋分后至春分后爲止。若春分后則爲溫矣。內經雖有先夏至日者爲溫之文。仲景雖有太陽病先發熱者爲溫之論。晉唐以來。無人剖晰。傷寒溫病。概以傷寒書治之。得失參半。治此症者茫無主張。延至於金。劉河間出。始著溫論。有明喻嘉言。復暢其說。溫病乃有圭臬。而仲景之書亦得以昭著於世。當此韶光明媚之天。三陽出於地上。十月純陰用事在卦爲坤至十一月黃鐘應律爲復卦則一陽生十二月太呂應律爲臨卦則二陽生正月太簇應律爲泰卦則三陽生日麗風和。花香鳥語。一片春溫之氣盎盎蓬蓬。盎盎和蘊之狀蓬蓬司空圖廿四詩品蓬蓬達春故病亦名之曰溫。輕則白虎湯。人參石膏粳米知母炙草黃芩芍藥湯黃芩芍藥炙草葛根升麻湯升麻葛根芍藥炙草重則三承氣湯大承氣湯大

三指釋　卷下　三一

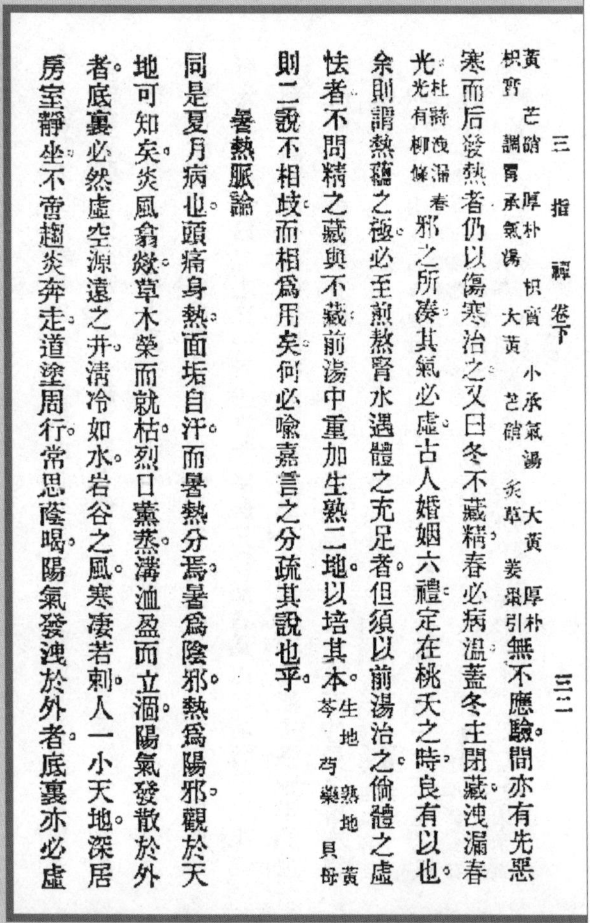

三指禪　卷下　三三

黃　芒硝　厚朴　枳實　小承氣湯　大黃　厚朴　枳實　調胃承氣湯　大黃　芒硝　炙草　姜棗引　無不應驗。間亦有先惡寒而后發熱者。仍以傷寒治之。又曰冬不藏精。春必病溫。蓋冬主閉藏。洩漏春光。杜詩洩漏春光有柳條　邪之所湊。其氣必虛。古人婚姻六禮。定在桃夭之時。良有以也。余則謂熱蘊之極。必至煎熬腎水。遇體之充足者。但須以前湯治之。倘體之虛怯者。不問精之藏與不藏。前湯中重加生熟二地。以培其本。生地　熟地　黃芩　芍藥　貝母　則二說不相歧而相為用矣。何必喻嘉言之分疏其說也乎。

暑熱脈論

同是夏月病也。頭痛身熱。面垢自汗。而暑熱分焉。暑為陰邪。熱為陽邪。觀於天地可知矣。炎風翕歘。草木榮而就枯。烈日薰蒸。溝洫盈而立涸。陽氣發散於外者。底裏必然虛空。源遠之井。清冷如水。岩谷之風。寒凄若刺。人一小天地。深居房室靜坐。不啻趨炎奔走。道塗周行。常思蔭暍。陽氣發洩於外者。底裏亦必虛

黄　芒硝　厚朴　枳实。小承气汤：大黄　厚朴　枳实。调胃承气汤：大黄　芒硝　炙草　姜枣引），无不应验。间亦有先恶寒而后发热者，仍以伤寒治之。又曰冬不藏精，春必病温。盖冬主闭藏，泄漏春光（杜诗：泄漏春光有柳条）。邪之所凑，其气必虚。古人婚姻六礼，定在桃夭之时，良有以也。余则谓热蕴之极，必至煎熬肾水，遇体之充足者，但须以前汤治之。倘体之怯者，不问精之藏与不藏，前汤中重加生熟二地，以培其本（生地　熟地　黄芩　芍药　贝母），则二说不相歧，而相为用矣。何必喻嘉言之分疏其说也乎。

暑热脉论

同是夏月病也，头痛身热，面垢自汗，而暑热分焉。暑为阴邪，热为阳邪，观于天地可知矣。炎风翕欻，草木荣而就枯，烈日薰蒸，沟洫盈而立涸。阳气发散于外者，底里必然虚空源远之井。清冷如水，岩谷之风，寒凄若刺。人一小天地，深居房室静坐，不啻趋炎奔走，道涂周行，常思荫暍。阳气发泄于外者，底里亦必虚

空。举动心艰，肢体疲倦，居恒气短，精力衰颓。故其为病，亦因其气而感之耳。其中暑也，感地窍之气，阴与阴遇，头痛身热，面垢自汗，与中热无异，而小便清利，大便溏泻，呕吐少气，安静好眠，脉则虚怯（亦有虚数者）。较之中热，大相迳庭焉。暑必伤气，非黄芪不足以益其气。暑必兼湿，非焦术不足以燥其湿。暑必积寒，非附子不足以温其寒（经验方：附子　焦术　黄芪　干姜　苡米　扁豆　云苓　炙草）。洁古曰：静而得之，为中暑是也。其中热也，感天炎之气，阳与阳遇头痛身热，面垢自汗，与中暑无异，而小便赤涩，大便坚硬，胸满气喘，烦躁不眠，则洪数，较之中暑，殊隔天渊焉。热甚发燥，非麦冬不足以清其燥。热甚为毒，非黄连不足以解其毒。热甚涸水，非猪苓不足以利其水（经验方：麦冬　黄连　泽泻　焦术　猪苓　茯苓　前仁　炙草）。洁古曰：动而得之，为中热是也。五行之中，惟火有二，所以五运而有六气也。有六气因有风、寒、暑、湿、燥、火六淫，热即火病也。方书所注，有谓暑为阳邪，心属离火，故暑先入心，吾不

空。舉動心艱。肢體疲倦。居恒氣短。精力衰頹。故其爲病。亦因其氣而感之耳。其中暑也。感地竅之氣。陰與陰遇。頭痛身熱。面垢自汗。與中熱無異。而小便清利。大便溏瀉。嘔吐少氣。安靜好眠。脈則虛怯（亦有虛數者）。較之中熱。大相逕庭焉。暑必傷氣。非黃芪不足以益其氣。暑必兼濕。非焦朮不足以燥其溼。暑必積寒。非附子不足以溫其寒（經驗方　附子　焦朮　黃芪　乾姜　苡米　扁豆　雲苓　炙草）。潔古曰。靜而得之。爲中暑是也。其中熱也。感天炎之氣。陽與陽遇。頭痛身熱。面垢自汗。與中暑無異。而小便赤澁。大便堅硬。胸滿氣喘。煩燥不眠。脈則洪數。較之中暑。殊隔天淵焉。熱甚發燥。非麥冬不足以清其燥。熱甚爲毒。非黃連不足以解其毒。熱甚涸水。非猪苓不足以利其水（經驗方　麥冬　黃連　澤瀉　焦朮　猪苓　茯苓　前仁　炙草）。潔古曰。動而得之。爲中熱是也。五行之中。惟火有二。所以五運而有六氣也。有六氣因有風寒暑濕燥火六淫。熱卽火病也。方書所註有謂暑爲陽邪。心屬離火。故暑先入心。吾不

知置熱於何地。有將暑分陰症陽症。而火則牽扯諸火。亦知火乃六淫內之火乎。有以暑爲夏月之傷寒。吾不知暑又是何病。千書一律。開卷茫然。總於五運六氣。未能細心體認。余因參互考訂。力爲剖別。驗之於症。實有毫髮不差者。

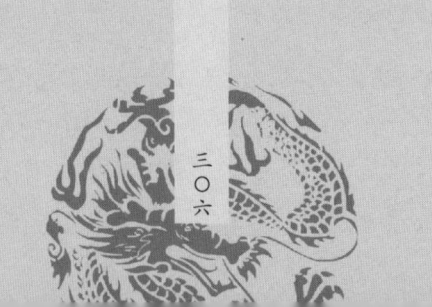

淫謂攸分。雲卿柳驥評

痢症脈論

痢症不與世相遞嬗。而名則因時而變易。方策所傳。其來有自。不容不據。古以準今。素問謂之腸澼。難經謂之裏急後重。漢謂之滯下。晉謂之秋燥。至唐方謂之痢。卽其名而繹其義。便血曰澼。痛甚曰急。壅塞曰滯。皴裂曰燥。不利曰痢。痢之情形。已顯示於稱名之表。歷代以來。揚確指陳。不啻以暮鼓晨鐘。發人深省治是症者。顧可孟浪從事。翻欲緘縢扃鐍。莊子將爲胠篋探囊發匱之盜而守備則爲攝緘縢固扃鐍此世俗之所謂知也然而巨盜至則負匱揭篋担囊而趨唯恐緘縢扃鐍不固也註胠開也而置之死地乎。當此炎暑方退。金飈初

知置热于何地，有将暑分阴症阳症，而火则牵扯诸火，亦知火乃六淫内之火乎。有以暑为夏月之伤寒，吾不知暑又何病，千书一律，开卷茫然，总于五运六气，未能细心体认。余因参互考订，力为剖别，验之于症，实有毫发不差者。

泾谓攸分。卿柳骥评。

痢症脉论

痢症不与世相递嬗，而名则因时而变易，方策所传，其来有自，不容不据。古以准今，《素问》谓之肠澼，《难经》谓之里急后重，汉谓之滞下，晋谓之秋燥。至唐方谓之痢，即其名而绎其义，便血曰澼，痛甚曰急，壅塞曰滞，皴裂曰燥，不利曰痢，痢之情形，已显示于称名之表。历代以来，扬确指陈，不啻以暮鼓晨钟，发人深省治是症者。顾可孟浪从事，翻欲缄縢扃鐍（《庄子》：将为胠箧探囊发匮之盗而守备，则为摄缄縢，固扃鐍，此世俗之所谓知也。然而巨盗至，则负匮揭箧，担囊而趋，唯恐缄縢扃鐍不固也。注：胠开也），而置之死地乎？当此炎暑方退，金飚初

起，土间其中（土旺于四季，五六得天地之中，以未土为正），热、湿、燥汇于一时，三气凑而为病有时行者，从皮毛入，微恶寒腹痛，泄尽宿食，方转红白，风之所过，行于一家，则病一家，行于一境，则病一境。有传染者，从口鼻入，不恶寒腹痛随泄宿食，即转红白。气之所触，染于一人，则病一人，染于一方，则病一方，于斯时也。抚枕席而兴嗟，何分男女，如厕坑而抱痛（《左传》：晋景公有疾，将尝麦，如厕陷而卒），莫测死生，天气阴晴，诟闻一室，灯光明灭，呻彻五更，饫膏粱者无论已。可怜寒士当灾，朋尽回车，难邀甲戌之峙（《书费誓》：甲戌峙乃糗粮），人皆掩鼻，徒传庚癸之呼（《左传》：吴与鲁会吴子，不与士共饥渴，大无申叔仪乞粮于鲁，大夫公孙有山氏对曰：粮则无矣，粗则有之，若登首山，以呼曰：庚癸乎，则喏。杜注：军中不得出粮，故为隐语，庚西方主谷，癸北方主水），聚桑梓者犹可也。最苦旅人远适，今雨不来（杜甫诗：旧雨来今雨不来），谁恤零丁异地（文天祥：惶恐滩头说惶恐，零丁洋里说零丁），闻风争避，那管客子离乡。儒者考古今之得失，诊一己之功。修于是证，而果参上乘焉。本来恻隐之心，自应以之普度也。喻嘉言曰：初用辛凉以解表，次用苦寒

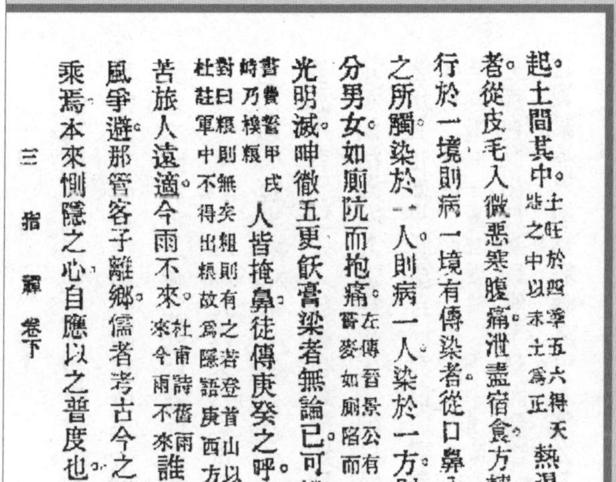
起。土間其中。（土旺於四季五六得天地之中以未土爲正）熱濕燥匯於一時。三氣湊而爲病有時行者。從皮毛入微惡寒腹痛泄盡宿食。方轉紅白風之所過行於一家則病一家行於一境則病一境有傳染者從口鼻入不惡寒腹痛隨泄宿食。卽轉紅白。氣之所觸。染於一人則病一人染於一方則病一方於斯時也撫枕蓆而興嗟何分男女如廁阬而抱痛。（左傳晉景公有疾將食麥如廁陷而卒）莫測死生天氣陰晴。詬聞一室。燈光明滅呻徹五更飫膏粱者無論已可憐寒士當災朋盡回車難邀甲戌之峙（書費誓甲戌峙乃糗糧）人皆掩鼻徒傳庚癸之呼。（左傳吳與魯會吳子不與士共飢渴大夫申叔儀乞糧於魯大夫公孫有山氏對曰糧則無矣粗則有之若登首山以呼曰庚癸乎則諾杜註軍中不得出糧故爲隱語庚西方主穀癸北方主水）聚桑梓者猶可也最苦旅人遠適今雨不來（杜甫詩舊雨來今雨不來）誰恤零丁異地。（文天祥詩惶恐灘頭說惶恐零丁洋裏說零丁）聞風爭避那管客子離鄉儒者考古今之得失診一己之功修於是證而果參上乘焉本來惻隱之心自應以之普度也喻嘉言曰初用辛涼以解表次用苦寒

三指禪 卷下 三五

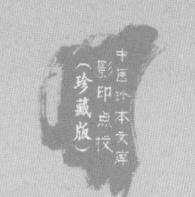

以清裏。劉河澗曰。調氣則後重自除。行血則濃血自止。余於痢之時行初起者。而宗嘉言焉。疏經絡而驅邪敗毒散（人參 羌活 獨活 柴胡 前胡 川芎 枳殼 桔梗 茯苓 炙草）克壯元老之猷。於痢之傳染初起者。而宗河澗焉。和營衛而導滯。芍藥湯（芍藥 歸尾 黃芩 黃連 大黃 木香 檳榔 肉桂 炙草）允占丈人之吉。及其歸宿。鬱則爲熱。試診其脈。未有不數者。所以香連丸（黃連二十兩 吳萸十兩同炒去吳萸 木香四兩八錢不見火共研末醋糊爲丸）爲治痢之總方。顧在表忌用者。邪猶未入於裏也。久病難用者。恐重傷其生氣也。昔趙養葵以六味地黃湯治傷寒。人譏爲趙氏之創見而下多傷陰。余嘗以六味湯治痢。此又余之創見也。如果脈虛自汗。赤白將盡。眞人養臟湯（粟殼 訶子 肉豆蔻 木香 甘草 肉桂 人參 白朮 秦歸 白芍 寒甚加附子一方無秦歸）訶子散（粟殼 訶子 乾姜 陳皮 爲末空心服）俱可酌而用之。夫痢不分赤白。既出於熱。翻服辛熱而愈者。（附子 肉桂 乾姜 焦朮 砂仁 炙草）此乃從治之法。蓋人之禀賦有寒有熱。邪熱之中。人每從其類而化。辛熱藥能開鬱解結。使氣血得

以清里。刘河间曰：调气则后重自除，行血则浓血自止。余于痢之时行初起者，而宗嘉言焉，疏经络而驱邪败毒散（人参　羌活　独活　柴胡　前胡　川芎　枳壳　桔梗　茯苓　炙草），克壮元老之猷，于痢之传染初起者，而宗河间焉，和营卫而导滞，芍药汤（芍药　归尾　黄芪　黄连　大黄　木香　槟榔　肉桂　炙草），允占丈人之吉，及其归宿，郁则为热，试诊其脉，未有不数者。所以香连丸（黄连二十两，吴萸十两，同炒去吴萸，木香四两八钱，不见火共研末，醋糊为丸），为治痢之总方，顾在表忌用者，邪犹未入于里也。久病难用者，恐重伤其生气也。昔赵养葵以六味地黄汤治伤寒，人讥为赵氏之创见而下多伤阴。余尝以六味汤治痢，此又余之创见也。如果脉虚自汗，赤白将尽，真人养脏汤（粟壳　诃子　肉豆蔻　木香　甘草　肉桂　人参　白术　秦归　白芍　寒甚加附子，一方无秦归），诃子散（粟壳　诃子　干姜　陈皮　为末空心服），俱可酌而用之。夫痢不分赤白，既出于热，翻服辛热而愈者（附子　肉桂　干姜　焦术　砂仁　炙草），此乃从治之法。盖人之禀赋，有寒有热。邪热之中，人每从其类而化，辛热药能开郁解结，使气血得

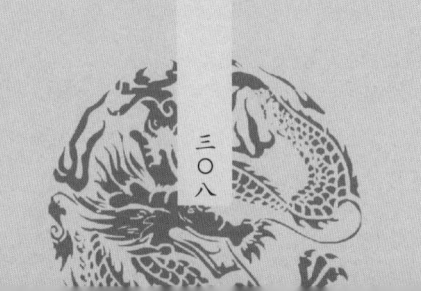

以宣通，特宜于以寒化热之人。若遇以热化热，而误用之，其祸将不可胜言矣。存心济世者，倘遇以寒化热之痢，用温补而大获其效，慎无执以为例。

破古来之疑团，导后起以前路，有功斯世之文，定当不磨。南坡居士评

疟疾脉论

儒者读书十年，穷理十年，自谓于医已通三昧，及其视病，两相龃龉。不归责药肆之假，便诿咎染病之真，与之强辨无庸也。请试之治疟，夫疟病之浅而显者也，最易足以验医之得失。世之用劫药而徼倖以其功者，不在此论。如果堂堂之陈，正正之师，百战百胜焉，庶可悬壶都市（《后汉书》：费长房者，汝南人也，为市掾，市中有老翁卖药，悬壶一于肆头，及市罢，辄跳入壶中，市人莫之见，唯长房于楼上观之，异也。因往再拜翁，及与俱入壶中，唯见玉堂严丽，旨酒苦肴，盈衍其中，共饮毕而出，后乃就楼上候长房曰：我神仙中人，以过见责，今事毕当去）。负笼乡邦（《唐书》：元行冲博学，狄仁杰重之，行冲数规谏。仁杰且曰：明公之门珍味多矣，请备药石之末。仁杰笑曰：吾药笼中物，何可一日无也），犹是投之罔效。屡易其方，古籍粃糠，空披万卷，寒窗灯案，

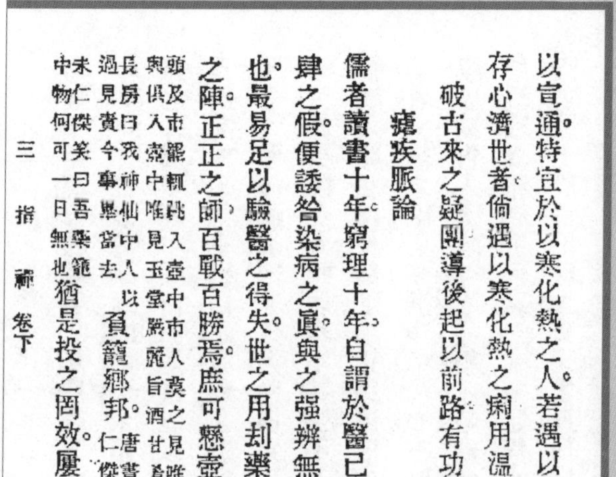

以宣通。特宜於以寒化熱之人。若遇以熱化熱。而誤用之。其禍將不可勝言矣。存心濟世者。倘遇以寒化熱之痢。用溫補而大獲其效。愼無執以爲例。破古來之疑團。導後起以前路。有功斯世之文。定當不磨。南坡居士評

瘧疾脈論

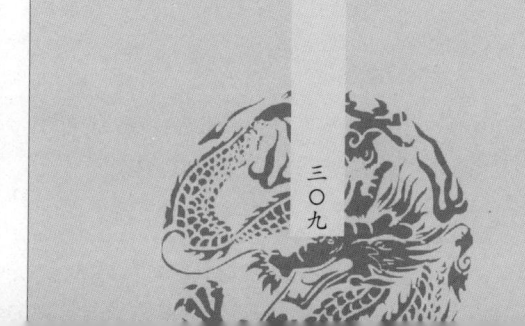

儒者讀書十年。窮理十年。自謂於醫已通三昧。及其視病。兩相齟齬。不歸責藥肆之假。便諉咎染病之眞。與之强辨無庸也。請試之治瘧。夫瘧病之淺而顯者也。最易足以驗醫之得失。世之用刦藥而徼倖以其功者。不在此論。如果堂堂之陣。正正之師。百戰百勝焉。庶可懸壺都市。後漢書費長房者汝南人也爲市掾市中有老翁賣藥懸壺一於肆頭及市罷輒跳入壺中市人莫之見唯長房於樓上觀之異也因往再拜翁及與俱入壺中唯見玉堂嚴麗旨酒甘肴盈衍其中共飲畢而出後乃就樓上候長房曰我神仙中人以過見責今事畢當去 負籠鄉邦。唐書元行冲博學狄仁傑重之行冲數規諫仁傑且曰明公之門珍味多矣請備藥石之末仁傑笑曰吾藥籠中物何可一日無也 猶是投之罔效。屢易其方。古籍粃糠。空披萬卷。寒窗燈案。

三指禪 卷下 三七

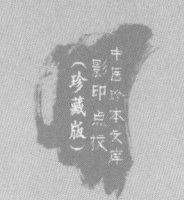

辜負十年。經曰邪氣客於風府。循膂而下。（背脊骨兩旁曰膂并頂骨三椎至尾骶骨二十四椎）其氣上行。（由尾骶骨陷中）九日出於缺盆（肩下横骨陷中）余讀經文而知瘧脈之所以弦也。軀殼之內。臟腑之外。屬半表半裏。而邪居之。宜脈之弦。與少陽同。是故風無常府。以所中處爲府。其中項骨也。三陽之脈。皆上於頭。陽明之脈。循髮際至額顱。邪氣併於陽明。令人頭痛。洒淅寒甚。久乃熱。則爲陽明之瘧。少陽之脈。上抵頭角。下耳後。邪氣併於少陽。令人頭痛。寒不甚。熱不甚。惡見人。則爲少陽之瘧。至大太陽之脈從巔入絡腦。還出別下項。正過風府處。故頭痛腰重。體重。寒從背起。所以中於陽者。太陽之脈。居多其中骶骨也。三陰之脈。皆發於足。太陰之脈。上膝股內入腹。邪氣併入太陰。令人足輭。不嗜飲食。多寒熱。則爲太陰之瘧。厥陰之脈。入毛中。繞陰器。邪氣併入厥陰。令人足輭。小腹滿。小便不利。則爲厥陰之瘧。至於少陰之脈。上股后廉。直貫膂。正當風府處。故足輭嘔吐。甚多寒熱。熱多寒少。所以

辜负十年。经曰：邪气客于风府，循膂而下（背脊骨两旁曰膂，并顶骨三椎至尾骶骨二十四椎），其气上行（由尾骶骨陷中），九日出于缺盆（肩下横骨陷中）。余读经文而知疟脉之所以弦也，躯壳之内，脏腑之外，属半表半里，而邪居之，宜脉之弦，与少阳同。是故风无常府，以所中处为府其中顶骨也。三阳之脉，皆上于头。阳明之脉，循发际至额颅，邪气并于阳明令人头痛，洒淅寒甚，久乃热，则为阳明之疟。少阳之脉，上抵头角，下耳后，邪气并于少阳，令人头痛，寒不甚，热不甚，恶见人，则为少阳之疟。至大太阳之脉从巅入络脑，还出别下项，正过风府处，故头痛、腰重、体重。寒从背起，所以中于阳者，太阳之脉，居多其中骶骨也。三阴之脉，皆发于足，太阴之脉，上膝股内入腹，邪气并入太阴，令人足软不嗜饮食，多寒热，则为太阴之疟。厥阴之脉，入毛中绕阴器，邪气并入厥阴，令人足软，小腹满，小便不利，则为厥阴之疟。至于少阴之脉，上股后廉，直贯膂正当风府处，故足软呕吐，甚多寒热，热多寒少，所以

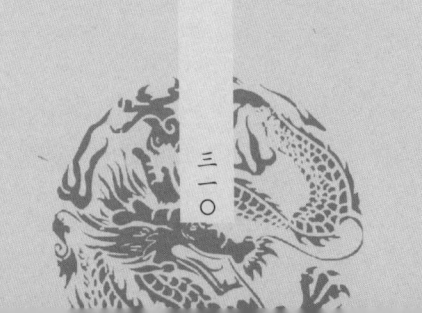

中于阴者，少阴之疟居多。其中于阳也，阳气渐入于阴分，日下一节，其行也迟，故其作也。日晏一日难愈，其中于阴也，阴气转入阳分，日上二节，其行也速，故其作也。日早一日，易愈治之之法。疟在三阳，则以三阳治之（阳明经症：葛根　升麻　黄芩　芍药　草果　炙草　姜枣引。阳明腑症：大黄　芒硝　槟榔　厚朴　炙草　姜枣引。少阳症，青皮引：青皮　草果　厚朴　柴胡　黄芩　法夏　云苓　白术　炙草　姜枣引。太阳经症：麻黄　桂枝　杏仁　炙草　姜枣引。太阳腑症：焦术　茯苓　朱苓　泽泻　草果　炙草　姜枣引）。疟在三阴，则以三阴治之（附子理中汤加草果统治三阴。玉竹　焦术　干姜　草果　炙草　附片　姜枣引）。倘弦化脉，虚有汗，但辅其正气，而邪自除，则统阴阳而温补之（经验方：黄芪　焦术　附子　首乌　秦归　玉竹　草果　云苓　炙草　姜枣片），未有不随手而效者。《机要》曰：疟，有中三阳者，有中三阴者，其症各殊。同《伤寒论》，知治伤寒，则知治疟。余谓第知治伤寒犹不足，以治疟知伤寒矣，而知邪客风府，则足以治疟矣。所同于伤寒者，症所异于伤寒者脉，伤寒之脉，随阴阳变迁。疟症之脉，一弦字贯彻，知所以治伤寒，而于阴阳胜复

中於陰者。少陰之瘧居多。其中於陽也。陽氣漸入於陰分。日下一節。其行也遲。故其作也日晏一日難愈。其中於陰也。陰氣轉入陽分。日上二節。其行也速。故其作也日早一日易愈。治之之法。瘧在三陽。則以三陽治之。（陽明經症 葛根 升麻 黄芩 芍藥 草菓 炙草 姜棗引 陽明腑症 大黄 芒硝 檳榔 厚朴 炙草 姜棗引 少陽症 青皮引 青皮 草菓 厚朴 柴胡 黄芩 法夏 雲苓 白朮 炙草 姜棗引 太陽經症 麻黄 桂枝 杏仁 炙草 姜棗引 太陽腑症 焦朮 茯苓 朱苓 澤瀉 草菓 炙草 姜棗引）瘧在三陰。則以三陰治之。（附子理中湯加草菓統治三陰 玉竹 焦朮 乾姜 草菓 炙草 附片 姜棗引）倘弦化脈。虛有汗。但輔其正氣。而邪自除。則統陰陽而温補之。（經驗方 黄芪 焦朮 附子 首烏 秦歸 玉竹 草菓 雲苓 炙草 姜棗片）未有不隨手而效者。機要曰。瘧有中三陽者。有中三陰者。其症各殊。同傷寒論。知治傷寒。則知治瘧。余謂第知治傷寒。猶不足以治瘧。知傷寒矣。而知邪客風府。則足以治瘧矣。所同於傷寒者。症。所異於傷寒者。脈。傷寒之脈。隨陰陽變遷。瘧症之脈。一弦字貫徹。知所以治傷寒。而於陰陽勝復

三指禪　卷下　三九

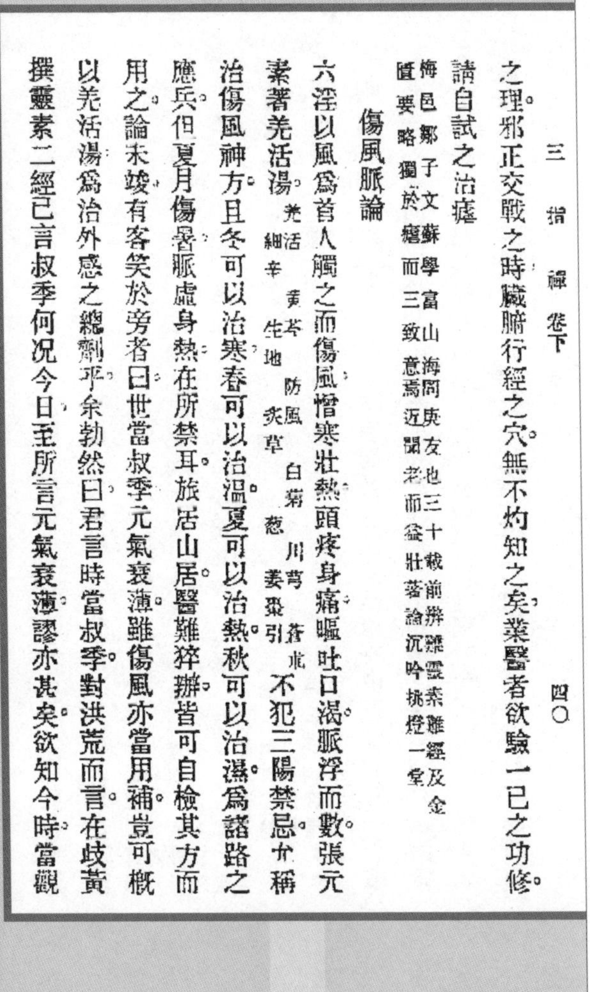

之理。邪正交戰之時。臟腑行經之穴。無不灼知之矣。業醫者欲驗一已之功修。請自試之治瘧

梅邑鄒子文蘇學富山海同庚友也三十載前辨難靈素難經及金匱要略獨於瘧而三致意焉近聞老而益壯著論沉吟挑燈一堂

傷風脈論

六淫以風爲首人觸之而傷風憎寒壯熱頭疼身痛嘔吐口渴脈浮而數張元素著羌活湯（羌活 黄芩 防風 白菊 川芎 蒼朮 細辛 生地 炙草 葱 姜棗引）不犯三陽禁忌允稱治傷風神方且冬可以治寒春可以治溫夏可以治熱秋可以治濕爲諸路之應兵但夏月傷暑脈虛身熱在所禁耳旅居山居醫難猝辦皆可自檢其方而用之論未竣有客笑於旁者曰世當叔季元氣衰薄雖傷風亦當用補豈可概以羌活湯爲治外感之總劑乎余勃然曰君言時當叔季對洪荒而言在岐黄撰靈素二經已言叔季何況今日至所言元氣衰薄謬亦甚矣欲知今時當觀

之理。邪正交战之时，脏腑行经之穴，无不灼知之矣。业医者欲验一己之功修，请自试之治疟。

（梅邑邹子文苏，学富山海，同庚友也，三十载前，辨难《灵》、《素》、《难经》及《金匮要略》，独于疟而三致意焉。近闻老而益壮，著论沉吟，挑灯一堂）。

伤风脉论

六淫以风为首，人触之而伤风，憎寒壮热，头疼身痛，呕吐口渴，脉浮而数，张元素著羌活汤（羌活　黄芩　防风　白菊　川芎　苍术　细辛　生地　炙草　葱　姜枣引），不犯三阳禁忌，允称治伤风神方。且冬可以治寒，春可以治温，夏可以治热，秋可以治湿，为诸路之应兵。但夏月伤暑，脉虚身热，在所禁耳。旅居山居，医难猝办，皆可自检其方而用之。论未竣，有客笑于旁者曰：世当叔季，元气衰薄，虽伤风亦当用补，岂可概以羌活汤，为治外感之总剂乎？余勃然曰：君言时当叔季，对洪荒而言，在岐黄撰《灵》、《素》二经已言叔季，何况今日，至所言元气衰薄，谬亦甚矣！欲知今时，当观已往。孔子删书，断自唐虞，唐虞以前，无论已，儒者侈言，夏后殷周之盛，夏都安邑，四百四十一年，历年多者，仅见一二。商都于亳，六百四十四年，历年多者，亦仅见一二。周都丰镐，八百七十四年，视夏商之元气较厚，武王九十三，穆王百有四岁，信史艳称而长寿者，尚不止二君，以及柱下史漆园叟关令尹王子晋，接踵而生三代之元气，如是云云，经嬴秦二世耗败殆尽。西汉都于长安二百十有一年，高祖五十年，武帝七十一，余无五十之寿。东汉都于洛邑，一百九十六年，光武六十三，明帝四十八，余无四十之寿。犹幸以寿名世者，黄石公赤松子，东方朔魏伯阳，有数可纪。自汉末历魏、晋、五代，元气衰薄极矣。四百余年中，在位一二年居多，享寿一二十过半。迨唐大统归一，元气方转，二百八十九年，君之五十余岁者，犹数数觏，为之臣者，许旌阳孙思邈，钟离权吕岩类，皆以寿称。由后梁、五代至宋、元、明，元气又寖衰矣。七百余年中，位无五十年，寿无五

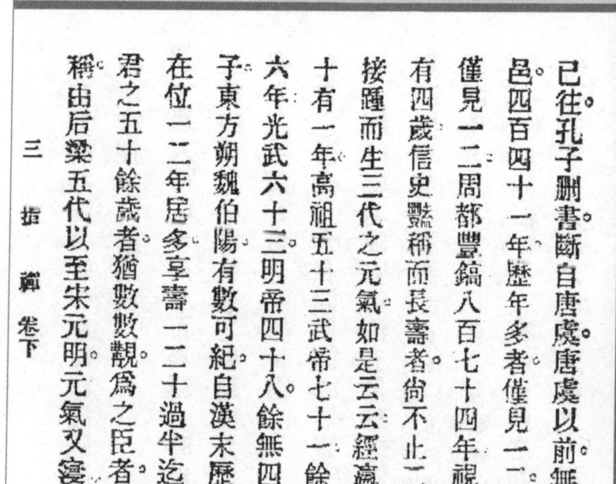
已往。孔子刪書。斷自唐虞。唐虞以前。無論已。儒者侈言。夏后殷周之盛。夏都安邑四百四十一年。歷年多者。僅見一二。商都於亳六百四十四年。歷年多者亦僅見一二。周都豐鎬八百七十四年。視夏商之元氣較厚。武王九十三。穆王百有四歲。信史豔稱而長壽者。尚不止二君。以及柱下史漆園叟關令尹王子晉。接踵而生。三代之元氣如是云云。經嬴秦二世耗敗殆盡。西漢都於長安二百十有一年。高祖五十三。武帝七十一。餘無五十之壽。東漢都於洛邑一百九十六年。光武六十三。明帝四十八。餘無四十之壽。猶幸以壽名世者。黃石公赤松子。東方朔。魏伯陽。有數可紀。自漢末歷魏晉五代。元氣衰薄極矣。四百餘年中在位一二年居多。享壽一二十過半。迨唐大統歸一。元氣方轉。二百八十九年。君之五十餘歲者。猶數數覯。爲之臣者。許旌陽孫思邈。鐘離權呂岩類。皆以壽稱。由后梁五代以至宋元明。元氣又寖衰矣。七百餘年中。位無五十年。壽無五

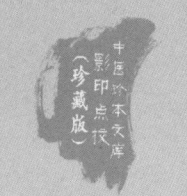

十歲。其時如陳摶。張平叔冷謙周顛而外壽不概見。歷代元氣彰彰可考。天運循環無往不復。逮及我

朝元氣大轉以一萬八百年爲一時計之。堯舜在中天之初。距今四千餘年。今正當中天之中。膺彼蒼之眷顧。代見

聖人之生。鍾維嶽之精靈。世徵

仁者之壽。貞元會合。間氣渾涵。滌寰宇之妖氛。宏開壽域。躋斯民於渾噩。普藥春台。雨時暘若。海宴河清。五星聯珠。兩曜合璧。一時應運生者。相皆耄耋。人皆期頤。廣洛浦之耆英。（宋史文潞公彥博結洛陽社十三人只司馬溫公光年未七十一其餘俱八十九十老人謂之洛社耆英會）屢開千叟之宴。集香山之人瑞。（潛確類書白樂天年七十以刑部尚書致士自號香山居士會老年宴集於履道里合之得九人皆年高致仕者人慕之繪爲九老圖）在在建百歲之坊。余家世居邵邑。濱水之湄。龍山之麓。同時百歲者。五人。水之北盧老。羅老。一婦歸黃。山之南一婦歸呂。一婦氏唐。而八

十岁，其时如陈抟，张平叔、冷谦、周颠而外，寿不概见。历代元气彰彰可考，天运循环，无往不复。逮及我朝，元气大转，以一万八百年为一时计之，尧舜在中天之初，距今四千余年，今正当中天之中，膺彼苍之眷顾，代见圣人之生，钟维岳之精灵，世徵。

仁者之寿，贞元会合，间气浑涵，涤寰宇之妖氛，宏开寿域，跻斯民于浑噩，普药春台。雨时旸若，海宴河清，五星联珠，两耀合璧，一时应运生者，相皆耄耋。人皆期颐，文洛浦之耆英（《宋史》：文潞公彦博结洛阳社十三人，只司马温公光年未七十一，其余俱八十、九十老人，谓之洛社耆英会），屡屡开千叟之宴，集香山之人瑞（潜确《类书》：白乐天年七十，以刑部尚书致士，自号香山居士，会老年宴，集于履道里，合之得九人，皆年高致仁者，人慕之，绘为九老图）。在在建百岁之坊，余家世居邵邑，滨水之湄，龙山之麓，同时百岁者，五人水之北卢老，罗老。一妇归黄，山之南一妇归吕，一妇氏唐，而八

十、九十者，指不胜屈。一武庠（石辑五），年已八十矣，弓著六钧，矢穿七札，演剧犹作小旦之音，即余门一领青矜，相传五代（高祖谛直公，册名周应京。曾祖元恺公，册名周士隽。祖存仁公，册名周良堦。父诞登，册名周道岸），俱年逾八十，详于乘册。外祖（黄正礼），九十七；在黉门，八十有三；母舅（黄文铎），九十三，为孝廉；六十余二，世上难逢百岁人，古人语也。想古来百岁者难觏，以今观之，当易之曰：世上随逢百岁人。人生七十古来稀，唐人诗也。想唐时七十岁者亦稀有。以今观之，当易之曰：人生七十世间多。元气之足，禀赋之厚，三代以来，未有如我皇朝之盛者。治病者亦惟率由旧章焉耳，伤风漫云补乎哉！

借伤风一症，阐明贞元，会合天运循环之理，皆由一部廿一史烂熟胸中，故说来凿凿可据也。南坡居士评。

诸论悉宗圣经，而此篇独据史鉴，原原本本，酣畅淋漓，清庙明堂之器，黄钟

十九十者指不勝屈。一武庠。石輯五 年已八十矣弓著六鈞矢穿七札演劇猶作小旦之音。即余門一領青衿相傳五代。高祖諦直公冊名周應京曾祖元愷公冊名周士雋祖存仁公冊名周良堦父誕登冊名周道岸俱年逾八十詳於乘冊外祖。黃正禮 九十七在黌門八十有三母舅。黃文鐸 九十三爲孝廉。六十餘二。世上難逢百歲人。古人語也想古來百歲者難覯。以今觀之當易之曰世上隨逢百歲人人生七十古來稀唐人詩也。想唐時七十歲者亦稀有以今觀之。當易之曰人生七十世間多。元氣之足稟賦之厚。三代以來未有如我皇朝之盛者治病者亦惟率由舊章焉耳。傷風漫云補乎哉。

借傷風一症。闡明貞元。會合天運循環之理。皆由一部廿一史爛熟胸中。故說來鑿鑿可據也。南坡居士評

諸論悉宗聖經而此篇獨據史鑑。原原本本。酣暢淋漓。清廟明堂之器。黃鐘

大吕之音，医学史学，俱臻绝项，非苟为炳炳琅琅者。知侬叶正复读。

伤寒脉论

《伤寒》一书，后汉张机所著，发明《内经》奥旨，启万世之章程，为医门之秘诀。其文佶屈，其义窔实，其方简峭而警，辟有志集注，适有养胎之举，托迹昭潭（莲源黄德安，同里旧交，寄居潭市，主于其家怂恿著论，力救时世），客舍清闲。窃举茅芦诵读时所心得者，提要成篇，姑从简略（携稿诣省垣，卫邑成子凝秀，故人新吾子也，随謄正以补前刻）。

经曰：伤寒一日，巨阳受之（一日一次也，不以日数拘，巨阳太阳经也。膀胱太阳，胱腑也，经脉从巅络脑，夹脊抵腰受之，受其邪也）。时值觱发栗冽，有寒有风（寒为阴邪，伤营，风为阳邪，伤卫），其中风也。经先受其风，桂枝症（不以病名病，而以药名病者，重乎其药也）。脉浮而缓头痛，项强而恶寒（有风不皆无寒），过时即热，有汗鼻鸣而恶风，倘消渴而小便不利，邪入膀胱，府之卫分矣，五苓散主之。其中寒也，经先受其寒，麻黄症，脉浮而紧体痛（统头痛、身疼、腰痛、骨节疼痛言）。呕吐而恶寒，历时方热，无汗喘满

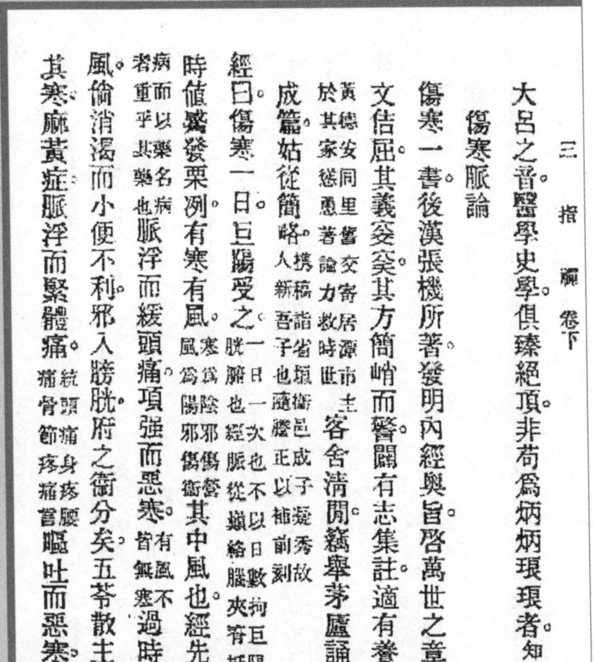
三　指　禪　卷下　　四四

大呂之音。醫學史學。俱臻絕頂。非苟爲炳炳琅琅者。知儂葉正復讀

傷寒脈論

傷寒一書。後漢張機所著。發明內經奧旨。啓萬世之章程。爲醫門之秘訣。其文佶屈。其義窔窔。其方簡峭而警。闢有志集註。適有養胎之舉。托迹昭潭。蓮源黃德安同里舊交寄居潭市主於其家慫恿著論力救時世 客舍清閒。竊舉茅廬誦讀時所心得者。提要成篇。姑從簡略。攜稿詣省垣衛邑成子凝秀故人新吾子也隨謄正以補前刻

經曰。傷寒一日。巨陽受之。一日一次也不以日數拘巨陽太陽經也膀胱太陽腑也經脈從巔絡腦夾脊抵腰受之受其邪也 時值觱發栗冽有寒有風。寒爲陰邪傷營風爲陽邪傷衛 其中風也。經先受其風。桂枝症。不以病名病而以藥名病者重乎其藥也 脈浮而緩頭痛。項强而惡寒。有風不皆無寒 過時卽熱。有汗鼻鳴而惡風。倘消渴而小便不利。邪入膀胱。府之衛分矣。五苓散主之。其中寒也。經先受其寒。麻黃症。脈浮而緊體痛。統頭痛身疼腰痛骨節疼痛言 嘔吐而惡寒。歷時方熱。無汗喘滿

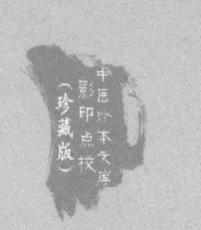

而恶风（有寒不皆无风），倘如狂（痰热冲心），而小腹急结（瘀热不行），邪入膀胱，府之营分矣，桃仁承气汤主之。大青龙汤，治风寒两中经而燥烦（寒郁于外，热蒸于内，阴阳攻击）。小青龙汤，治风寒两中府之干呕（小便不利，心下有水气，干呕，或兼咳、兼渴、兼噎、兼喘）。

中风经症，桂枝汤（桂枝　芍药　甘草　生姜　大枣，服已，须臾饮热稀粥以助药力，温覆一时许，取微汗。发汗遂漏不止，恶风，小便难，四肥微急，难以屈伸，桂枝汤加附子。发汗后而喘，麻黄　杏仁　甘草　石膏）。中风府症，五苓散（朱苓　云苓　泽泻　白术　肉桂）。中寒经症，麻黄汤（麻黄　桂枝　杏仁　甘草。温服覆取汗，发汗不解反恶寒者，虚故也。芍药　炙草　附子，三味温服。发汗后身疼痛，脉沉迟者，桂枝　生姜　人参　芍药　甘草　大枣。发汗过多，叉手冒心，心下悸，欲得按者：桂枝　炙草二味，煮去滓顿服。未经汗下，脉沉，当温其里，宜四逆汤：附子　干姜　炙草。未经汗下，而心悸而烦者，小建中汤：桂枝　芍药　炙甘草　生姜　饴糖），中寒府症，桃仁承气汤（桃仁　桂枝　大黄　芒硝　炙草。发汗下之懊侬不得眠，胸中窒碍者：栀子十四枚　香豉四合，煮去滓，温服，得吐则吐，大下后恶寒，痞结，桂枝汤先解恶寒，大黄　黄连，二味煮去滓，温服，以攻痞。心下痞而复恶寒汗出者，附子泻心汤：大黄　黄连　黄芩　附子），风寒两中经症，大青龙汤（麻黄　桂枝　炙草　杏仁　生姜　大枣　石膏）。

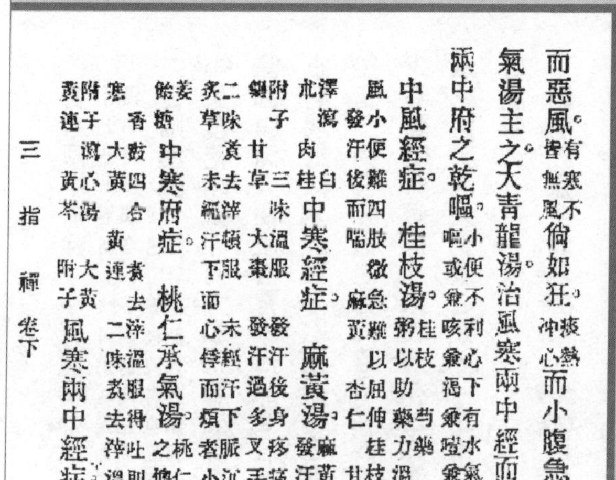
而惡風。（有寒不皆無風）倘如狂。（痰熱沖心）而小腹急結。（瘀熱不行）邪入膀胱。府之營分矣。桃仁承氣湯主之。大青龍湯。治風寒兩中經而燥煩。（寒鬱於外熱蒸於內陰陽攻擊）小青龍湯。治風寒兩中府之乾嘔。（小便不利心下有水氣乾嘔或兼咳兼渴兼噎兼喘）中風經症。桂枝湯。（桂枝　芍藥　甘草　生姜　大棗服已須臾飲熱稀粥以助藥力溫覆一時許取微汗發汗遂漏不止惡風小便難四肢微急難以屈伸桂枝湯加附子發汗後而喘麻黃　杏仁　甘草　石膏）中風府症。五苓散。（朱苓　雲苓　澤瀉　白朮　肉桂）中寒經症。麻黃湯。（麻黃　桂枝　杏仁　甘草溫服覆取汗發汗不解反惡寒者虛故也芍藥　炙草　附子三味溫服發汗後身疼痛脈沉遲者桂枝　生姜　人參　芍藥　甘草　大棗發汗過多叉手冒心心下悸欲得按者桂枝　炙草二味煮去滓頓服未經汗下脈沉當溫其裏宜四逆湯附子　乾姜　炙草未經汗下而心悸而煩者小建中湯桂枝　芍藥　炙甘草　生姜　飴糖）中寒府症。桃仁承氣湯。（桃仁　桂枝　大黃　芒硝　炙草發汗下之懊憹不得眠胸中窒礙者梔子十四枚　香豉四合煮去滓溫服得吐則吐大下後惡寒痞結桂枝湯先解惡寒大黃　黃連二味煮去滓溫服以攻痞心下痞而復惡寒汗出者附子瀉心湯大黃　黃連　黃芩　附子）風寒兩中經症。大青龍湯。（麻黃　桂枝　炙草　杏仁　生姜　大棗　石膏）

三　指禪　卷下　四五

風寒兩中府症。小青龍湯。麻黃　芍藥　五味　甘草　半夏　桂枝　乾姜　細辛　渴去半夏加括蔞　噎去麻黃加附子　小便不利小腹滿去麻黃加茯苓　喘去麻黃加杏仁　發汗若下之病仍不解煩燥者茯苓四逆湯主之　茯苓　人參　炙草　乾姜　附子　二日陽明受之。陽明經也胃府也經脈起鼻額循鼻外繫目系　居戊土之鄉。原稟坤靜。攝離火之象。陽明純熱　反攪乾剛。脈浮而大。煩渴目痛。鼻乾不得眠者。陽明經病也。脈浮而實。潮熱譫語。腹滿大便硬者。胃家府病也。經病治以白虎湯。府病治以三承氣湯。其爲正陽明。則然六經雖分陰陽。而宰之者陽明。爲六經之所朝宗。即爲六經之所歸宿。三陽有類聚之條。三陰有轉屬之症。太陽陽明不更衣。不大便　而無所苦。脾約　少陽陽明時煩燥而大便難。以法治之　大實腹痛。陽明雜見太陰之篇。桂枝大黃湯　土燥水乾。陽明混入少陰之類。急下之　脈滑而厥。裏有熱白虎湯　厥陰中亦有陽明。隨經而見。妙蘊無方。

陽明經症白虎湯。知母　粳米　石膏　炙草　附錄錢仲陽葛根湯。葛根　升麻　白芷　炙草　大棗　生姜　陽

风寒两中府症，小青龙汤（麻黄　芍药　五味　甘草　半夏　桂枝　干姜　细辛。渴去半夏，加栝蒌；噎去麻黄，加附子；小便不利，小腹满去麻黄，加茯苓；喘去麻黄，加杏仁。发汗若下之病，仍不解烦燥者，茯苓四逆汤主之。茯苓　人参　炙草　干姜　附子）。二日阳明受之（阳明经也，胃府也，经脉起鼻额，循鼻外系目系），居戊土之乡，原禀坤静，摄离火之象（阳明纯热），反搅干刚，脉浮而大，烦渴目痛，鼻干不得眠者，阳明经病也。脉浮而实，潮热谵语，腹满大便硬者，胃家府病也。经病治以白虎汤，府病治以三承气汤，其为正阳明。则然六经虽分阴阳，而宰之者阳明，为六经之所朝宗，即为六经之所归宿。三阳有类聚之条，三阴有转属之症。太阳、阳明不更衣（不大便），而无所苦（脾约），少阳、阳明时烦燥，而大便难（以法治之），大实腹痛，阳明杂见太阴之篇（桂枝大黄汤），土燥水干，阳明混入少阳之类（急下之），脉滑而厥（里有热白虎汤）。厥阴中亦有阳明，随经而见，妙蕴无方。

阳明经症白虎汤（知母　粳米　石膏　炙草），附录钱仲阳葛根汤（葛根　升麻　白芷　炙草　大枣　生姜），阳

明府症三承气汤（汗、吐、下后，微烦，小便数，大便硬，小承气汤。大黄　厚朴　枳实。腹胀满，调胃承气汤，大黄　炙草　芒硝。不大便，发热汗多，大承气汤。大黄　厚朴　枳实　芒硝。太阳、阳明脉浮而涩，麻仁约脾丸。麻仁　芍药　枳实　大黄　厚朴　杏仁。少阳、阳明以法治之，相胃之虚实加减之，桂枝大黄汤见后。少阴急下之，大承气汤）。备录阳明症方（身黄如橘子色，小便不利，茵陈蒿汤。大黄　茵陈　栀子，身黄发烧，栀子　黄柏　炙草）。

三日少阳受之（少阳经也，胆府也，经脉循胁络耳），兼木火之德（属甲木，寄相火），司出入之门（入太阳，出太阴），邪犯经，胸满胁痛而耳聋，邪犯府，口苦（胆热上蒸呕逆，胆热上冲）而目眩（胆热上薰），脉之大者，变而为弦，症之热者，转而似疟，居阴阳之界（半表半里）。通阴通阳，无汗下之方，禁汗禁下，邪正相持，进退互掎。小柴胡汤，为和解少阳之统剂，而其变则有辨焉者。呕逆（胆热）而腹痛（胃寒），黄连汤，分理阴阳，呕吐而硬（胃寒），烦，郁热，大柴胡汤。双清表里，宜应手而解工，上勿藉口于和为套。

小柴胡汤（柴胡　黄芩　人参　法夏　炙草　生姜　大枣。胸中满而不呕，去法夏、人参，加栝蒌仁；渴去法夏，加人参、花粉；腹痛去黄芩，

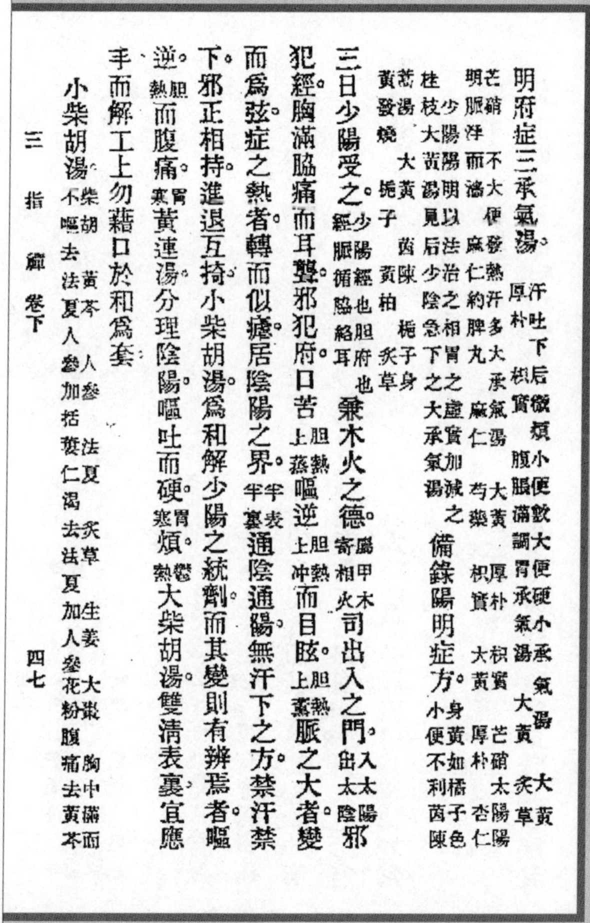
明府症三承氣湯。（汗吐下后微煩小便數大便硬小承氣湯大黃厚朴枳實腹脹滿調胃承氣湯大黃炙草芒硝不大便發熱汗多大承氣湯大黃厚朴枳實芒硝太陽陽明脈浮而澀麻仁約脾丸麻仁芍藥大黃厚朴杏仁少陽陽明以法治之相胃之虛實加減之桂枝大黃湯見后少陰急下之大承氣湯）備錄陽明症方（身黃如橘子色小便不利茵陳蒿湯大黃茵陳梔子身黃發燒梔子黃柏炙草）

三日少陽受之。（少陽經也膽府也經脈循脇絡耳）兼木火之德。（屬甲木寄相火）司出入之門。（入太陽出太陰）邪犯經。胸滿脇痛而耳聾。邪犯府。口苦（膽熱上蒸）嘔逆（膽熱上沖）而目眩。（膽熱上薰）脈之大者。變而爲弦。症之熱者。轉而似瘧。居陰陽之界。（半表半裏）通陰通陽。無汗下之方。禁汗禁下。邪正相持。進退互掎。小柴胡湯爲和解少陽之統劑。而其變則有辨焉者。嘔逆（膽熱）而腹痛（胃寒）黃連湯分理陰陽。嘔吐而硬（胃寒）煩。（鬱熱）大柴胡湯雙清表裏。宜應手而解。工上勿藉口於和爲套。

小柴胡湯（柴胡黃芩人參法夏炙草生姜大棗胸中滿而不嘔去法夏人參加括蔞仁渴去法夏加人參花粉腹痛去黃芩

三指禪　卷下　四七

加芍藥。心下悸，小便不利，去黃芩，加茯苓。黃連湯。黃連　炙草　乾姜　人參　桂枝　半夏　大棗。大柴胡湯。柴胡　半夏　枳實　大黃　黃芩　芍藥　生姜　大棗。備錄少陽症方。胸脇微結，小便不利，柴胡　桂枝　乾姜　花粉　黃芩　牡礪　炙草　服柴胡已，反渴，以陽明治

四日太陰受之。太陰經也，脾藏也，經脈布胃中，絡於嗌，邪入陰分，經藏齊病 陰陽變態之妙。有不見其朕兆。陽邪入陰，尺寸皆沉，腹滿吐食自利；有腹滿時痛之寒症，理中丸 即有腹滿實痛之熱症，桂枝湯加大黃 有得食緩吐之寒症，理中湯通治 即有得食即吐之熱症，乾姜黃連湯 有自利不渴，當溫之寒症，理中丸通治 即有自利腐穢當下之熱症。大承氣湯 蓋人之形有厚薄，氣有盛衰，藏有本寒本熱，每從賦稟以爲轉移。如必以直中爲寒，傳經爲熱，其何以解仲景寒熱，並論列於四日。

理中丸。人參　白朮　炙草　乾姜　搗碎蜜和爲丸如龍眼大，以沸湯和一丸研碎溫服 乾姜黃連湯。乾姜　黃連　人參

五日少陰受之。少陰經也，腎藏也，經脈絡舌本 生人之命蒂。安危係於少陰。病則脈細，欲寐自

加芍药；心下悸，小便不利，去黄芩，加茯苓）。**黄连汤**（黄连　炙草　干姜　人参　桂枝　半夏　大枣）。**大柴胡汤**（柴胡　半夏　枳实　大黄　黄芩　芍药　生姜　大枣）。**备录少阳症方**（胸胁微结，小便不利，柴胡　桂枝　干姜　花粉　黄芩　牡砺　炙草　服柴胡已，反渴，以阳明治）。

四日太阴受之（太阴经也，脾藏也，经脉布胃中，络于嗌，邪入阴分，经藏齐病），阴阳变态之妙。有不见其朕兆，阳邪入阴，尺寸皆沉，腹满吐食自利；有腹满时痛之寒症（理中丸），即有腹满实痛之热症（桂枝汤加大黄），有得食缓吐之寒症（理中汤通治），即有得食即吐之热症（干姜黄连汤），有自利不渴，当温之寒症（理中丸通治），即有自利腐秽，当下之热症（大承气汤）。盖人之形有厚薄，气有盛衰，藏有本寒本热，每从赋禀以为转移。如必以直中为寒，传经为热，其何以解仲景寒热，并论列于四日。

理中丸（人参　白术　炙草　干姜，捣碎蜜和，研碎，温服），**干姜黄连汤**（干姜　黄连　人参），**五日少阴受之**（少阴经也，肾藏也，经脉络舌本）。生人之命蒂，安危系于少阴。病则脉细，欲寐自

利发厥（手足冷曰厥），口干舌燥渴，欲引水自救，无奈水火同宫，辨别最宜分晓。挟水而动，则为阴邪，挟火而动，则为阳邪。阴邪脉沉细而迟，阳邪脉沉细而数。阴邪但欲寐，身无热；阳邪虽欲寐，心多烦；阴邪下利清谷，阳邪下利清水；阴邪面赤而里寒，小便白；阳邪手足厥而里热，小便赤；阴邪口干舌燥而带和，阳邪口干舌燥而至裂；阴邪渴欲引热水以自救，阳邪渴欲引温水以自救，临症审视，只争芒芴。

寒症方（身体痛，附子汤：附子　茯苓　人参　白术　芍药。四逆汤通治：炙草　干姜　附子。下利，白通汤：葱白　干姜　附子。手足冷，烦躁欲死，吴茱萸汤：吴茱萸　人参　生姜　大枣）、热症方（心烦不卧，黄连汤：黄连　黄芩　芍药　鸡子黄　阿胶，咽痛甘桔汤：甘草　桔梗。口烂咽干，大承气汤；自利清水，色纯青，心痛口干，大承气汤）。

六日厥逆受之（厥阴经也，肝藏也，经脉绕阴器抵小腹，贯心膈），传经而至厥阴，在时为丑，在岁为冬，在卦为坤，脉细肢厥（厥逆也，四肢以温为顺，以冷为逆），烦渴囊缩，症则犹是也，而治法悬绝，漏尽

利發厥。（手足冷曰厥）口乾舌燥渴。欲引水自救。無奈水火同宮。辨別最宜分曉。挾水而動。則爲陰邪。挾火而動。則爲陽邪。陰邪脈沉細而遲。陽邪脈沉細而數。陰邪但欲寐。身無熱。陽邪雖欲寐。心多煩。陰邪下利清穀。陽邪下利清水。陰邪面赤而裏寒。小便白。陽邪手足厥而裏熱。小便赤。陰邪口乾舌燥而帶和。陽邪口乾舌燥而至裂。陰邪渴欲引熱水以自救。陽邪渴欲引溫水以自救。臨症審視。只爭芒芴

寒症方。（治身體痛附子湯 附子 茯苓 人參 白朮 芍藥 四逆湯通治 炙草 乾姜 附子 下利白通湯 葱白 乾姜 附子 手足冷煩躁欲死吳茱萸湯 吳茱萸 人參 生姜 大棗）熱症方。（治心煩不臥黃連湯 黃連 黃芩 芍藥 雞子黃 阿膠 咽痛甘桔湯 甘草 桔梗 口爛咽乾大承氣湯 自利清水色純青心痛口乾大承氣湯）

六日厥陰受之。（厥陰經也肝藏也經脈繞陰器抵小腹貫心膈）傳經而至厥陰。在時爲丑。在歲爲冬。在卦爲坤。脈細肢厥。（厥逆也四肢以溫爲順以冷爲逆）煩渴囊縮。症則猶是也。而治法懸絕。漏盡

更殘。四望陰霾而有純寒無熱之症。天寒地凍滿腹陽春而有純熱無寒之症。陰凝於陽必戰其血元黃。而有陰陽錯雜之症。彼純寒而厥當歸四逆湯夫人而知之。熱愈深厥愈深。純熱之厥甚於純寒。非急下不足以救水。醫將何以决之。（脈數咽乾小便赤）而况陰陽錯雜者之眩人耳目乎。當此陰盡陽回晦朔交卸之時仲景立烏梅丸以安蚘。其實統陰陽而治。醫而知治厥陰。醫道其庶幾乎。

純寒症。（當歸四逆湯 當歸 桂枝 芍藥 細辛 通草 甘草 大棗 下利清穀裏寒外熱汗出而厥者通脈用四逆湯）純熱症。（急下大承氣湯）陰陽錯雜症。（烏梅丸 烏梅三百枚 細辛六兩 乾姜十兩 黄連十六兩 當歸四兩 附子六兩 蜀椒四兩 桂枝六兩 人參六兩 黄柏六兩 右十味共搗篩合治之以苦酒漬烏梅一宿去核蒸之五升米下飯鍋搗成泥和藥令相得內臼中與蜜杵二千下如梧桐子大先食飯服十丸日三服相加二十丸禁生冷滑物臭食等）備錄（脈滑而厥裏有熱白虎湯）

夫三陰三陽班班可考而有治表裏急治裏表急陰同乎陽爲兩感。（太陽少陽同病陽明太陰同病少陽厥陰同病）余讀經文莫治仲景無方不禁悵然三嘆焉。竊意表重於裏者以

更残，四望阴霾，而有纯寒，无热之症。天寒地冻，满腹阳春，而有纯热无寒之症。阴凝于阳必战其血元黄，而有阴阳错杂之症。彼纯寒而厥，当归四逆汤。夫人而知之，热愈深厥愈深，纯热之厥甚于纯寒，非急下不足以救水，医将何以决之（脉数、咽干、小便赤），而况阴阳错杂者之眩人耳目乎？当此阴尽阳回，晦逆交卸之时，仲景立乌梅丸以安蛔。其实统阴阳而治，医而知治厥阴，医道其庶几乎。

纯寒症（当归四逆汤：当归　桂枝　芍药　细辛　通草　甘草　大枣。下利清谷，里寒外热，汗出而厥者，通脉用四逆汤），纯热症（急下大承气汤），阴阳错杂症（乌梅丸：乌梅三百枚　细辛六两　干姜十两　黄连十六两　当归四两　附子六两　蜀椒四两　桂枝六两　人参六两　黄柏六两。右十味共捣筛，合治之以苦酒，渍乌梅一宿，去核，蒸之。五升米下饭锅，捣成泥，和药令相得，内臼中，与蜜杵二千下，如梧桐子大，先食饭，服十丸，日三服，相加二十丸。禁生冷、滑物、臭食等），备录（脉滑而厥，里有热，白虎汤）。

夫三阴三阳，班班可考，而有治表里，急治里急表急，阴同乎阳为两感（太阳、少阳同病，阳明、太阴同病，少阳、厥阴同病），余读经文，莫治仲景无方不禁，怅然三叹焉。窃意表重于里者，以

里为主，稍解其表；里重于表者，纯治其里。管窥之见，不敢告人，壮游四方，而以此法活人居多。偶检李梃《伤寒论阅》亦有是说，余生也晚，安敢并驾古人，不谓理之所在，古今人所见有略同也。岐伯、仲景有知，其将许我友李梃为徒乎？若世所传大羌活汤，则吐弃之矣。至于合病、并病、坏病，劳复、食复、饮酒复，阴易、阳易、阴阳易，六经精透举而措之裕如，一百一十三方，采方总撮要领，三百九十七法，悉本原文，炼就长沙（仲景为长沙太守，人称张长沙）之明珠，化作涅槃（佛说法处，《金刚经》：入涅槃而灭度之）之舍利（牟尼珠名舍利子）。

古香满楮新翠照人，自是君身有仙骨，世人那得知其故，松圃成凝秀读。

瘟疫脉论

春温夏热，秋凉冬寒，乃天地之正气，人感之而病者，为正病。久旱亢暘，淫霖苦潦（《洪范》：一极备，凶，一极无，凶。注：极备，过多也，极无，过少也。唐孔氏曰：雨多则涝，雨少则旱，是极备亦凶，极无亦凶），雨暘寒燠之不得其

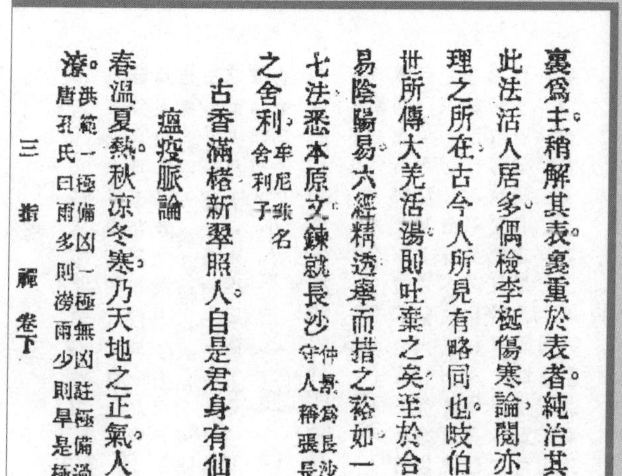
裹爲主稍解其表裹重於表者純治其裹管窺之見不敢告人壯游四方而以此法活人居多偶檢李梃傷寒論閱亦有是說余生也晚安敢並駕古人不謂理之所在古今人所見有略同也岐伯仲景有知其將許我友李梃爲徒乎若世所傳大羌活湯則吐棄之矣至於合病併病壞病勞復食復飲酒復陰易陽易陰陽易六經精透舉而措之裕如一百一十三方採方總撮要領三百九十七法悉本原文鍊就長沙（仲景爲長沙太守人稱張長沙）之明珠化作涅槃（佛說法處金剛經入涅槃而滅度之）之舍利（牟尼珠名舍利子）

古香滿楮新翠照人自是君身有仙骨世人那得知其故（松圃成凝秀讀）

瘟疫脈論

春溫夏熱秋涼冬寒乃天地之正氣人感之而病者爲正病久旱亢暘淫霖苦潦（洪範一極備凶一極無凶註極備過多也極無過少也唐孔氏曰雨多則澇雨少則旱是極備亦凶極無亦凶）雨暘寒燠之不得其

三指禪　卷下　五一

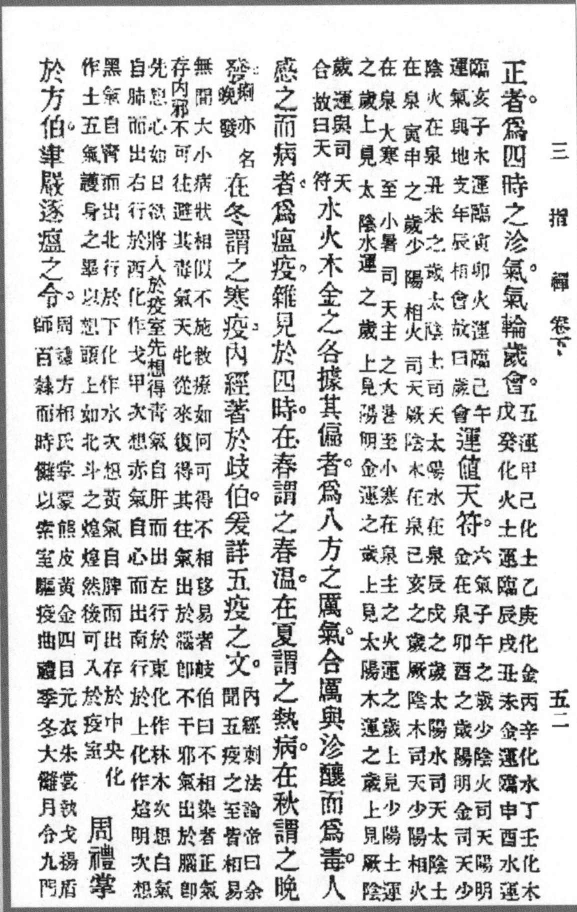

正者。爲四時之沴氣。氣輪歲會。（五運甲己化土乙庚化金丙辛化水丁壬化木戊癸化火土運臨辰戌丑未金運臨申酉水運臨亥子木運臨寅卯火運臨巳午運氣與地支年辰相會故曰歲會）運值天符。（六氣子午之歲少陰火司天陽明金在泉卯酉之歲陽明金司天少陰火在泉丑未之歲太陰土司天太陽水在泉辰戌之歲太陽水司天太陰土在泉寅申之歲少陽相火司天厥陰木在泉巳亥之歲厥陰木司天少陽相火在泉大寒至小暑司天主之大暑至小寒在泉主之火運之歲上見少陽土運之歲上見太陰水運之歲上見太陽金運之歲上見陽明木運之歲上見厥陰歲運與司天合故曰天符）水火木金之各據其偏者。爲八方之厲氣。合厲與沴醸而爲毒。人感之而病者。爲瘟疫。雜見於四時。在春謂之春温。在夏謂之熱病。在秋謂之晚發（痢亦名晚發）在冬謂之寒疫。内經著於岐伯。爰詳五疫之文。（内經刺法論帝曰余聞五疫之至皆相易無問大小病狀相似不施救療如何可得不相移易者岐伯曰不相染者正氣存内邪不可往避其毒氣天牝從來復得其往氣出於腦即不干邪氣出於腦即先想心如日欲將入於疫室先想得青氣自肝而出左行於東化作林木次想白氣自肺而出右行於西化作戈甲次想赤氣自心而出南行於上化作焰明次想黑氣自腎而出北行於下化作水次想黃氣自脾而出存於中央化作土五氣護身之畢以想頭上如北斗之煌煌然後可入於疫室）周禮掌於方伯。聿嚴逐瘟之令。（周禮方相氏掌蒙熊皮黃金四目元衣朱裳執戈揚盾師百隸而時儺以索室驅疫曲禮季冬大儺月令九門

正者，为四时之沴气，气轮岁会（五运甲己化土，乙庚化金，丙辛化水，丁壬化木，戊癸化火，土运临辰戌丑未，金运临申酉，水运临亥子，木运临寅卯，火运临巳午。运气与地支年辰相会，故曰岁会），**运值天符**（六气，子午之岁，少阴火司天，阳明金在泉。卯酉之岁，阳明金司天，少阴火在泉；丑未之岁，太阴土司天，太阳水在泉；辰戌之岁，太阳水司天，太阴土在泉；寅申之岁，少阳相火司天，厥阴木在泉；巳亥之岁，厥阴木司天，少阳相火在泉。大寒至小暑，司天主之；大暑至小寒，在泉主之；火运之岁，上见少阳；土运之岁，上见太阴；水运之岁，上见阳明；金运之岁，上见太阳；木运之岁，上见厥阴；岁运与司天合，故曰天符）。**水、火、木、金之各据其偏者，为八方之厉气，合厉与沴酿而为毒，人感之而病者，为瘟疫。杂见于四时，在春谓之春温，在夏谓之热病，在秋谓之晚发**（痢亦名晚发），**在冬谓之寒疫。《内经》著于岐伯，爰详五疫之文**（《内经·刺法论》，帝曰：余闻五疫之至皆相易无问，大小病状相似，不施救疗如何？可得不相移易者。岐伯曰：不相染者，正气存，内邪不可往，避其毒气，天牝从来，复得其往，气出于脑，即不干邪气。出丁脑，即先想心如日，欲将人于疫室，先想得青气，自肝而出，左行于东，化作林木。次想白气自肺而出，右行于西化，作戈甲。次想赤气自心而出，南行于上，化作焰明。次想黑气自肾而出，北行于下，化作水。次想黄气自脾而出，存于中央，化作土，五气护身之毕，以想头上如北斗之煌煌，然后可入于疫室）。**《周礼》掌于方伯，聿严逐瘟之令**（《周礼》：方相氏掌蒙熊皮，黄金四目，元衣朱裳，执戈扬盾，师百隶，而时傩，以索室驱疫。《曲礼》：季冬，大傩月令，九门

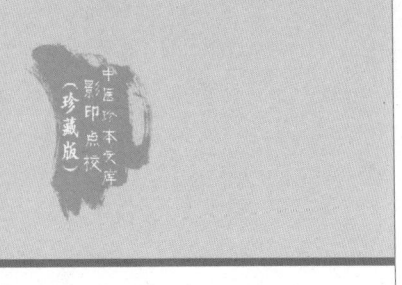

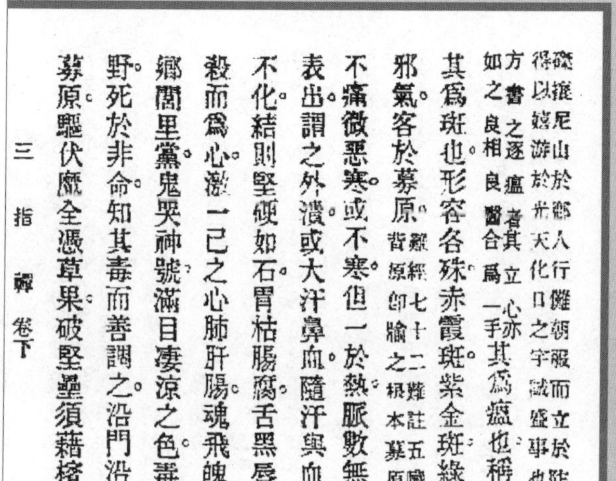
礫攘尼山於鄉人行儺朝服而立於阼階皆古聖節宣燮理之義故民無夭札
得以嬉游於光天化日之宇誠盛事也後世踵而行之猶是生養斯民之至意
方書之逐瘟者其立心亦
如之良相良醫合爲一手其爲瘟也稱名攸異大頭瘟軟腳瘟蝦蟆瘟疙瘩瘟
其爲斑也形容各殊赤霞斑紫金斑綠雲斑黑砂斑互相傳染大小相似初起
邪氣客於募原。難經七十二難註五臟之募皆在腹五臟之腧皆在背原即腧之根本募原軀殼之裏脈經所繫之處頭微痛或
不痛微惡寒或不寒但一於熱脈數無倫沉沉默默到夜尤甚鬱遏之極邪從
表出謂之外潰或大汗鼻血隨汗與血而解若邪侵胃腑則內潰矣瀉則完穀
不化結則堅硬如石胃枯腸腐舌黑唇青無所不至是爲天地之毒氣常以肅
殺而爲心激一已之心肺肝腸魂飛魄走捧心憔悴之形愁雲遍野環四境之
鄉閭里黨鬼哭神號滿目淒涼之色毒霧蔽空惟不知其毒而妄治之盈城盈
野死於非命知其毒而善調之沿門沿戶立起沉疴其在未潰之初毒猶盤踞
募原驅伏魔全憑草果破堅壘須藉檳榔吳又可達原飲 檳榔 草果 厚朴 知母 芍藥 炙草 黃芩
三指禪 卷下 五三

礫攘尼山，于乡人行傩，朝服而立于阼阶，皆古圣节，宣燮理之义。故民无夭札，得以嬉游于光天化日之宇，诚盛事也。后世踵而行之，犹是生养斯民之至意，方书之逐瘟者，其立心亦如之，良相良医，合为一手），其为瘟也，称名攸异，大头瘟，软脚瘟，虾蟆瘟，疙瘩温。其为斑也，形容各殊，赤霞斑，紫金斑，绿云斑。互相传染，大小相似。初起邪气，客于募原（《难经》七十二难注，五脏之募，皆在腹，五脏之腧，皆在背原，即腧之根本，募原躯壳之里脉经所系之处），头微痛，或不痛，微恶寒，或不寒，但一于热，脉数无伦，沉沉默默，到夜尤甚。郁遏之极，邪从表出，谓之外溃，或大汗鼻血，随汗与血而解。若邪侵胃腑则内溃矣。泻则完谷不化，结则坚硬如石，胃枯肠腐，舌黑唇青，无所不至。是为天地之毒气，常以肃杀而为心，激一已之心、肺、肝、肠，魂飞魄走，捧心憔悴之形，愁云遍野。环四境之乡闾里党，鬼哭神号，满目凄凉之色。毒雾蔽空，惟不知其毒而妄治之，盈城盈野，死于非命。知其毒而善调之，沿门沿户，立起沉疴。其在未溃之初，毒犹盘踞募原，驱伏魔全凭草果，破坚垒须藉槟榔（吴又可达原饮：槟榔　草果　厚朴　知母　芍药　炙草　黄芩。

（嘉靖已未江淮大疫用敗毒散倍人參去前胡獨活服者盡效萬曆己未大疫用本方復效大抵毒在募原加參於表劑元氣不因表而受傷以表劑而加參毒氣不藉參而助瘧與達原飲用知母芍藥同參至於內潰兩方俱無用矣惟有一下再下之法）毒而外潰漸殺其勢矣即貝母柴胡可以知其事（經驗方柴胡 生地 貝母 黃芩 銀花 生甘草 茅根爲引）毒而內潰愈縱其悍矣非芒硝大黃奚能奏其功（經驗方芒硝 大黃 檳榔 厚朴 枳實 炙草 薑棗引下以毒盡爲度）知斯三門病無遁形設方攻毒妙在一心（三門初中募原外潰內潰精透三門之奧不過借達原飲經驗方爲之榜樣道人自瓶鉢以來所過省郡邑遇是症全活約計數千並無一定之方藥倘備錄其案即此一症可以盈箱）夫瘟疫乃四時不正之氣溫乃四時之正氣性命攸關最宜分別景岳瘟疫門中抄寫溫病及傷寒之經文雜湊成章毒害蒼生者莫此書爲甚陽犯醫門之刑（喻嘉言著醫門法律）擢髮難數陰設海底之獄阿鼻難逃（鐵鋑鎦注大海之底有石名沃樵縱橫八萬四千里厚二萬里下有八大地獄又名阿鼻地獄）若吳又可其於瘟疫根源雖未必解透（細閱吳又可瘟疫論從內經瘧論邪氣客於風府横連募原悟出其撰之方即從前人截瘧方化裁真千古慧心人也至其所論傷寒少而瘟疫多世醫執其說凡遇感風寒便曰瘟疫一言之誤貽禍千秋）而其治法（極爲精細）劉朱李張

嘉靖己未，江淮大疫，用败毒散倍人参，去前胡、独活，服者尽效。万历己未大疫，用本方复效。大抵毒在募原，加参于表剂，元气不因表而受伤，以表剂而加参，毒气不藉参而助疟，与达原饮用知母、芍药同参，至于内溃，两方俱无用矣。惟有一下再下之法），毒而外溃，渐杀其势矣。即贝母、柴胡可以知其事（经验方：柴胡 生地 贝母 黄芩 银花 生甘草 茅根为引），毒而内溃，愈纵其悍矣。非芒硝、大黄、奚能奏其功（经验方：芒硝 大黄 槟榔 厚朴 枳实 炙草 姜枣引。下以毒尽为度），知斯三门，病无遁形，设方攻毒，妙在一心（三门：初中募原，外溃、内溃，精透三门之奥，不过借达原饮，经验方为之榜样。道人自瓶钵以来，所过省郡邑，遇是症全活，约计数千，并无一定之方药。倘备录其案，即此一症可以盈箱）。夫瘟疫乃四时不正之气，温乃四时之正气，性命攸关，最宜分别。景岳瘟疫门中，抄写温病及伤寒之经文，杂凑成章，毒害苍生者，莫此书为甚。阳犯医门之刑（喻嘉言著《医门法律》），擢发难数，阴设海底之狱，阿鼻难逃（铁铵镏注：大海之底有石，名沃樵，纵横八万四千里，厚二万里，下有八大地狱，又名阿鼻地狱）。若吴又可其于瘟疫源，虽未必解透（细阅吴又可《瘟疫论》，从《内经·疟论》，邪气客于风府，横连募原悟出。其撰之方，即从前人截疟方化裁，真千古慧心人也。至其所论，伤寒少而瘟疫多，世医执其说，凡遇感风寒，便曰瘟疫，一言之误，贻祸千秋），而其治法（极为精细），刘、朱、李、张

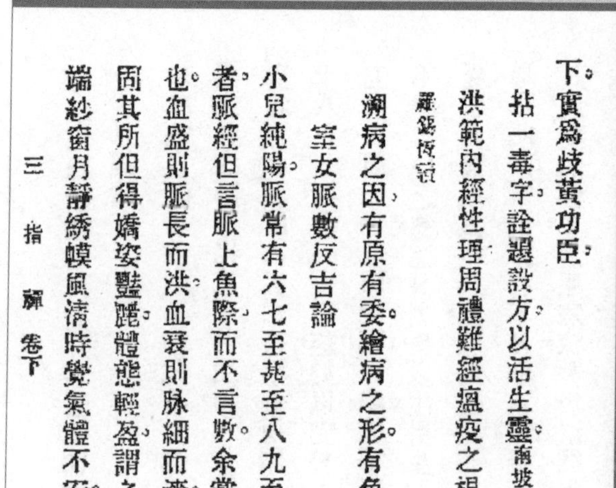
下實爲歧黃功臣
拈一毒字詮題設方以活生靈南坡居士評
洪範內經性理周禮難經瘟疫之根源搜採殆盡惟其學博是以理精泉雙羅錫恒讀
溯病之因有原有委繪病之形有色有聲東堂黃成玉讀
室女脈數反吉論
小兒純陽脈常有六七至甚至八九至者室女血盛脈上魚際亦常有六七至者脈經但言脈上魚際而不言數余嘗見上魚際之脈未有不數者蓋脈卽血也血盛則脈長而洪血衰則脉細而濇室女貞元未虧血海充滿其脉之數亦固其所但得嬌姿豔麗體態輕盈謂之無病可以勿藥惟是蘭閨寂寞愁結多端紗窗月靜綉幙風清時覺氣體不安延醫調治見其脉數而以爲病則誤矣
三指禪 卷下 五五

下，实为歧黄功臣。

拈一毒字，诠题设方，以活生灵。南坡居士评。

《洪范》、《内经》性理，《周礼》、《难经》瘟疫之根源，搜采殆尽，惟其学博，是以理精（泉双罗锡恒读）。

溯病之因，有原有委，绘病之形，有色有声（东堂黄成玉读）。

室女脉数反吉论

小儿纯阳，脉常有六七至甚至八九至者，室女血盛，脉上鱼际，亦常有六七至者。《脉经》但言脉上鱼际，而不言数。余尝见上鱼际之脉，未有不数者。盖脉即血也，血盛则脉长而洪，血衰则脉细而涩。室女贞元未亏，血海充满，其脉之数，亦固其所但得娇姿艳丽，体态轻盈，谓之无病，可以勿药。惟是兰闺寂寞，愁结多端，纱窗月静，绣幕风清时觉气体不安，延医调治，见其脉数，而以为病则误矣。

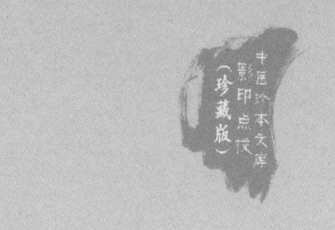

脈經曰脈數惟有兒童作吉看余即補之曰脈數室女亦應作吉看

月經論

坤順德也配乎健則萬物化醇女陰象也從乎陽則萬物化生圖書以七爲少陽之數逢陽則化故七月生齒七歲毀齒二七十四而天癸至是乃先天一點真陽之水易所謂男女搆精禮所謂一陽來復水泉始動者此物此志也積四千八百之期合一大藏經於以充於中而溢於外其象上應乎月三五而盈三五而缺周三十日而旋轉如環故稱經焉經者正也正直無私經者常也經常不變本坤之德應月之精以生男生女原生生於不已乃或爲藥餌所傷或爲憂思而傷孰爲不及期孰爲過期在前在後無所不至矣夫不及期爲熱過期爲寒此其常也亦有不及期爲寒過期爲熱者總分於遲數虛實之脈而已矣其爲藥餌傷也過服寒涼弊於淤閼過服溫補弊見沸騰蓋血陰也喜靜而惡

《脉经》曰：脉数惟有儿童作吉看。余即补之曰：脉数室女亦应作吉看。

月经论

坤顺德也，配乎健则万物化醇，女阴象也。从乎阳则万物化生，图书以七为少阳之数，逢阳则化，故七月生齿，七岁毁齿，二七十四而天癸至，是乃先天一点真阳之水。《易》所谓男女构精，《礼》所谓一阳来复水泉始动者，此物此志也。积四千八百之期，合一大藏经，于以充于中，而溢于外，其象上应乎月，三五而盈，三五而缺，周三十日而旋转如环，故称经焉。经者正也，正直无私，经者常也，经常不变本坤之德。应月之精，以生男生女，原生生于不已，乃或为药饵所伤，或为忧思而伤，孰为不及期，孰为过期，在前在后，无所不至矣。夫不及期为热，过期为寒，此其常也。亦有不及其为寒，过期为热者，总分于迟、数、虚、实之脉而已矣。其为药饵伤也，过服寒凉，弊于淤阏，过服温补，弊见沸腾。盖血阴也，喜静而恶

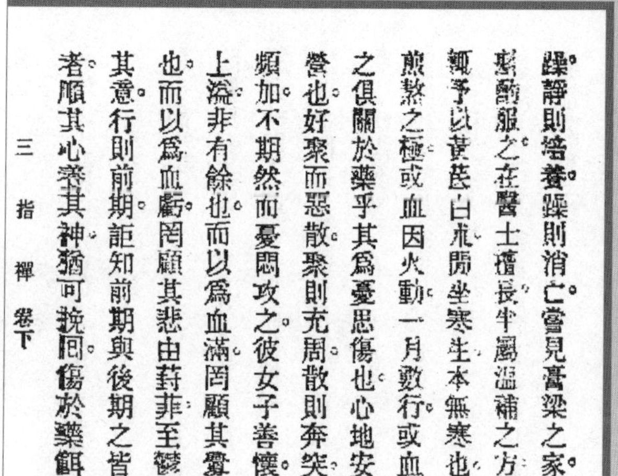

躁。靜則培養。躁則消亡。嘗見膏粱之家。未有妄服寒涼者。火鬱至極。不得已而斟酌服之。在醫士擅長。半屬溫補之方。胡爲閨居氣滯。本非虛也。而以爲脾虛。輒予以黄芪白朮。閒坐寒生。本無寒也。而以爲命門不足。輒予以乾姜附子。至煎熬之極。或血因火動。一月數行。或血爲火灼。數月一行。詎知不及期與過期之俱關於藥乎。其爲憂思傷也。心地安舒。應期而至。心地抑鬱。愆期而來。蓋血營也。好聚而惡散。聚則充周。散則奔突。縱觀閭閻之衆。未有不樂安舒者。暴怒頻加。不期然而憂悶攻之。彼女子善懷。本多抑鬱之隱。甚至掣肘於翁姑。致血上溢。非有餘也。而以爲血滿。罔顧其釁起勃谿。反目於夫壻。致血橫行。非不足也。而以爲血虧。罔顧其悲由葑菲。至鬱積至久。或稍如其意。行則後期。或仍拂其意。行則前期。詎知前期與後期之皆係於憂乎。由是觀之。傷於憂思而無子者。順其心養其神。猶可挽回。傷於藥餌而無子者。誦其經禱其佛。難以救復。蓋

三指禪 卷下 五七

躁，静则培养，躁则消亡。尝见膏梁（粱）之家，未有妄服寒凉者，火郁至极，不得已而斟酌服之。在医士擅长，半属温补之主，故为闺居气滞，本非虚也，而以为脾虚，辄予以黄芪、白术，闲坐寒生，本无寒也，而以为命门不足，辄予以干姜、附子，至煎熬之极，或血因火动，一月数行，或血为火灼，数月一行。讵知不及期与过期之，俱关于药乎？其为忧思伤也。心地安舒应期而至；心地抑郁，愆期而来。盖血营也，好聚而恶散，聚则充周，散则奔突。纵观闾阎之众，未有不乐安舒者，暴怒频加，不期然而忧闷攻之。彼女子善怀，本多抑郁之隐，甚至掣肘于翁姑，致血上溢，非有余也，而以为血满，罔顾其衅起勃谿，反目于夫壻，致血横行。非不足也，而以为血亏，罔顾其悲由葑菲，至郁积至久，或稍如其意，行则后期。或仍拂其意，行则前期，前期与后期之皆系于忧乎？由是观之，伤于忧思而无子者，顺其心养其神，犹可挽回。伤于药饵而无子者，诵其经祷其佛，以救复。盖

天地之大德曰生。而鼓其生機者。和風以散之。遲日以暄之。雨露滋培。土膏潤澤。自然生意婆婆。一經炎風之煽。烈日之焚。土脈焦枯。英華何由發越。天地猶是也。而生機倦矣。人得天地之生以爲生。而暢其生機者。靜攝乃氣。調和乃血。陰陽交錯。子宮溫煖。自覺生育。綿綿一經燥熱之侵。辛溫之耗。血元羞澀。胚胎奚自結凝。人則猶是也。而生機絕矣。道人一瓢一笠。雲游以來。見艱於嗣息。求治者盈門。擁案及閱前所服之藥。無非溫補之藥。詢前所延之醫。無非溫補之醫。比比皆然。令人萬不可解。顧考其服藥之初。亦覺與溫補相宜。氣體龐然而豐隆也。姿態嫣然而明媚也。飲食紛然而並進也。醫之用藥。即此厲一階耳。惟是瓦積之場。不堪黍植。塊存之體。安望熊占。所願蘭房淑媛。繡閣名姝。體坤之道。順月之恒。勿貪藥餌。惟葆幽閒以副天地好生之德。庶道人救世婆心。亦不致詆爲饒舌耳。

天地之大德曰生，而鼓其生机者，和风以散之，迟日以暄之，雨露滋培，土膏润泽，自然生意婆婆。一经炎风之煽，烈日之焚，土脉焦枯，英华何由发越。天地犹是也，而生机倦矣。人得天地之生以为生，而畅其生机者，静摄乃气，调和乃血，阴阳交错，子宫温暖，自觉生育。绵绵一经燥热之侵，辛温之耗，血元羞涩，胚胎奚自结凝，人则犹是也，而生机绝矣。道人一瓢一笠，云游以来，见艰于嗣息，求治者盈门，拥案及阅前所服之药，夫非温补之药。询前所延之医，无非温补之医，比比皆然，令人万不可解。顾考其服药之初，亦觉与温补相宜，气体庞然而丰隆也，姿态嫣然而明媚也，饮食纷然而并进也，医之用药，即此厉一阶耳。惟是瓦积之场，不堪黍植，块存之体，安望熊占。所愿兰房淑媛，绣阁名姝，体坤之道，顺月之恒，勿贪药饵。惟葆幽闲以副天地好生之德，庶道人救世婆心，亦不致诋为饶舌耳。

胎前全凭脉论

凭脉为的，治病而至胎前，其看症也，历历碌碌；其用药也，离离奇奇。黄芩安胎者也；乌头伤胎者也，而胎当寒结，黄芩转为伤胎之鸠血，乌头又为安胎之灵丹（潞党　焦术　砂仁　附片　建姜　秦归　炙草），焦术安胎者也；芒硝伤胎者也，而胎当热结，焦术反为伤胎之砒霜，芒硝又为安胎之妙品（芒硝五钱，滚水澄去滓，调生蜜服）。当此两命相关，以安为伤，以伤为安，而用之裕如者。夫亦曰权，其脉之迟、结、数、促耳，胆从脉出，而胆斯大。智从脉生，而智斯圆，无药不可以安胎，无药不可以伤胎，有何一定之方，有何一定之药也乎？彼《本草》所注，安胎药性之注禁服，不过为初学导之先路。夫胎症其显焉者也，由胎症而推，脉清而用得其当，信石、蜈蚣，无非参、苓、芪、术，脉涸而用失其当。参、苓、芪、术，无非信石、蜈蚣，拘成见者，赵括读父书而丧师，荆公用周礼而乱宋，知变化者，孔明添灶而退兵，楚王破釜而取胜。古今来英

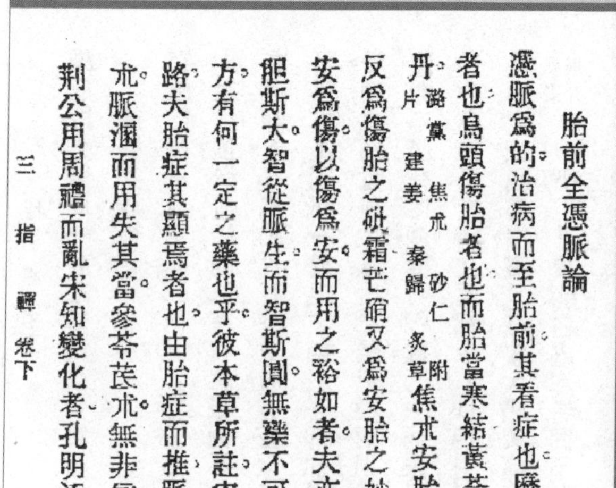
胎前全憑脈論
憑脈爲的治病而至胎前其看症也歷歷碌碌其用藥也離離奇奇黃芩安胎者也烏頭傷胎者也而胎當寒結黃芩轉爲傷胎之鳩血烏頭又爲安胎之靈丹（潞黨　焦朮　砂仁　附片　建姜　秦歸　炙草）焦朮安胎者也芒硝傷胎者也而胎當熱結焦朮反爲傷胎之砒霜芒硝又爲安胎之妙品（芒硝五錢　滾水澄去滓調生蜜服）當此兩命相關以安爲傷以傷爲安而用之裕如者夫亦曰權其脈之遲結數促耳膽從脈出而膽斯大智從脈生而智斯圓無藥不可以安胎無藥不可以傷胎有何一定之方有何一定之藥也乎彼本草所註安胎藥性之註禁服不過爲初學導之先路夫胎症其顯焉者也由胎症而推脈清而用得其當信石蜈蚣無非參苓芪朮脈涸而用失其當參苓芪朮無非信石蜈蚣拘成見者趙括讀父書而喪師荆公用周禮而亂宋知變化者孔明添灶而退兵楚王破釜而取勝古今來英

三指禪　卷下　五九

雄成敗。止爭此一心之妙用。又何恤乎人言。

產後不憑脈論

百脈空虛。淤血留滯。二語足以括盡產後諸病。其用藥也。補則足以塡虛空。溫則足以散淤滯。溫補二字。在產後極爲穩當。而見之於脈。則未可以一格拘也。有遲濇者。有沉細者。有洪數者。有弦緊者。遲濇沉細。可溫可補。若洪數弦緊。顧可漫無區別。而一於溫之補之乎。抑知淤血塡塞隧道。血脈爲之沸騰。虛寒之脈。轉化爲實熱之脈。倘憑脈以療病。則爲發爲洩。爲寒爲凉。病症百端。藥餌肆應。非不經營慘淡。極力彌縫。乃一病未已。一病旋生。卒至溫補難施。不可救藥。豈非專憑脈者階之厲耶。余家世傳月科一卷之書。得之本邑王定所。不憑脈。但問症。細閱書中。實是肚腹大脹大痛者。先治之以去瘀之本（桃仁 歸尾 胡索 靈脂 乾姜 川芎 荊芥穗 酒調服）其於症之虛寒者。固不外肉桂乾姜。（茯苓 炙草 當歸 川芎 焦白朮 肉桂 蜜）

雄成败，止争此一心之妙用，又何恤乎人言。

产后不凭脉论

百脉空虚，淤血留滞，二语足以括尽产后诸病。其用药也，补则足以填虚空，温则足以散淤滞，温补二字，在产后极为稳当，而见之于脉，则未可以一格拘也。有迟涩者，有沉细者，有洪数者，有弦紧者。迟、涩、沉、细，可温可补。若洪、数、弦、紧，顾可漫无区别，而一于温之补之乎？抑知淤血填塞隧道，血脉为之沸腾，虚寒之脉，转化为实热之脉。倘凭脉以疗病，则为发，为泄，为寒，为凉，病症百端，药饵肆应，非不经营惨淡，极力弥缝，乃一病未已，一病旋生。卒至温补难施，不可救药，岂非专凭脉者阶之厉耶。余家世传月科一卷之书，得之本邑王定所，不凭脉，但问症，细阅书中，实是肚腹大胀大痛者，先治之以去瘀之本（桃仁 归尾 胡索 灵脂 干姜 川芎 荆芥穗，酒调服），其于症之虚寒者，固不外肉桂、干姜（茯苓 炙草 当归 川芎 焦白术 肉桂 蜜

棉芪　干姜)。即症之大热者，亦不离肉桂、干姜，百试百验。世间产难之妇，远近求药者，日踵其门，传至于余，参究脉理，思欲突过前人，乃凭脉罔效，凭书辄验，而后知产后凭脉，其理犹浅，不凭脉，其理方深。世之家藏秘本，粗视之了无意义，而用之多效者，大半类此。

小儿疳脉论

道人于圣学本无所窥，而少者怀之，雅有同志，窃于疳症三至意焉。十六岁以后谓之痨，十六岁以前谓之疳。其症头皮枯涩，毛发焦稀，腮缩鼻干，脊耸体削，斗牙龁甲，烦渴自汗，口鼻溺赤，肚胀潮热，酷嗜瓜果泥炭等物。外则肢体生疮，是其候也。疳之纲领有五：脾、肺、心、肝、肾，至于条目，不可穷纪。姑举其要曰脊疳，曰蛔疳，曰脑疳，曰丁奚疳，曰无辜疳，曰哺露疳。保有百端，理惟一致。虽见症不同，不外热积虫者而已。考古名方，有塌气丸，龙胆汤，芦荟丸，木香丸，胡黄连

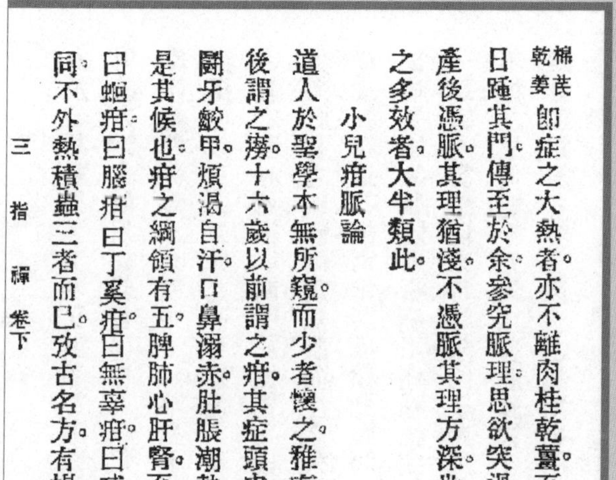
棉芪乾姜卽症之大熱者。亦不離肉桂乾薑。百試百驗。世間產難之婦。遠近求藥者。
日踵其門。傳至於余。參究脈理。思欲突過前人。乃憑脈罔效。憑書輒驗。而後知
產後憑脈。其理猶淺。不憑脈。其理方深。世之家藏祕本。粗視之了無意義。而用
之多效者。大半類此。

小兒疳脈論

道人於聖學本無所窺。而少者懷之。雅有同志。竊於疳症三致意焉。十六歲以
後謂之癆。十六歲以前謂之疳。其症頭皮枯澀。毛髮焦稀。腮縮鼻乾。脊聳體削。
鬪牙齩甲。煩渴自汗。口鼻溺赤。肚脹潮熱。酷嗜瓜果泥炭等物。外則肢體生瘡。
是其候也。疳之綱領有五。脾肺心肝腎。至於條目。不可窮紀。姑舉其要曰脊疳。
曰蛔疳曰腦疳曰丁奚疳曰無辜疳曰哺露疳。名有百端。理惟一致。雖見症不
同。不外熱積蟲三者而已。攷古名方有塌氣丸。龍膽湯。蘆薈丸。木香丸。胡黃連

三指禪　卷下　六一

丸。及各種肥兒丸。其理正。其義深。其效神。信非仙家莫傳。因方書論症支吾。雖傳其方。無人敢用。如景岳論中。其或氣血兩虚。有非大補不可。因屬門外之揣摩。卽錢仲陽爲小兒科中一代名醫。而以爲皆因脾胃虚損。亦是老生常談。於疳症何涉。錢氏如此。其他可知。道人不惜苦口饒舌。細爲分晰。病源既明。則作方者之苦心。始得以闡明於世。楊氏曰疳者乾也。道人則曰疳者甘也。因奉養太過。肥甘之味。鬱而爲熱。蒸而生蟲。久而成積。而疳以是名也。惟是爲熱煎熬。津液肌肉爲之消削。惟其成積。肚腹脹大。飲食爲之減少。惟其生蟲。吮臟腑。則偏嗜異物。蝕肢體。則瘡癢不痛。種種症候。大半得之膏粱之家。飫藜藿者。十居一二。道人雲游以來。每見朱門子弟。反不如居茅屋者之神完氣足。總由飲食不節之故。何關乎元氣之盛衰。脾胃之强弱。此其大彰明較著者也。各方中不離黃連爲君者。解其煎熬之熱毒也。用蘆薈生地山梔青黛胆草黃柏者。清其

丸，及各种肥儿丸。其理正，其义深，其效神，信非仙家莫传。因方书论症支吾，虽传其方，无人敢用。如景岳论中，其或气血两虚，有非大补不可，因属门外之揣摩，即钱仲阳为小儿科中一代名医，而以为皆因脾胃虚损，亦是老生常谈，于疳症何涉。钱氏如此，其他可知，道人不惜苦口饶舌，细为分晰，病源既明，则作方者之苦心，始得以阐明于世。杨氏曰疳者干也，道人则曰疳者甘也，因奉养太过，肥甘之味，郁而为热，蒸而生虫，久而成积，而疳以是名也。惟是为热煎熬，津液肌肉为之消削，惟其成积，肚腹胀大，饮食为之减少。惟其生虫吮脏腑，则遍嗜异物，蚀肢体则疮痒不痛。种种症候，大半得之膏粱之家，饫藜藿者，十居一二。道人云游以来，每见朱门子弟，反不如居茅屋者之神完气足，总由饮食不节之故，何关乎元气之盛衰，脾胃之强弱，此其大彰明较著者也。各方中不离黄连为君者，解其煎熬之热毒也。用芦荟、生地、山栀、青黛、胆草、黄柏者，清其

火也；用芜荑、君子、川楝、雷丸、鹤虱、乌梅者，杀其虫也；用莪术、神曲、山查、麦芽、青皮、木香者，消其积也；用干虾蟆、蟾酥者，以毒攻其毒也；用夜明砂、灵脂者，去瘀而生新也。有是症则有是药，性味之寒与毒，夫复何疑。尝见患 是症者，请一目不识丁之医，或揣之曰：莫不是疳，将师所传治疳之方，遂撮一贴，犹或幸中，彼原不知黄连之寒，芜荑之毒。请一读书明理之医，明知是疳，开口便曰脾胃大亏，非峻补不可枯瘦之体，何堪此黄连之寒，芜荑之毒。主人曰稳当，不知热得补而益炽，积得补而益坚，虫得补而更多。至于不救，则曰有命。此非读书之过，不善读书者之过也。道高一尺，魔高一丈，其是之谓欤。然则惟攻热解毒，遂可以治疳乎？非也！五疳有所见之症，诸疳亦各有所见之症，变化生心，岂可胶柱鼓瑟，不过胸有（画）竹，而后能成竹。然则治疳一于攻而全无补法乎？亦非也。经曰：大毒治病十去五六，相其热退，积减虫安，穷寇勿追，或调脾理胃，滋肾平肝，

火也。用蕪荑君子川楝雷丸鶴虱烏梅者。殺其虫也。用莪朮神麴山查麥芽青皮木香者。消其積也。用乾蝦蟆蟾酥者。以毒攻其毒也。用夜明砂靈脂者。去瘀而生新也。有是症則有是藥。性味之寒與毒。夫復何疑。嘗見患是症者。請一目不識丁之醫。或揣之曰。莫不是疳。將師所傳治疳之方。遂撮一貼。猶或倖中。彼原不知黃連之寒。蕪荑之毒。請一讀書明理之醫。明知是疳。開口便曰脾胃大虧。非峻補不可枯瘦之體。何堪此黃連之寒。蕪荑之毒。主人曰穩當。不知熱得補而益熾。積得補而益堅。蟲得補而更多。至於不救。則曰有命。此非讀書之過。不善讀書者之過也。道高一尺。魔高一丈。其是之謂歟。然則惟攻熱解毒。遂可以治疳乎。非也。五疳有所見之症。諸疳亦各有所見之症。變化生心。豈可膠柱鼓瑟。不過胸有畫竹。而後能成竹。然則治疳一於攻而全無補法乎。亦非也。經曰。大毒治病十去五六。相其熱退。積減虫安。窮寇勿追。或調脾理胃滋腎平肝

一任醫之運用。

攷古名方。治腹脹大塌氣丸白豆蔻 參芽 五靈脂 砂仁 莪朮 青皮 陳皮 君子二錢 蝦蟆三錢 米糊爲丸 下虫丸苦楝子米泔浸焙 貫衆 檳榔 桃仁 蕪荑 木香 鶴虱 米糊爲丸 木香丸治疳痢 黃連 木香 厚朴 夜明砂 生姜水爲丸 大蕪荑湯治小兒發熱作渴少食大便不利髮黃脫落 蕪荑 山梔 秦歸 白朮 雲苓 柴胡 麻黃 羌活 防風 黃連 黃柏 炙草各二錢 四味肥兒丸治小兒食積五疳目生雲翳牙根腐爛 蕪荑 神麯 麥芽 黃連等分爲末猪膽汁爲丸菉豆大 盧薈肥兒丸治熱疳 盧薈 龍膽草 木香 人參 君子 麥芽各二錢 土鱉去頭足 酥炙 檳榔 黃連各三錢 蕪荑 胡黃連一錢 猪膽汁爲丸黍米大 龍膽丸治腦疳熱瘡 龍膽草 升麻 苦楝根皮 赤茯苓 防風 盧薈 油髮灰 青黛 黃連 煉蜜爲丸 蟾酥丸治小兒頭頂結核面色黃瘦飲食不甘腹大發熱 蟾蜍二三個將糞蛆一掬置桶中以尿浸之卽將蟾蜍打死投與蛆食一晝夜用布袋盛起置急流中一宿取出瓦上焙乾爲末入麝香少許米爲丸

論症如文淵聚米。立方如與可畫竹。南坡居士評

疑病詐病脈論

本無病也而疑之爲病。積想成因。懸擬成象。則無病者。眞以爲有病矣。彼疑之。

一任医之运用。

考古名方（治腹胀大塌气丸：白豆蔻　参芽　五灵脂　砂仁　莪术　青皮　陈皮　君子二钱　虾蟆三钱，米糊为丸。下虫丸：苦楝子，米泔浸焙。贯众　槟榔　桃仁　芜荑　木香　鹤虱，米糊为丸。木香丸治疳痢：黄连　木香　厚朴　夜明砂，生姜水为丸。大芜荑汤，治小儿发热作渴，少食，大便不利，发黄脱落：芜荑　山栀　秦归　白术　云苓　柴胡　麻黄　羌活　防风　黄连　黄柏　炙草各二钱。四味肥儿丸治小儿食积五疳，目生云翳，牙根腐烂，芜荑　神曲　麦芽　黄连，等分为末，猪胆汁为丸，绿豆大。芦荟肥儿丸，治热疳：芦荟　龙胆草　木香　人参　君子　麦芽各二钱　土鳖去头足，酥炙　槟榔　黄连各三钱　芜荑　胡黄连一钱，猪胆汁为丸，黍米大。龙胆丸治脑疳热疮，龙胆草　升麻　苦楝根皮　赤茯苓　防风　芦荟油　发灰　青黛　黄连，炼蜜为丸。蟾酥丸治小儿头顶结核，面色黄瘦，饮食不甘，腹大发热，蟾蜍二三个，将粪蛆一掬，置桶中，以尿浸之，即将蟾蜍打死，投与蛆食一昼夜，用布袋盛起，置急流中一宿，取出瓦上焙干为末，入麝香少许，米为丸）。

论症如文渊聚米，立方如与可画竹（南坡居士评）。

疑病诈病脉论

本无症也，而疑之为病，积想成因，悬拟成象，则无病者，真以为有病矣。彼疑之，

我亦疑之。何以名之爲醫。本無病也。而詐之爲病。困頓其狀。呻吟其聲。則無病者。眞以爲有病矣。彼詐焉。我亦受其詐焉。何以名之爲醫。而欲使疑者知其爲疑。多方以解其疑。而疑者不疑。詐者知其爲詐。直言以指其詐。而詐者不詐。亦惟決於脈。視其緩而已矣。蓋有莫解之症。必有莫解之脈。疑則必疑爲莫解之症。而何以診其脈無恙也。其爲疑必矣。有莫起之痾。必有莫起之脈。詐則必詐爲莫起之痾。而何以診其如常也。其爲詐必矣。故杯中蛇影。挂弓卽解。疑者無所施其疑。炙難分痛。見艾卽愈。詐者無所用其詐。精於脈理者。又何疑詐之我欺也哉。

平人脈歇止無妨論

代脈關乎壽。結脈因乎寒。促脈因乎熱。平脈歇止。則不關乎壽與寒熱。亦自有說。蓋一呼一吸。脈來六寸。血營氣衛息數。一萬三千五百通。脈行五十度。是爲

我亦疑之，何以名之为医，本无病也，而诈之为病。困顿其状，呻吟其声，则无病者，真以为有病矣。彼诈焉，我亦受其诈焉，何以名之为医，而欲使疑者知其为疑，多方以解其疑，而疑者不疑。诈者知其为诈，直言以指其诈，而诈者不诈，亦惟决于脉，视其缓而已矣。盖有莫解之症，必有莫解之脉，疑则必疑为莫解之症，而何以诊其脉无恙也。其为疑必矣，有莫起之疴，必有莫起之脉。诈则必诈为莫起之疴，而何以诊其如常也，其为诈必矣。故杯中蛇影，挂弓即解，疑者无所施其疑，炙难分痛，见艾即愈。诈者无所用其诈，精于脉理者，又何疑诈之我欺也哉。

平人脉歇止无妨论

代脉关乎寿，结脉因乎寒，促脉因乎热，平脉歇止，则不关乎寿与寒热，亦自有说。盖一呼一吸，脉来六寸，血营气卫息数，一万三千五百通，脉行五十度，是为

一週。稍爲痰氣所礙。則脈爲之一止。非如代之止有常數。結促之止由遲數而得也。天地萬古不老而有歲差之數。日月萬古常明而有相食之時。歲差相食。何曾損於天地日月也哉。

純陰脈症

萬物之生。負陰而抱陽。陰陽調和。謂之無病。亦有生來脈旺。謂之純陽。名曰壽脈。此脈經所已言者。有純陽則有純陰。此脈經所未言者。余弱冠時。常至一地。見二婦人。一婦二子。一婦三子。家皆饒裕。切其脈按之至骨。絲毫欲絕。視其體。一毫無病。過十年再至其地。二婦之子。皆入膠庠。家亦豐厚。診其脈依然故吾也。過十年。三至其地。一婦之子。已登賢書。家更倍於昔日。診其脈依然如初也。距今又十有餘年矣。二婦白髮齊眉。青衿滿眼。其發達更有未可限者。脈經註純陽爲壽脈。不知純陰。亦爲富貴福壽之脈。

一周，稍为痰气所碍，则脉为之一止。非如代之止有常数，结促之止，由迟数而得也。天地万古不老，而有岁差之数，日月万古常明，而有相食之时，岁差相食，何曾损于天地日月也哉。

纯阴脉症

万物之生，负阴而抱阳，阴阳调和，谓之无病，亦有生来脉旺，谓之纯阳，旬曰寿脉。此《脉经》所已言者，有纯阳则有纯阴，此《脉经》所未言者。余弱冠时，常至一地，见二妇人，一妇二子，一妇三子，家皆饶裕，切其脉按之至骨，丝毫欲绝，视其体，一毫无病。过十年再至其地，二妇之子，皆入胶庠，家亦丰厚，诊其脉依然故吾也。过十年，三至其地，一妇之子，已登贤书，家更倍于昔日，诊其脉依然如初也。距今又十有余年矣，二妇白发齐眉，青衿满眼，其发达更有未可限者。《脉经》注纯阳为寿脉，不知纯阴，亦为富贵福寿之脉。

（一妇梅邑庠生谢袭周德配孝廉，公谢运曜母钟太孺人也）。

内外痈疽先变脉论

平人饮食仍旧，气体如常，而脉数者，多发痈疽。夫外感脉数，骤然而来，饮食为之一变，兹之脉数，何以饮食仍旧也。内伤脉数，由渐而进，气体为之少减，兹之脉数，何以气体如常也，其为痈疽也明矣。发于外者，痈疽并称，后犹可疗，发于内者，但以痈论，务须先知。凡属肺痈，与胃脘诸痈，总是热毒蕴结，四字该之，其先少发寒热，渐隐隐作阳，斯时清其热，解其毒，疏其气（经验方：桔梗　天冬　黄芩　葶苈子五分　秦归　生甘草），易易耳。倘辨脉未清，视为他病，万一肺腑能语，则呼冤属可怜，直待吐脓呕血而后知焉，则已晚矣。士君子穷理于平日，辨脉于临时，一遇内毒，立剖当前，诚有不必为之试黄豆而验红点者。昔扁鹊视病，窥见脏腑之癥结。留心脉学者，安见古今不相及也夫。

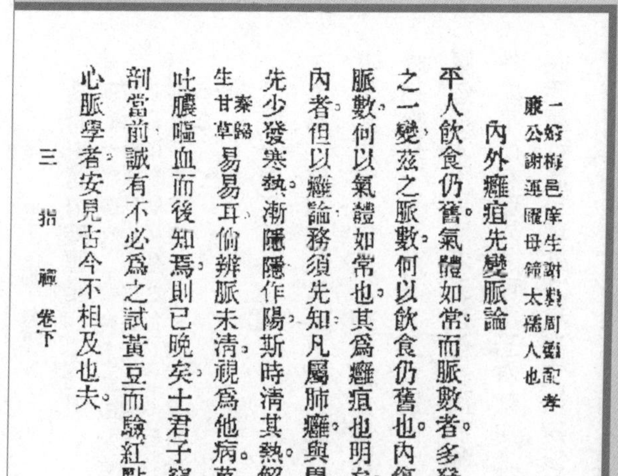

一婦梅邑庠生謝數周德配孝廉公謝運曜母鍾太孺人也

內外癰疽先變脈論

平人飲食仍舊。氣體如常。而脈數者。多發癰疽。夫外感脈數。驟然而來。飲食爲之一變。茲之脈數。何以飲食仍舊也。內傷脈數。由漸而進。氣體爲之少減。茲之脈數。何以氣體如常也。其爲癰疽也明矣。發於外者。癰疽並稱。後猶可療。發於內者。但以癰論。務須先知。凡屬肺癰與胃脘諸癰。總是熱毒蘊結。四字該之。其先少發寒熱。漸隱隱作陽。斯時清其熱。解其毒。疏其氣。經驗方 桔梗 天冬 黄芩 葶藶子五分 秦歸 生甘草 易易耳。倘辨脈未清。視爲他病。萬一肺腑能語。則呼冤實屬可憐。直待吐膿嘔血而後知焉。則已晚矣。士君子窮理於平日。辨脈於臨時。一遇內毒。立剖當前。誠有不必爲之試黃豆而驗紅點者。昔扁鵲視病。窺見臟腑之癥結。留心脈學者。安見古今不相及也夫。

三指禪　卷下　六七

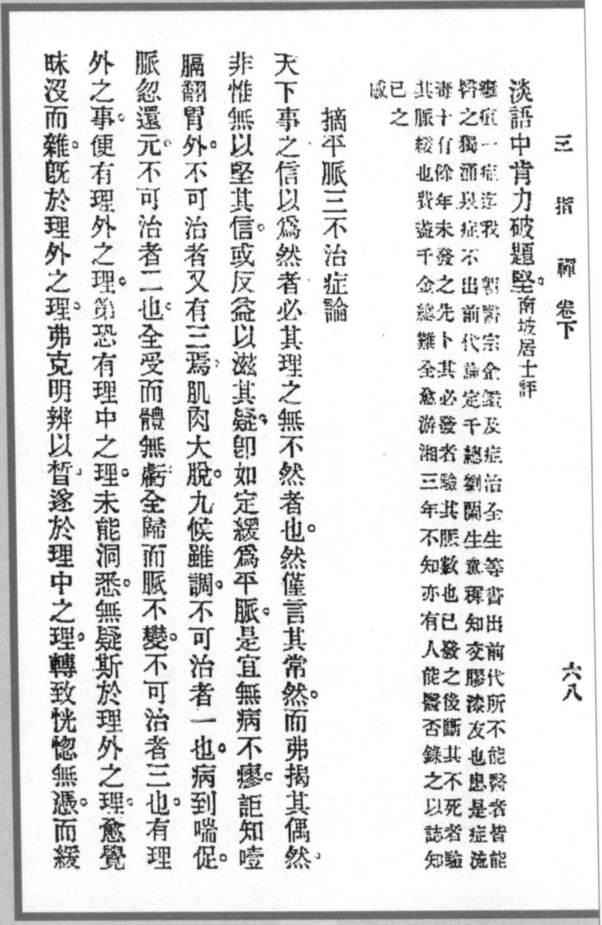

淡语中肯，力破题坚。南坡居士评。

（痈疽一症，迄我朝《医宗金鉴》及《症治全生》等书出，前代所不能医者，皆能医之，独涌泉症不出前代论定。千总刘兰生童稚知交，胶漆友也，患是症流毒十有余年，未发之先，卜其必发者，验其脉数也。已发之后，断其不死者，验其脉缓也。费尽千金，总难全愈。淤湘三年，不知亦有人能医否？录之以志，知已之感）。

摘平脉三不治症论

天下事之信以为然者，必其理之无不然者也。然仅言其常然，而弗揭其偶然，非惟无以坚其信，或反益以滋其疑，即如定缓为平脉。是宜无病不瘳，讵知噎膈翻胃外，不可治者又有三焉：肌肉大脱，九候虽调，不可治者一也；病到喘促，脉忽还元，不可治者二也；全受而体无亏，全归而脉不变，不可治者三也。有理外之事，便有理外之理，第恐有理中之理，未能洞悉。无疑斯于理外之理，愈觉昧没而杂，既于理外之理，弗克明辨以晳，遂于理中之理，转致恍惚无凭，而缓为平脉之说，不几于捃摭陈言，究无主宰乎。爰摘三条，明著于编，使知以缓为宗，滴滴归原，允矣一经旧德（《汉书》：韦贤以诗书授，七十余为相，少子元成复以明经，历位至丞相。谚曰：遗子黄金满籝，不如一经。沈铨期诗：一经传旧德，是编缓为平脉，本《内经》旧德），丝丝入扣，森然五字长城（《唐书》：秦系与刘长卿善为诗赋，权德舆曰：长卿自以为五字长城，系用偏师攻之，虽老益壮。《丹铅总录》：司马景王命虞松作表，再呈不可意。钟会取草为定五字，松悦服，以呈景王，景王曰：不当尔也。松曰：钟会也。景王曰：如此可大用。沈铨期诗：五字擢英才，用此事也，解者以五字为诗，误矣）。

眼光四射，无义不搜知。侬叶正复评。

心细于发，力大于身，井井有条，不至喧客夺主。丹溪王承勋评。

死生章

医者所以治人之生者也，未知死，焉足以治人之生，实知死之无可救药。则凡稍有一毫之生，自宜多方调治。欲辨死生，仍归缓字，缓为一身之元气，即为辨一身之生死，有十分之缓，即有十分之生。有分毫之缓，即有分毫之生。听缓之声，

爲平脈之説不几於捃摭陳言究無主宰乎。爰摘三條。明著於編。使知以緩爲宗。滴滴歸原。允矣一經舊德。（漢書韋賢以詩書授七十餘爲相少子元成復以明經歷位至丞相諺曰遺子黃金滿籝不如一經沈銓期詩一經傳舊德是編緩爲平脈本内經舊德）絲絲入扣。森然五字長城。（唐書秦系與劉長卿善爲詩賦權德輿曰長卿自以爲五字長城系用偏師攻之雖老益壯丹鉛總錄司馬景王命虞松作表再呈不可意鍾會取草爲定五字松悦服以呈景王景王曰不當爾也松曰鍾會也景王曰如此可大用沈銓期詩五字擢英才用此事也解者以五字爲詩誤矣）

眼光四射。無義不搜知。儂葉正復評

心細於髮。力大於身。井井有條。不至喧客奪主。丹溪王承勛評

死生章

醫者所以治人之生者也。未知死。焉足以治人之生。實知死之無可救藥。則凡稍有一毫之生。自宜多方調治。欲辨死生。仍歸緩字。緩爲一身之元氣。卽爲辨一身之生死。有十分之緩。卽有十分之生。有分毫之緩。卽有分毫之生。聽緩之聲。

三指禪　卷下　七〇

繪緩之像。取緩之魂。追緩之魄。刺緩之骨。摶緩之神。而幽明異路。如在目前。彈石劈劈而又急。解索散散而無聚。問猶有分毫之緩乎。曰無有也。（彈石之脈若堅硬之物擊於石上解索之脈猶解亂索指下乍疏乍密）雀啄頓來而又往。屋漏將絕而復起。問猶有分毫之緩乎。曰無有也。（雀啄之脈猶雀之啄食連連湊指且堅且銳忽往復來屋漏之脈良久一滴）蝦游冉冉而進退難尋。魚翔澄澄而遲疑掉尾。問猶有分毫之緩乎。曰無有也。（脈已濡細矣加以十一二至滿指是脈猶蝦之擁於水中冉冉而進退難尋脈已沉矣加以兩息一至猶魚之在水中頭身貼然不動而尾良久一掉）沸釜之脈勇如羹。一占此脈旦夕死。而緩全無餘影矣。修到神仙也無藥。世見何處覓醫生。復有絕處逢生。困頓沉沉。聲音劣劣。不患脈少而患脈多。不患脈無而患脈有。寸關雖無尺沉而勻。病到無聊脈猶有根。仔細栽培立可回春。

合觀諸作。清奇濃淡。無體不工。的是儒醫。南坡居士評

三指禪賦 以全求有皆生育爲韻

绘缓之像，取缓之魂，追缓之魄，刺缓之骨，抟缓之神，而幽明异路。如在目前，弹石劈劈而又急，解索散散而无聚。问犹有分毫之缓乎？曰无有也（弹石之脉，若坚硬之物，击于石上解索之，脉犹解乱索指下，乍疏乍密），雀啄顿来而又往，属漏将绝而复起，问犹有分毫之缓乎？曰无有也（雀啄之脉，犹雀之啄食，连连凑指，且坚且锐，忽往复来，屋漏之脉，良久一滴），虾游冉冉而进退难寻，鱼翔澄澄而迟疑掉尾，问犹有分毫之缓乎？曰无有也（脉已濡细矣，加以十一二至满指，是脉犹虾之拥于水中，冉冉而进退难寻，脉已沉矣。加以两息一至，犹鱼之在水中，头身贴，然不动，而尾良久一掉）。沸釜之脉勇如羹，一占此脉旦夕死，而缓全无余影矣。修到神仙是无药，世见何处觅医生，复有绝处逢生，困顿沉沉，声音劣劣，不患脉少而患脉多，不患脉无而患脉有。寸关虽无尺沉而匀，病到无聊脉犹有根，仔细栽培，立可回春。

合观诸作，清奇浓淡，无体不工，的是儒医。南坡居士评。

三指禅赋以全求有众，皆生育为韵。

自呼梦觉（周君自号梦觉道人），人唤小颠（道人家前有周颠人，故以小颠别之）。荆楚钟英（道人字荆盛），士林重望，雷霆警众（道人名学霆），郡志名传，炼汞于丹灶（《参同契》：夫铅乃君，汞乃臣，《志林》：龙者，汞也，精也，血也，出于肾；虎者铅也，气也，力也，出于心。庚信诗：自可寻丹灶），驱草木以鞭鞭（《史记》：帝作蜡祭，以赭诘鞭草木，帝，神农也，以赭鞭，鞭打草木，使萌动也。语云：神农尝百草而知药性。盖本诸此）。现身说法，弹指参禅（本《传灯录》，古有一指禅），成一家言之心裁（即机杼一家之意），作作有芒（《史记·天官书》：作作有芒国其昌），大率微词奥旨（出蔡沈《尚书序》），分四库书之体制（甲、乙、丙、丁分为四库，藏贮经史子集谱书），多多益善（汉淮阴侯，韩将兵事），不遗断简残编（出《文选》），藻思频催（钱起诗，文人藻思催），鬼神默为启牖（道人撰《数脉解》，是夜更深，灯盏无油，光芒渐渐长至五六寸高，辉煌满室，直达天明，撰《三焦辨》，是夜漏永（水），忽听门外喧嚷，骑拥多人，瞬息间，一方巾竑秀士，站立身旁，良久方去主之），薪传不尽（《庄子》：指穷于为薪火传也，不知其所），论物何生人全（病应手而即愈，人谓手底生金），尔其九年面壁（《传灯录》：达摩祖师至少林寺，面壁九年，始悟而成佛），六度行舟（江总栖霞寺碑，三乘为筏，六度为舟），言庚庚兮更卓（郑元祐诗，两徐识解更卓特，著书翼，慎言庚庚，原按，谓徐铉，徐锴，注许慎《说文》），思乙乙其若抽（陆士冲《文赋》），《灵》、《素》、《难经》，酿花作蜜（蜂采花蕊，以酿之而成蜜），医方《脉诀》，集腋成裘（《吕氏春秋》：天下

自呼夢覺（周君自號夢覺道人）人喚小顛（道人家前有周顛故以小顛別之）荊楚鍾英（道人字荊盛）士林重望雷霆警衆（道人名學霆）郡志名傳鍊汞鉛於丹竈（參同契夫鉛乃君汞乃臣志林龍者汞也精也血也出於腎虎者鉛也氣也力也出於心庚信詩自可尋丹竈）驅草木以鞭鞭（史記帝作蜡祭以赭詰鞭草木帝神農也以赭鞭鞭打草木使萌而動也語云神農嘗百草而知藥性蓋本諸此）現身說法彈指參禪（本傳燈錄古有一指禪）成一家言之心裁（即機杼一家之意）作作有芒（史記天官書作作有芒國其昌）大率微詞奥旨（出蔡沈尚書序）分四庫書之體製（甲乙丙丁分爲四庫經史子集諸書）多多益善（漢淮陰侯韓將兵事）不遺斷簡殘編（出文選）藻思頻催（錢起詩文人藻思催）鬼神默爲啓牖（道人撰數脈解是夜更深燈盞無油光芒漸漸長至五六寸高輝煌滿室直達天明撰三焦辨是夜漏永忽聽門外喧嚷騎擁多人瞬息間一方巾竑秀士站立身旁良久方去主之）薪傳不盡（莊子指窮于爲薪火傳也不知其所）論物何生人全（病應手而即愈人謂手底生金）爾其九年面壁（傳燈錄達摩祖師至少林寺面壁九年始悟而成佛）六度行舟（江總棲霞寺碑三乘爲筏六度爲舟）言庚庚兮更卓（鄭元祐詩言庚庚原按兩徐謂徐鉉徐鍇解更卓特著書翼注許慎說文）思乙乙其若抽（陸士衡文賦）靈素難經釀花作蜜（蜂採花蕊釀之而成蜜）以醫方脈訣集腋成裘（呂氏春秋天下

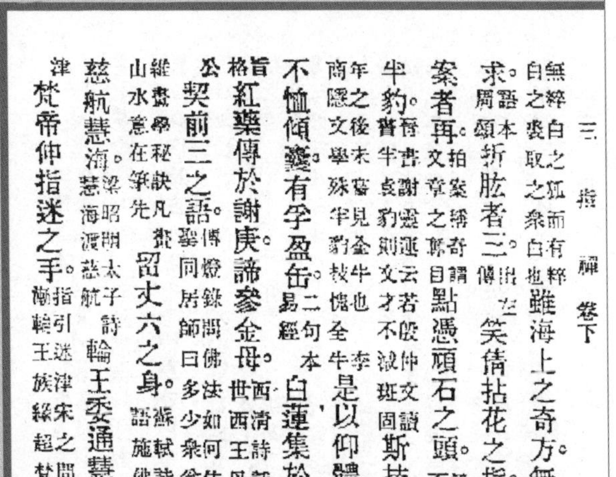

（無粹白之狐而有粹白之裘取之衆白也）雖海上之奇方。無能爲役。（語出左傳）彼醫門之捷徑。亦又何求。（語本周頌）折肱者三。（出左傳）笑倩拈花之指。（傳燈錄世傳拈花迦葉獨破顔微笑世尊云吾正法眼藏分付於女）拍案者再。（拍案稱奇謂文章之奪目）點憑頑石之頭。（梁高僧講經於虎邱寺聚石爲徒頑石爲之點頭）蓋學不殊於半豹。（晉書謝靈運云若殷仲文讀書半袁豹則文才不減班固）斯技無愧乎全牛。（莊子庖丁曰始臣解牛之時所見無非牛者三年之後未嘗見全牛也李商隱文學殊半豹技愧全牛）是以仰體三無。（禮記天無私覆地無私載日月無私照）兼包萬有。不恤傾囊。有孕盈缶。（二句本易經）白蓮集於齊已。源紹木公。（浩然齋雅談唐僧齊乙有白蓮集爲風騷旨格）紅藥傳於謝庚。諦參金母。（西清詩話宋唐謝庚詩多清麗有紅藥詞傳於世西王母傳仙人得道昇天當揖金母而拜木公）契前三之語。（傳燈錄問佛法如何住持曰龍蛇混雜凡聖同居師曰多少衆翁曰前三三後三三）意在筆先。（陶宗儀說郭王維畫學秘訣凡山水意在筆先）留丈六之身。（蘇軾詩問禪不契前三語施佛空留丈六身）方垂肘後。（孫思邈有肘後方）慈航慧海。（梁昭明太子詩慧海渡慈航）輪王委通慧之心。（開通慧智）寶筏迷津。（李白詩金繩開覺路寶筏渡迷津）梵帝伸指迷之手。（指引迷津宋之問詩果潮輪王族緣超梵帝家）神鍼暗渡。（本薛靈芸刺繡事）錄台號以

无粹白之狐，而有粹白之裘，取之众白也）。虽海上之奇方，无能为役（语出《左传》），彼医门之捷径，亦又何求（语本《周颂》）。折肱者三（出《左传》），笑倩拈花之指《传灯录》：世传拈花迦叶，独破颜微笑，世尊云：吾正法眼藏，分付于女），拍案者再（拍案称奇谓：文章之夺目），点凭顽石之头（梁高僧讲经于虎邱寺，聚石为徒，顽石为之点头）。盖学不殊于半豹（《晋书》：谢灵运云，若殷仲文读书半袁豹，则文才不减班固），斯技无愧乎全牛（《庄子》：庖丁曰，始臣解牛之时，所见无非牛者，三年之后，未尝见全牛也。李商隐：文学殊半豹，技愧全牛）。是以仰体三无（《礼记》：天无私覆，地无私载，日月无私照），兼包万有，不恤倾囊，有孕盈缶（二句本《易经》），《白莲集》于齐已，源绍木公（《浩然斋邪谈》：唐僧齐乙有《白莲集》，为《风骚旨格》），《红药传》于谢庚，谛参金母（《西清诗话》：宋唐谢庚诗多清丽，有《红药词》传于世，《西王母传》：仙人得道昇天，当揖金母，而拜木公），契前三之语《传灯录》：问佛法如何？住持曰：龙蛇混杂，凡圣同居。师曰多少？鑫翁曰：前三三，后三三），意在笔先（陶宗仪说，郭王维画学秘诀，凡画山水，意在笔先），留丈六之身（苏轼诗，问禅不契前三语，施佛空留丈六身），方垂《肘后》（孙思邈有《肘后方》），兹航慧海（梁昭明太子诗，慧海渡兹航），轮王委通慧之心（开通慧智），宝筏迷津（李白诗：金绳开觉路，宝筏渡迷津），梵帝伸迷之手（指引迷津，宋之问诗，果潮轮王族，缘超梵帝家），神针暗渡（本薛灵芸刺绣事），录台号以

傳燈。（宋史僧道源景德傳燈錄三十卷）明鏡高懸。（用陳良幹虛堂懸鏡事言心眼之朗明也六祖慧能云明鏡亦非台）書休疑其覆焙。（用楊子雲語謂是書之必傳也）乃知鹿苑婆娑。（珠林母鹿生鹿女形極美金仙養之後佛母生於鹿女因名鹿苑）雞園舞弄。（楞嚴經我在鹿苑及於雞園觀見如來最初成道）尋玉版以談元。（用蘇東坡訪玉版禪師談元事玉版禪師筍也）設蘭盆以餞送。（釋氏中元節設盂蘭盆以追薦鬼神）奇超白石之糧。（神仙傳白石先生者常煮白石爲糧）妙入黃粱之夢。（呂純陽遇盧生事夢寤而黃粱猶未熟也）攤寶書之玉軸。（用黃山谷詩）鯨尚可騎。（仙人每跨鯨魚）吸仙露於金莖。（漢武帝金莖承露取而引之得仙）鶴非難控。（周王子晉緱山乘鶴）窗舒意蕊。僉躋壽寓福林。（文選）室度心香。（梁簡文帝相國寺碑銘窗舒意蕊室度心香）那借汗牛充棟。（言書籍之多直使汗牛充棟）種菩提之樹。（神秀詩身是菩提樹六祖慧能詩菩提本無樹）濃披美蔭以庇人。（莊子一蟬方得美蔭）泛般若之舟。（梁簡文帝倡導文泛般若之舟）大漾恩波而濟衆彼。夫騷人寄興。諸子遺懷。采漢儒之學海。（拾遺記何休爲學海）鬭唐室之詩碑。（雲仙雜錄李白游慈恩詩僧用水松牌乞詩）詞瀉老莊。信是周家著述。（老聃莊周皆周人）學宗陳邵。（陳希夷先生與邵康節先生）羞同晉代談

三指禪　卷下　七三

传灯（《宋史》：僧道源景德《传灯录》三十卷），**明镜高悬**（用陈良幹，虚空堂悬镜事，言心眼之朗明也。六祖慧能云，明镜亦非台），**书休疑其覆焙**（用杨子云语，谓是书之必传也），**乃知鹿苑婆娑**（珠林母鹿生鹿女，形极美，金仙养之，后佛母生于鹿女，因名鹿苑），**鸡园舞弄**（《楞严经》：我在鹿苑及于鸡园，观见如来最初成道），**寻玉版以谈元**（用苏东坡访玉版禅师，谈元事，玉版禅师，笋也），**设兰盆以饯送**（释氏中元节，设盂兰盆以追荐鬼神），**奇超白石之粮**（《神仙传》：白石先生者，常煮白石为粮），**妙入黄梁之梦**（吕纯阳遇芦生事，梦寤而黄粱犹未熟也），**摊宝书之玉轴**（用黄山谷诗），**鲸尚可骑**（仙人每跨鲸鱼），**吸仙露于金茎**（汉武帝金茎承露，取而引之得仙），**鹤非难控**（周王子晋，缑山乘鹤），**窗舒意蕊，佥跻寿寓福林**（出《文选》），**室度心香**（梁简文帝《相国寺碑铭》：窗舒意蕊，室度心香），**那借汗牛充栋**（言书籍之多，直指汗牛充栋）。**种菩提之树**（神秀诗，身是菩提树，六祖慧能诗，菩提本无树），**浓披美荫以庇人**（《庄子》：睹一蝉方得美荫），**泛般若之舟**（梁简文帝，倡导文泛般若之舟），**大漾恩波而济众彼，夫骚人寄兴，诸子遗怀，采汉儒之学海**（《拾遗记》：河休为学海），**斗唐室之诗碑**（《云仙杂录》：李白游慈恩诗，僧用水松牌乞诗）。**词泻老庄，信是周家著述**（老蚺、庄周皆周人），**学宗陈邵**（陈希夷先生与邵康节先生），**羞同晋代谈**

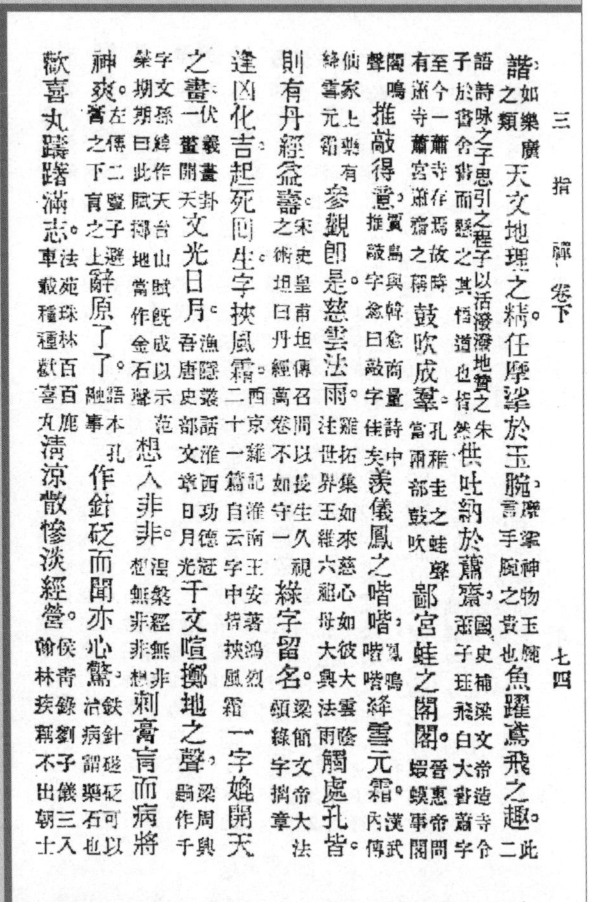

三指禪 卷下　七四

諧（如樂廣之類）。天文地理之精。任摩挲於玉腕（摩挲神物，玉腕言手腕之貴也）。魚躍鳶飛之趣（此二語詩咏之，子思引之，程子以活潑潑地贊之，朱子於書舍書而懸之，其悟道也皆然）。供吐納於蕭齋（國史補：梁文帝造寺，令子珏飛白大書蕭字，至今一蕭寺存焉，故時有蕭寺、蕭宮、蕭齋之稱）。鼓吹成羣（孔稚圭之蛙聲，當兩部鼓吹）。郿宮蛙之閣閣（晉惠帝問蝦蟆事，閣閣鳴聲）。推敲得意（賈島與韓愈商量詩中推敲字，愈曰：敲字佳矣）。美儀鳳之喈喈（鳳鳴喈喈）。絳雪元霜（漢武內傳：仙家上藥，有絳雪元霜）。參觀即是慈雲法雨（雞拓集：如來慈心，如彼大雲蔭注世界，王維六祖母大興法雨）。觸處孔皆則有丹經益壽（宋史皇甫坦傳：召問以長生久視之術，坦曰：丹經萬卷不如守一）。綠字留名（梁簡文帝大法頌：綠字摛章）。逢凶化吉起死回生。字挾風霜（西京雜記：淮南王安著鴻烈二十一篇，自云：字中皆挾風霜）。一字媲開天之畫（伏羲畫卦，一畫開天）。文光日月（漁隱叢話：淮西功德冠吾唐，史部文章日月光）。千文喧擲地之聲（梁周興嗣作千字文，孫綽作天台山賦，既成以示范榮期，期曰：此賦擲地當作金石聲）。想入非非（涅槃經：無非想，無非非想）。刺膏肓而病將神爽（左傳：二豎子避膏之下，肓之上）。辭原了了（語本孔融事）。作針砭而聞亦心驚（鐵針磁砭可以治病，謂藥石也）。歡喜丸躊躇滿志（法苑珠林：百百鹿車載種種歡喜丸）。清涼散慘淡經營（侯鯖錄：劉子儀三入翰林，疾稱不出，朝士

谐（如乐广之类）。**天文地理之精，任摩挲于玉腕**（摩挲，神物，玉腕，言手腕之贵也），**鱼跃鸢飞之趣**（此二语，诗咏之。子思引之程子，以活泼泼地赞之，朱子于书舍书而悬之，其悟道也皆然）。**供吐纳于萧斋**（《国史补》：梁文帝造寺，令萧子珏飞白大书萧字，至今一萧寺存焉，故时有萧寺、萧宫、萧斋之称）。**鼓吹成群**（孔稚圭之蛙声，当两部鼓吹），**郿宫蛙之阁阁**（晋惠帝问虾蟆事，阁阁，鸣声），**推敲得意**（贾岛与韩愈商量诗中推敲字，愈曰：敲字佳矣），**美仪凤之喈喈**（凤鸣喈喈），**绛雪元霜**（《汉武内传》：仙家上药，有绛雪元霜），**参观即是，慈云法雨**（《鸡拓集》：如来慈心，如彼大云荫注世界，王维六祖母大兴与法雨），**触处孔皆，则有丹经益寿**（《宋史·皇甫坦传》：召问以长生久视之术，坦曰：丹经万卷不如守一）。**绿字留名**（梁简文帝，大法颂绿字摛章），**逢凶化吉，起死回生，字挟风霜**（《西京杂记》：淮南王安著《鸿烈》二十一篇，自云：字中皆挟风霜），**一字媲开天之画**（伏羲画卦，一画开天），**文光日月**（《渔隐业话》：淮西功德冠吾唐，史部文章日月光），**千文喧掷地之声**（梁周兴嗣作《千字文》，孙绰作《天台山赋》，既成以示范荣期，期曰：此赋掷地当作金石声），**想入非非**（《涅槃经》：无非想，无非非想），**刺膏肓而病将神爽**（《左传》：二竖子避膏之下，肓之上），**辞原了了**（语本孔融事），**人针砭而闻亦心惊**（铁针磁砭，可以治病，谓药石也），**欢喜丸踌躇满志**（《法苑珠林》：百百鹿车载种种欢喜丸），**清凉散惨淡经营**（《侯青录》：刘子仪三入翰林，疾称不出，朝士

候之云：虚热上攻。石中立云：只消一服清凉散。谓两府始得用清凉伞也，此借用踌躇满志，本《庄子》惨淡经营，本杜诗），**繄惟有脚之春**（唐宋环惠泽遍施于民，人谓为有脚阳泰）。**帡幪者广**（本阳子），**是以如椽之笔**（晋王珣尝梦人以大笔如椽与之，其后文思日进），**濡染百成**（濡毫染翰），**然则因善病而废书**（道人世习诗书，自幼应童子试，辄冠军后，因病瘦方，遂明医理，应延请而废书），**乃业医以邀福**（道人之病，自立新方治之，而病以全愈），**综儒释道渊源之教，统会禅医**（深悟禅机，故医书亦号禅）。**萃天地人赞参之才，胥归化育**（范文正公曰：不为良相，当为良医。原谓其可以赞天地之化育），**圆通顿悟**（《楞严经》：若能于此司圆通根），**纳芥子于须弥**（《维摩结（诘）经》：以须弥之高广，纳芥子中而不迫窄。昆仑山西方曰须弥山），**方便随行**（《维摩经》：摩诘以无量方便，饶益众生），**识庐山之面目**（庐山以国庐隐居得名，故云始识庐山真面目），**庋手泽于高阁，私愧樝梨**（《南史》：张敷，小名樝；父，小名梨，帝戏曰：樝何如梨？答曰：梨，百果之宗，樝何敢比，道人先世皆读书掇科，故云），**引众生于慧门**（佛经通慧为门），**共铭馆粥**（《左传》：正考父之鼎铭曰，占于斯粥于斯），**曼倩之桃有核**（马臻诗，饥怀曼倩桃。庚信诗：汉帝看桃核），**处处延龄**（啖之，延年益寿）。**安期之枣如瓜**（《史记》：臣尝游海上，见安期生食臣枣大如瓜），**人人果腹**（《庄子》：其腹果然），**非关剿袭**（凡盗人之文章以为蓝本，曰剿袭。是书语语出自胸裁，毫无此弊），**岂拘弓学箕，而治学裘**（《礼记》：良工之才，

（候之云虛熱上攻石中立云只消一服清涼散謂兩府始得用清涼傘也此借用躊躇滿志本莊子慘澹經營本杜詩）緊惟有脚之春。（唐宋璟惠澤遍施於民人謂爲有脚陽春）帡幪者廣。（本陽子）是以如椽之筆。（晉王珣嘗夢人以大筆如椽與之其後文思日進）濡染而成。（濡毫染翰）然則因善病而廢書。（道人世習詩書自幼應童子試輒冠軍後因病瘦方遂明醫理應延請而廢書）乃業醫以邀福。（道人之病自立新方治之而病以全愈）綜儒釋道淵源之教，統會禪醫。（深悟禪機故醫書亦號禪）萃天地人贊參之才，胥歸化育。（范文正公曰不爲良相當爲良醫原謂其可以贊天地之化育）圓通頓悟。（楞嚴經若能於此圓通根）納芥子於須彌。（維摩結經以須彌之高廣納芥子中而不迫窄崑崙山西方曰須彌山）方便隨行。（維摩經摩詰以無量方便饒益衆生）識廬山之面目。（廬山以國廬隱居得名故云始識廬山真面目）庋手澤於高閣，私愧樝梨。（南史張敷小名樝父小名梨帝戲曰樝何如梨答曰梨百果之宗樝何敢比道人先世皆讀書掇科故云）引衆生於慧門。（佛經通慧爲門）共銘饘粥。（左傳正考父之鼎銘曰占於斯粥於斯）曼倩之桃有核。（馬臻詩飢懷曼倩桃庾信詩漢帝看桃核）處處延齡。（啖之延年益壽）安期之棗如瓜。（史記臣嘗游海上見安期生食臣棗大如瓜）人人果腹。（莊子其腹果然）非關剿襲。（凡盜人之文章以爲藍本曰剿襲是書語語出自胸裁毫無此弊）豈拘弓學箕，而治學裘。（禮記良工之子）

必學爲箕良治之子必學爲裘倘事品題一經評題便成佳士定屬豐年玉而荒年穀劉義慶世說庾文康爲豐年玉穉恭爲荒年穀

龍飛道光八年歲在戊子季春月南坡居士歐陽輯瑞聘侯甫藉作總批。

是書未刻之先夜夢一道人禪談精奧問其姓名曰吉祥順明日遇夢覺道人。於貢院西街行止異常於夢中所見適合一笠一缽外袖中止藏三指禪兩卷因請而梓之道人姓周始悟不言周而言吉者乃仙家隱語省一圍也名吉祥順者道人本祥慈之念順天地好生之德以濟人也梓成因錄數語以誌其異。

必学为箕；良治之子必学为裘），倘事品题（一经评题，便成佳士），定属丰年玉而荒年谷（刘义庆《世说》：庾文康为丰年玉穉恭为荒年谷）。

龙飞道光八年，岁在戊子季春月，南坡居士欧阳辑瑞聘侯甫藉作总批。

是书未刻之先，夜梦一道人禅谈精奥，问其姓名。曰：吉祥顺。明日遇梦觉道人，于贡院西街，行止异常，于梦中所见适合，一笠一钵外，袖中止藏三指禅两卷。因请而梓之，道人姓周，始悟不方周而言吉者，乃仙家隐语，省一围也。名吉祥顺者，道人本祥慈之念，顺天地好生之德，以济人也。梓成因录数语，以志其异。

附

一、古今重量换算

（一）古称以黍、铢、两、斤计量而无分名

汉、晋：1 斤 = 16 两，1 两 = 4 分，1 分 = 6 铢，1 铢 = 10 黍。

宋代：1 斤 = 16 两，1 两 = 10 钱，1 钱 = 10 分，1 分 = 10 厘，1 厘 = 10 毫。

元、明、清沿用宋制，很少变动。

古代药物质量与市制、法定计量单位换算表解

时代	古代用量	折合市制	法定计量
秦代	一两	0.5165 市两	16.14 克
西汉	一两	0.5165 市两	16.14 克
东汉	一两	0.4455 市两	13.92 克
魏晋	一两	0.4455 市两	13.92 克
北周	一两	0.5011 市两	15.66 克
隋唐	一两	0.0075 市两	31.48 克
宋代	一两	1.1936 市两	37.3 克
明代	一两	1.1936 市两	37.3 克
清代	一两	1.194 市两	37.31 克

注：以上换算数据系近似值。

（二）市制（十六进制）重量与法定计量的换算

1 斤（16 市两）=0.5 千克 =500 克

1 市两 =31.25 克

1 市钱 =3.125 克

1 市分 =0.3125 克

1 市厘 =0.03125 克

（注：换算时的尾数可以舍去）

（三）其他与重量有关的名词及非法定计量

古方中“等分”的意思是指各药量的数量多少全相等，大多用于丸、散剂中，在汤剂、酒剂中很少使用。其中，1 市担 = 100 市斤 = 50 千克，1 公担 = 2 担 = 100 千克。

二、古今容量换算

（一）古代容量与市制的换算

古代容量与市制、法定计量单位换算表解

时代	古代用量	折合市制	法定计量
秦代	一升	0.34 市升	0.34 升
西汉	一升	0.34 市升	0.34 升
东汉	一升	0.20 市升	0.20 升
魏晋	一升	0.21 市升	0.21 升
北周	一升	0.21 市升	0.21 升
隋唐	一升	0.58 市升	0.58 升
宋代	一升	0.66 市升	0.66 升
明代	一升	1.07 市升	1.07 升
清代	一升	1.0355 市升	1.0355 升

注：以上换算数据仅系近似值。

（二）市制容量单位与法定计量单位的换算

市制容量与法定计量单位的换算表解

市制	市撮	市勺	市合	市升	市斗	市石
换算		10 市撮	10 市勺	10 市合	10 市升	10 市斗
法定计量	1 毫升	1 厘升	1 公升	1 升	10 升	100 升

（三）其他与容量有关的非法定计量

如刀圭、钱匕、方寸匕、一字等。刀圭、钱匕、方寸匕、一字等名称主要用于散剂。方寸匕，作匕正方一寸，以抄散不落为度；钱匕是以汉五铢钱抄取药末，以不落为度；半钱匕则为抄取一半；一字即以四字铜钱作为工具，药末遮住铜钱上的一个字的量；刀圭即十分之一方寸匕。

1 方寸匕 ≈2 克（矿物药末）≈1 克（动植物药末）≈2.5 毫升（药液）

1 刀圭≈1/10 方寸匕

1 钱匕≈3/5 方寸匕

图书在版编目（CIP）数据

察病指南·丹溪脉诀指掌·三指禅合集 /（宋）施发等撰 .—影印本 .—太原：山西科学技术出版社，2010.10（2021.8 重印）
（中医珍本文库影印点校：珍藏版）
ISBN 978-7-5377-3786-9

Ⅰ.①察… Ⅱ.①施… Ⅲ.①诊法—中国—宋代②脉诀—中国—元代③脉学—中国——清代 Ⅳ.① R241.2 ② R241.1

中国版本图书馆 CIP 数据核字 (2010) 第 188027 号

校注者：
叶　宏　马素春　赵恒业　赵建民　赵立新　赵　武　胡跃文
胡双元　李晓光　梁宝祥　李殿义　于　辉　马国军

察病指南·丹溪脉诀指掌·三指禅合集

出 版 人　阎文凯
撰　　者　（宋）施发等
责任编辑　杨兴华
封面设计　吕雁军

出版发行　山西出版传媒集团·山西科学技术出版社
　　　　　地址：太原市建设南路 21 号　邮编　030012
编辑部电话　0351-4922078
发行部电话　0351-4922121
经　　销　各地新华书店
印　　刷　山东海印德印刷有限公司

开　　本　880mm × 1194mm　1/32
印　　张　11.25
字　　数　273 千字
版　　次　2010 年 10 月第 1 版
印　　次　2021 年 8 月山东第 2 次印刷

书　　号　ISBN 978-7-5377-3786-9
定　　价　40.00 元